Object relations couple therapy

精神分析的伴侣治疗

——一种客体关系的观点

[美] David E. Scharff, M. D. 著
Jill Savege Scharff, M. D.

徐建琴 邹春梅 李孟潮 译

中国轻工业出版社

图书在版编目（CIP）数据

精神分析的伴侣治疗：一种客体关系的观点／（美）沙夫（Scharff, D. E.）等著；徐建琴等译. —北京：中国轻工业出版社，2011.1（2023.1重印）
ISBN 978-7-5019-7836-6

Ⅰ.①精… Ⅱ.①沙…②徐… Ⅲ.①精神疗法
Ⅳ.①R749.055

中国版本图书馆CIP数据核字（2010）第176496号

版权声明

Copyright © 1991 by David E. Scharff and Jill Savege Scharff
First Rowman & Littlefield Edition 2004
Published by agreement with the Rowman & Littlefield Publishing Group through the Chinese Connection Agency, a division of The Yao Enterprises, LLC

总 策 划：石 铁
策划编辑：戴 婕　　责任编辑：戴 婕
责任终审：杜文勇　　责任校对：刘志颖　　责任监印：吴维斌

出版发行：中国轻工业出版社（北京东长安街6号，邮编：100740）
印　　刷：三河市鑫金马印装有限公司
经　　销：各地新华书店
版　　次：2023年1月第1版第4次印刷
开　　本：720×1000　1/16　印张：23.5
字　　数：238千字
书　　号：ISBN 978-7-5019-7836-6　定价：42.00元
著作权合同登记 图字：01-2010-4780
读者热线：010-65181109，65262933
发行电话：010-85119832　传真：010-85113293
网　　址：http://www.chlip.com.cn　http://www.wqedu.com
电子信箱：1012305542@qq.com
如发现图书残缺请与我社联系调换
100851J6X101ZYW

献给我们的孩子和父母

美人的黑血

在心理咨询的机构，大概有40%左右的来访者是因为情感婚恋问题来做咨询的。其中绝大部分都是伴侣关系出了这样那样的矛盾和冲突。

在剩下的60%的来访者中，或多或少也会遇到伴侣关系的问题，如很多抑郁障碍的来访者，其抑郁迁延不愈的原因，就在于缺乏一个充满爱的、有意义的伴侣关系；很多儿童青少年来访者，他们之所以出现这样那样的问题，学业下降、网络过度使用等，也在于父亲和母亲关系处于破裂的边缘，让他们丧失了努力学习的愿望。

可以说，婚恋动力学应该是每个心理咨询和心理治疗专业人员的入门必修课。即便你不做伴侣治疗或者家庭治疗，而是只做个别治疗的治疗师。

可是治疗师面对的是一个人的整体，期望一个焦虑障碍的来访者只和你讨论焦虑，而不讨论让他焦虑的伴侣关系，这是不切实际的。

治疗师要对人性有所了解，必然不可回避的是要了解伴侣关系是如何形成的，了解伴侣关系的变化和实质。

几年前，我们发愿翻译这本书的时候，就是带着这样的心态。

在目前中国，有关婚姻伴侣关系的学习热情可以说是空前高涨。

在专业界，治疗师们在热火朝天地学习各种各样的家庭治疗模式，如萨提亚家庭治疗、结构主义家庭治疗、策略家庭治疗、中德班整合的系统家庭治疗、情绪聚焦疗法等；在大众中，有关婚恋的自助书籍一向热销，如《男人来自金星、女人来自火星》《爱的五种语言》《爱的艺术》《窗外依然有蓝天》等。黄维仁老师带队的"亲密之旅"工作坊在各大城市场场爆满，令人称奇。

无论是专业界还是大众界，从李维榕的督导到黄维仁的讲课，其基础理论模式中都或多或少有一些精神分析理论基础，如依恋理论、客体关系、三角关系、投射性认同、性心理发展等。

但是,和这些热门流派比较起来,精神分析的客体关系伴侣治疗模式,大概是很不"吃香"的。

很多年前,我就在几本家庭治疗的教材上知道了戴维·沙夫和吉尔·沙夫,知道他们是精神分析客体关系治疗的创始人物。

也就说,他们的名气和权威性比起萨提亚、米纽琴也差不了多少。同样都是,家庭治疗历史长河中,人类群星闪耀时,一颗耀眼的明星。

当时估计,在权威主义和大师崇拜的中国,他们来做伴侣治疗的培训,那一定是应者云集吧。

但是事实并非如此,他们在中国的培训好像没有引起什么轰动效应;我和几位同事组织翻译了他们的两本教材,也没有出现"热卖"。

为什么精神分析的伴侣治疗不"吃香"呢?

这可以用个比方说明。

请问,《金瓶梅》和《红楼梦》,哪一本书写得深刻、写得精彩、写得符合文学专业的高标准?

所有具备一点文学素养的人都知道,当然是《金瓶梅》了。

《红楼梦》都没有写完,怎么能和《金瓶梅》PK?其实即便曹雪芹复生,把《红楼梦》写完了,在文学造诣上,也不见得比得上《金瓶梅》。

好,那么《金瓶梅》和《红楼梦》,那一本书卖得好呢?如果你要送人,你会选那一本呢?

这样答案就清楚了,自然是《红楼梦》。

为什么呢?

以前有位伟人把这个问题说透了。《红楼梦》给人幻想,《金瓶梅》没有。

《金瓶梅》太现实了,太写真了,太记录片式,它把现实中的黑暗、无聊就那么抛给你,末世生命的无意义、无希望、无爱情、无理想就那么写出来,只是一堆堆涌动的肉欲、食欲、权欲在推动着当时的男男女女们走向死亡。

哪里像《红楼梦》那么美，有爱情有诗歌有理想，即便理想破灭了，家破人亡了，还有一个太虚幻境有美丽警幻仙子等着我们，有飘逸的空空道人、了了和尚带领我们走向仙境。

《红楼梦》虽然是悲剧，但是它悲得美，悲得让人想看下去。

而《金瓶梅》，悲得让人眼泪都流不出来的，悲得让人恨不得把这本书撕掉。

精神分析中，有那种温暖的、漂亮的、给人希望的流派，也有那种睁大眼睛、专门盯着人性当中的黑暗、冷酷、愚昧看的流派。

客体关系的伴侣治疗，就有点这种味道。在翻译此书的过程中，我们几个译者在翻译到某些段落时，都有这种心惊肉跳、头痛欲裂的感觉，有位译者甚至和我说，打死我我也绝不会和我的治疗师说这些东西的。

有位同事参加完沙夫夫妻的培训，也微蹙眉头告诉我说，他们的工作风格，实在太直接了。

这大概就是精神分析"黑暗派"的特征。

客体关系流派的有些治疗师，甚至会和小孩子们讨论仇恨、攻击、乱伦、肛门性欲、杀死爸爸妈妈，吞食阴茎乳房等话题。我们肯定会想，这些话题连我们成年人都受不了，小屁孩能受得了吗？

可是，这种做法也有另外的假设，就是，真相让人放松。

承认了人类无意识的黑暗、混乱、不道德、无意义，会让我们更加珍惜那幻觉一般稍纵即逝的爱情、温暖、道德、尊严和生命的理想。

光明是美好的，因为它划破了无边黑暗；

荷花是美好的，因为它生长于污垢之上；

生活是美好的，因为死亡还没有到来。

《红楼梦》是美好的，因为它没有《金瓶梅》那么诚实。

当你的生活足够美好，美好得你有点腻味，有点怀疑这种美好的真实感，你大概就阅读这本《精神分析的伴侣治疗》。

准备好了，这里面有很多幻想会破灭，有很多的混乱要探索，有很多的丑陋要面对，有很多的愤怒和仇恨、很多的淫乱和下流、很多的死亡和悲哀。

它们就像肺结核美人吐的黑血，就像胃溃疡美人拉的黑便，虽然让人恶心，可是它们就在那里，是"美人"这个存在的一部分。

这本书的出版要特别感谢中国轻工业出版社"万千心理"，能够在商业大潮席卷之下，逆流而上，出版如此专业，而且商业回报上有风险的图书。尤其是此书编辑戴婕的辛勤和高效率的工作。

也要感谢两位译者徐建琴、邹春梅在百忙之中，不计回报、及时准确地完成了艰难的翻译工作。

感谢原书作者沙夫夫妻解答了翻译中的困惑，并帮助我们联系原书出版商。

感谢一直以来支持我们工作的家人们，我们的父母、我们的孩子。

当然，还特别要感谢我们在生命路途中相遇的伴侣。那些带给我们快乐和生命的意义的伴侣，让我们有了工作的力量和勇气；那些带给我们创痛和离我们而去的伴侣，让我们领悟到伴侣关系的实质，并让学会了日后更加珍惜伴侣关系的人们。

最后，这本书要送给我们的同事，工作在临床工作一线的咨询师们，祝愿你们的生命中能够拥有高质量、有意义的伴侣关系，祝愿你们能够珍惜和用心经营每一段伴侣关系，也祝愿你们对自己伴侣关系的领悟能够传递给你们的来访者们，祝愿你们能帮助和陪伴自己的来访者们，大家一起用心地体验生命中的伴侣关系，用心地经历生命中的伴侣关系，用心地领悟生命中的伴侣关系，用心地珍惜生命中的伴侣关系，无论这些伴侣关系是美好的，还是创痛的。

李孟潮
2010年8月10日

前　言

我们之前写过一本书叫《精神分析的家庭治疗》，这本书继该书之后，是戴维·沙夫（David Scharff）早期的理论著作《性关系》的临床实践卷。像那两本书一样，本书表达的观点起源于英国客体关系理论，整合了小组咨询理论、婴幼儿发展与性方面的研究。在这里我们发展出这样的一个理念，伴侣治疗时，把配偶当做是两人小组，他们因为彼此承诺，形成一个紧密结合的系统，而且这种承诺被相互给予性快乐的黏合而强化。作为身体和情感上的亲密关系，婚姻是早期母婴关系中身心相伴模式的后继者。夫妻个性中压抑的一面决定了配偶之间潜在的匹配，也决定了他们后来寻求在意识层面表达婚姻关系中的安全性。这些方面产生了婚姻性格，这种婚姻性格呈现在日常的互动中、性活动中、对孩子的管理中，当然，也呈现在与我们这些治疗师的关系中。

我们伴侣治疗的工作方式对所有这些方面给予同样的关注。客体关系伴侣治疗是以非指导性倾听的价值观为基础，创造心理空间对梦、幻想及其对无意识冲突的影响进行领会、解释。互动模式的重复性被认识，并与阻抗的需要联系起来，这种阻抗来自于无法忍受的焦虑，这会在后来被命名并处理。我们不承诺快速治愈，虽然这种情况有时也会发生。我们不做似是而非的干预。这种方法是对冲突进行解释的方式之一，目的是将潜意识带入意识，以此使夫妻之间耗尽的关系恢复生气。

两个与众不同的特征使我们的方法与其他身心结合的伴侣治疗方式区别开来。第一，我们强调性生活。性障碍在婚姻出现问题的开始及维持阶段很显然在起作用，但是对于由潜意识冲突引起的性失调和性分离的治疗没有被充分整合到婚姻治疗中，而是以行为治疗的方式将其隔离开来处理。本书中，我们认识到性治疗的重要性，与我们在伴侣治疗领域中得到的知识运用起来。此外，作为一位执业的性治疗师，戴维·沙夫以他的经验，为性治疗贡献了很多材料，性治疗揭示了很多夫妻的客体关系。理解性关系始终是伴侣治疗中的一项工作，不管有没有特别要求进行性治疗。我们对婚姻和性活动的评论来自于与异性恋夫妻工作的经验报告，因为虽然在精神分析和伴侣治疗中，我们进行过同性恋的个体治疗，但是男同性恋和女同性恋夫妻没有咨询过我们，想必是因为作为已婚的婚姻治疗师我们被"认同为正统而刻板"。我们描述的很多问题都适用于同性恋婚姻，但是同性的客体选择引入的根本性区别，我们没有阐述。

我们所用方法的第二个特点是聚焦于移情和反移情。我们加入到夫妻间最深层的无意识沟通中，当我们允许夫妻的无意识与我们自己的无意识产生共振时，我们达到解释的这一步，解释来自于内在的共同经历。因为所有这些来自于治疗师的内在世界，确实是无意识的，很难描述。这会使我们难堪，或者让患者不安，他们可以很不幸地惊奇地发现这些资料。描述反移情的另一个困难是从实践层面上来讲，我们不可能完美地、清晰地、有即时性地、有穿透力地说明反移情。事实上，这种在持续不断的接触中挣扎对治疗师来说是一种重要困扰。但是我们还是将自己设定在这一工作上，回顾反移情，因为我们知道这是唯一教会我们如何治疗的途径。我们希望负面后果会被共享个人体验和治疗洞见时所得到的收获抵消，这一做法使我们的治疗实践充满生机，成为我们工作中最突出的部分。

读者们常常假定因为我们在一起著书，所以我们也是一个共同治疗的团队。我们有时为了教学目的，一起做诊断咨询，但是一般来说，我们更愿意在不同地方分开工作。当然避免共同治疗模式，也有财务上和行政上的原因，但是主要原因是保持我们的临床独立性。虽然已婚的治疗师在伴侣治疗中处在一个特殊的位置上，他们在自身的关系中体验到求助者内在配偶的投射性认同，他们需要花时间和努力分清求助者的幻想和之前就存在的无意识婚姻冲突，而此时，处理他们的反移情会有损对患者的治疗工作——也会有损于治疗师的婚姻和谐。理论上说，这对患者和治疗师是最有益处的，但是实践中，我们选择放弃与专业工作有关的婚姻内省的益处，而投入到日常工作和婚姻的快乐中去。

我们感谢卓·帕克尔（Jo Parker）和莉莎·利比亚特（Lisa Ribiat），他们帮助我们处理文字，辨认潦草的字迹，费力地输入正确的拼写，最后定稿。杰森·阿罗森（Jason Aronson）一如既往地热情而耐心地给予我们很好的帮助，穆列尔·乔根森（Muriel Jorgensen）和简·安德拉西（Jane Andrassi）帮助我们编辑，南希·肖兰牧（Nancy Scholem）进行专业的行销。戴维·沙夫感谢行政人员，特别是安娜·英勒斯（Anna Innes），华盛顿精神病学会理事会也给予了支持。我们深深地感谢华盛顿精神病学会精神分析性客体关系夫妻与家庭治疗培训项目给予了我们很多发展性建议，并与我们分享他们的工作———一起策划这个项目。我们也感谢从迈阿密到洛杉矶各处的团体，他们邀请我们去教授我们的治疗方法，使我们注意到有必要写一本关于伴侣客体关系的书。

我们还要持续不断地感谢帕尔·格林（Pearl Green），她使我们的家庭合为一体，感谢我们的孩子们在写书过程中忍受了我们。

对那些允许我们录音以便研究互动的夫妻们，我们就他们的信任和合作表示谢忱，为了进一步学习和教学，还有一些夫妻允许我们录像。本书的个案案例、个人信息已被改装，每对夫妻的资料已被修改或与其他夫妻的资料融合在一起，以保证匿名。我们这样做，并未累及记录的完整性。症状、病理和无意识客体关系均整合在一起，唯一没有隐含的方面是反移情。我们希望阅读这本书的患者能够容忍我们本着科学探究的精神做的披露。最后，谢谢患者们对我们工作的信任，以及为我们的学习、教学和写作做出的贡献。

目录

第一部分　客体关系 ... 1
- 第一章　从客体关系的角度看待亲密感和性 ... 3
- 第二章　婚姻和性的治疗途径 ... 23
- 第三章　客体关系理论和婚姻中的投射性认同 ... 47
- 第四章　治疗的模型 ... 65

第二部分　婚姻问题的评估和治疗 ... 81
- 第五章　评估过程 ... 83
- 第六章　伴侣治疗的技巧 ... 111
- 第七章　治疗早期 ... 135
- 第八章　打破僵局：一对看起来没有希望的夫妻的治疗中期 ... 165

第三部分　性障碍的治疗 ... 183
- 第九章　性治疗技术 ... 185
- 第十章　一对进行性治疗的同时合并个体和家庭治疗的伴侣 ... 203
- 第十一章　性障碍的家庭治疗分支 ... 229

第四部分　特殊主题 ... 247
- 第十二章　婚外恋问题治疗 ... 249
- 第十三章　婚姻治疗中的同性恋和性反常 ... 275

第五部分 结 束 297

第十四章 治疗结束和追踪 299
第十五章 跋 335
主题词表 339
参考文献 349

第一部分

客体关系

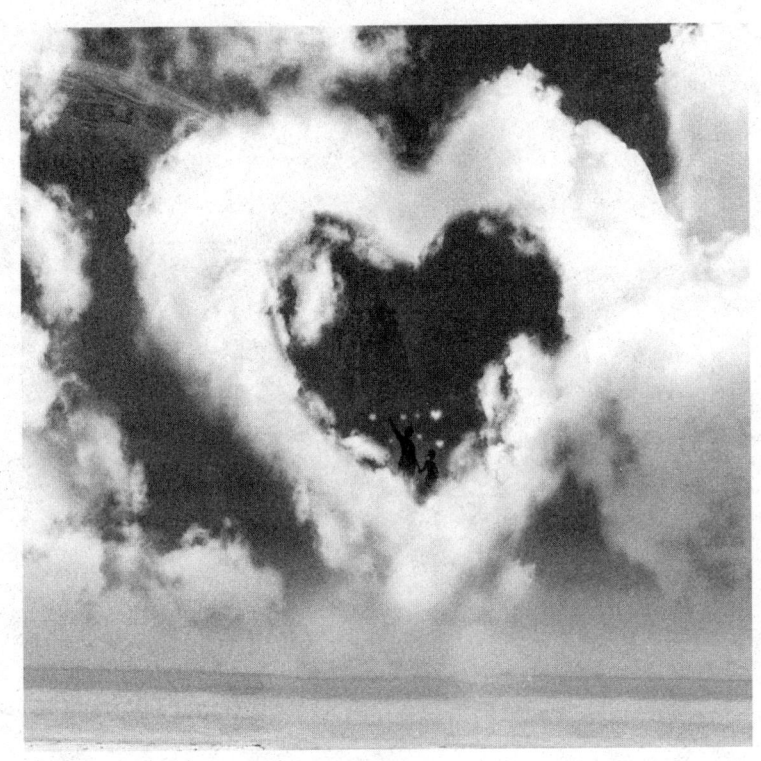

代序一篇

寄梅花嶺

第一章
从客体关系的角度看待亲密感和性

一对伴侣的关系不仅取决于双方在文化、个体和性上面的有意识地彼此相容，而且同样依赖于双方个性中所压抑的那一部分，在这个部分中，无意识层面的交流决定了在婚姻以及其他类似的长期关系中伴侣之间的亲密感质量，以及保持情感和性的亲密的能力。

亲密感不只是一种长期关系的特征。在任何一种支持性环境里，它都是一种人与人之间进行大量的无意识交流的功能。所以我们经常会看到，两个经由火车旅行而相识的陌生人可以立刻产生亲近感，他们可以很快地交谈甚欢，分享生活中的各个方面。如果不是因为相识短暂，他们也许可以分享甚至是超过同自己的伴侣所讲的内容。这种在第一次会面中所产生的强烈的亲近感在之后的接触中不一定会再次出现。在短暂相遇时产生亲密感的能力，或者说在社交场合的魅力同维持长久关系的能力很可能大相径庭。早期求爱阶段的短暂亲密感包含了很快的互相贯通、突然意识到彼此的相同点和彼此的补充，所以经常着重强调内部客体的所共有的一个方面，而不是也不能是，完全考虑到所谓内部经济的收支平衡 (total balance of internal economies)*。人们可以藉由订婚来摆脱压抑的防御结构去检查两个人是否合适，而更彻底的检验通常需要结婚后更长时间的承诺来兑现。

当一对亲密并且享受性爱的恋人开始向对方做出承诺的时候，亲密感的问题就出现了，他们会发现就是在这个时刻，其中的一个或者两个人开始退却。我们所讲的这种退却并非指完全分离或是分手，而是指部分地缩回到自我中去，而不再像以前一般亲密。这种退却是伴随着突然在伴侣的

---

* 此处内在经济平衡是指力比多遵循经济原则的平衡。——译者注

身上发现了一些新的并觉得排斥的特性，或者是在这之前于不知不觉中呈现的某些性格。就是这个时刻，恋爱的一方开始把自己当做是一个完整的整体，并且把对方当做一个完整的人来看待，好和坏——更好或者是更糟糕——这是一个立刻发生而且是相互的过程。婚姻治疗和性治疗认为自我和他人是不可避免地相互纠缠在一起的，并且，婚姻关系和夫妻性生活的美满紧密相连。对于性功能失调的治疗一定要考虑婚姻关系，因为在性生活中出现的问题表现了起源于无意识因素的某些困难，并使这些困难得以宣泄。

很多年来，精神分析性心理治疗在努力治疗性的问题，而没有借助性功能正常和性功能失调的知识。但是现在，性学研究揭示了很多有关这两方面的知识。与此同时，在心理分析领域，我们对于亲密关系的问题也积累了一些经验，比如以分析师—病人作为原型范例。关于这方面的知识比以前要更好理解，因为我们可以应用客体关系理论的分析语言来解释。客体关系理论将内心维度（intrapsychic dimension）所反映出的个人发展同个体和重要他人之间关系的互动连接起来。作为过去 50 年学术发展的成果，客体关系理论被迪克斯（Dicks，1967）和津纳（Zinner，1976）应用到婚姻关系中来，也在家庭动力学的研究中被下列学者应用，如夏皮罗（Shapiro）和津纳（Shapiro，1979；Zinner and Shapiro，1972），斯凯勒（Skynner，1976）、伯克斯等（Box et al，1981），而我们自己也在用（Scharff and Scharff，1987）。我们除了将精神分析客体关系同家庭疗法联系起来以外，戴维·沙夫（David Scharff）也研究了性和一般发展之间的联系，有关这方面的理论在著作《性的关系》（*Sexual relationship*）（1982）中有所表述。在这本书中，他记述了性的发展是如何表现家庭的问题和趋势的，而同时又持续改变着家庭。

客体关系源自于个人对关系的需要。从最早期，婴儿就会为了同母亲建立关系的需要而做出反应，而正是在这种对于母亲的依恋当中，婴儿逐渐长大。这种最早期的依恋即心身相伴关系（psycho-somatic partnership）（Winnicott，1971），也就是一种完全的心理和身体层面同时存在的关系。

母亲怀抱婴儿，并试图理解婴儿的内部节奏和需求，于是逐渐了解婴儿的内心活动，当她这样做的时候，婴儿就会在母亲的陪伴中喝奶。由于成人的性关系带给人强烈的愉悦感，并同时存在于灵和肉的两个层面，所以说成人的性关系其实也是对早期关系中的那些扎根于记忆的历史的回应。

同首要照顾者相处的早期经验是如何被婴儿和孩子吸收，并演变成孩子内部世界的实体——客体关系理论研究的主要学者们在这些问题上都有所发现和研究。这个理论，从其最不僵化的形式来看，并没有明显的偏向于某一端的倾向，因为它同等地考虑到两个因素，即照顾者所打造的环境和孩子内心对于那些内化经验的改造（Mitchell，1988）。

在精神分析的早期，弗洛伊德（Freud）认为实际发生的事件和丧失构成了个体困境的核心：童年时期的性诱惑、手淫和对它的禁止、性交的中断是心理创伤的起源（Freud，1895，1905a；Breuer and Freud，1895）。但后来，弗洛伊德有了一个重要的发现，即小孩子们会改变并且歪曲实际发生的事件，于是他的理论开始往无意识的内心冲突这个领域发展，他避开了他之前的性诱惑理论，这也是他所放弃的为数不多的理论之一。他的临床记录明显强调了实际发生的经验的重要性，也令我们认为，他相信孩子同世界相处经验的质量会在很大程度上决定孩子后面的发展。但是他在早期就开始阐述的理论，却强调并揭示了驱力和结构作为一整套程序，是预先设置好的，经验对它的改造只被认为是排在第二位。从弗洛伊德派的观点来看个人的发展，就好像是一个已经预先在内部设定好程序的导弹，按原设计行进，虽然对于沿途的干扰也会克服适应，但仍旧会追寻早就设定好的目标，环境的周遭际遇与命中注定的驱力和结构相比是要被次要考虑的。

家庭治疗理论聚焦于被弗洛伊德认为是次等重要的环境因素。作为一种理论，它强调了外部世界、家庭系统、直接的、原生的和衍生家庭中的关系结构的重要性，它认为个人对于发起和改造既有经验的重要性反而是第二位的。对于这个理论来说，外部事件具有坚实的现实基础而人内心的心理事件则是非物质和虚构的。行为治疗的取向比较折中，它强调重要的行为和可观察的事件，而不去谈论个人的内心生活，在这点上和家庭疗法的态度一致，但同时和精神分析一样，它对家庭系统保持距离。

客体关系理论则涵盖了上述两个方向，它是关于激励、发展和关系的精神分析理论。它起始于作为一种个人无意识的理论，并且由于它是从分析关系的研究中发展而来，而非患者的病理学研究，所以它可以被直接应用于有关婚姻、家庭和团体动力学的研究上来。它提供了工具，用来发现并研究重要关系中所产生的行为，同时还有无意识的决定因素和那些行为的结果。

然而，客体关系不仅仅是理论。它是一种工作方式，一种旨在理解来访者、夫妻和家庭的，作为连接的媒介。这是我们接待来访者的方式，就好像一个母亲一定要用无言的理解来响应孩子一样。我们这种治疗的方式就仿佛是做父母一样，要和孩子坐在一起，聆听、反应、消化并通过进一步的反馈来达到共情，而且要把全部经验用语言的形式进行概念化的加工。当我们这样做的时候，我们就均等地肯定了外部事件和事件主人公（作为个体，夫妻或者是家庭成员）的力量，以及个人心理改造过往经验的力量。此种理论的宽度允许我们可以和各种复杂的经验打交道。例如，在心理分析或是心理分析治疗中，我们会花很多精力把来访者的内部世界作为工作的焦点，但是在联合治疗设置中（conjoint therapy setting），我们从外部的互动开始，经常会问到人际之间确实发生了什么，而不是去问这些事件对当事人意味着什么。这种工作方式其实是我们从包罗万象的理论当中利用了一些有用的点而已，就像我们每个人在生活中所做的，在"真实地"包围我们的事件和我们内心"主观的"世界之间逡巡往复。这种工作方式给了我们一个机会，可以同等地来考虑这两种不同的世界。

客体关系理论

费尔贝恩（Fairbairn, 1952, 1954, 1963）曾清楚地阐述过个体的客体关系理论。虽然他并没有专门提到亲密感，但是他的理论仍旧给我们提供了理解亲密感的途径。他提出假设，认为在最初的阶段支配婴儿的是他同首要照顾者建立关系的需求，首要照顾者经常是母亲（虽然，父亲或者其他替代者也可以"像母亲一样地照顾")。婴儿内化了他的经历中不满足的经验,并把这些经验同以往的经验分离,由于这些经验在意识中存在会带来痛苦,所以他(她)把它们从意识中压抑下去。痛苦经验里面两个主要的方面于是被深埋地下:同母亲之间的需要-兴奋(他称之为"力比多自我")的关系,和拒绝或挫败(他称之为"反力比多自我")的关系。在需要-兴奋的关系中,婴儿感觉母亲是有诱惑性的或者令人焦虑和窒息的,婴儿得不到照顾,永远得不到满足。在那种拒绝的关系中,婴儿感觉母亲对于自己的需求在拒绝、生气或者不予满足,婴儿因此变得生气和难过。最后,婴儿和母亲之间有一种比较适度的满意的关系,费尔贝恩认为这种关系存在于"中心自我"(central ego)和它的内在客体即"理想客体"之间。这种关系以适度关爱的情感为特征。费尔贝恩也描述了拒绝客体的系统是如何对需求-兴奋的系统进行进一步的"带敌意的压抑"的。临床上,我们经常可以看到这点,当夫妻双方争吵不停时,他们就不会承认在这种失败的关系中,两个人对于彼此痛苦的渴望。图1-1总结了费尔贝恩的内在精神(endopsychic)结构的理论框架。

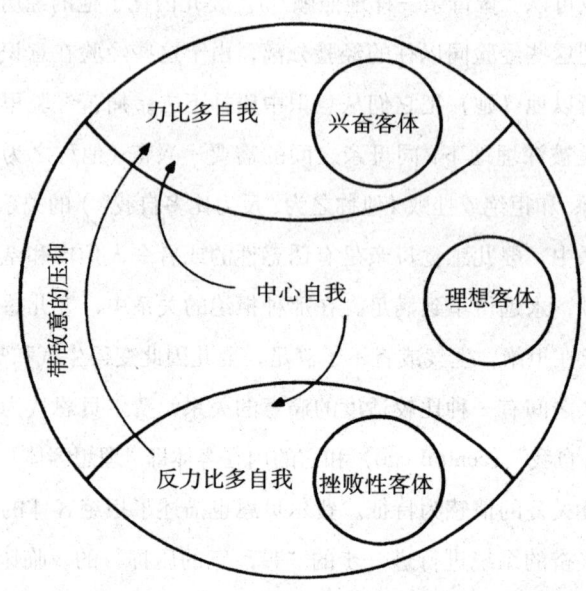

图1-1 费尔贝恩的精神组织模型,沙夫选于《性关系:客体关系的角度看待性和家庭的客体关系观点》。中心自我以及理想客体和照顾者有意识地互动。中心自我压抑了它的力比多和反力比多经验的分裂,而相对应的自我部分也保持着无意识状态。反力比多系统又进一步地压抑了力比多系统。

借助英国其他客体关系学派的理论,我们可以把费尔贝恩的个人发展理论应用于家庭互动的情境中,并且可以把无意识的沟通作为一种可观察的关系的特征。从梅兰妮·克莱因(Melanie Klein)的理论,我们吸取了投射性认同和内摄性认同的理论(Klein,1946;Segal,1964;Ogden,1982)。这个复杂的概念需要一个章节来发挥论述(见第三章)。在这里,我们这样来理解就足够了:投射认同是一种把自己所否认的一部分投射到对方的过程,对方无意识地接收了投射,并通过内投射认同,感觉到了被投射的部分并按照那种方式来实施行为,就好像来确认,或者更成熟一点的话,来改造那一部分。在正常的关系中,投射认同是对对方的经历产生共情的基础,但是在焦虑的状态下,它是一种不舒服的,甚至是可能不被原谅的方式来占有和控制对方。图1-2展现了这一互动过程。

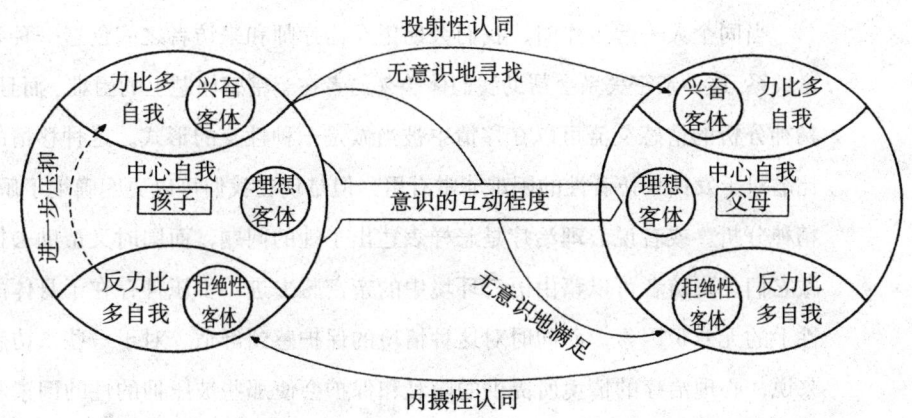

图 1-2 投射性认同和内摄性认同。发生的机制是，当孩子遇到挫折、愿望没能达成或创伤的时候，他对于父母会产生投射性认同和内摄性认同。本图描述出孩子渴望自己的需求得到满足，并通过投射性认同与父母心中类似的倾向认同。通过内摄性认同，遭遇到拒绝的孩子和父母自己的反力比多系统的挫折部分认同。在对挫折的内部互动中，孩子反力比多系统的补充力量会进一步压抑力比多系统。

投射性认同也同样是亲密感的基础。通过投射性认同，一对夫妻可以来检验他们内部客体群的匹配。虽然这可以在短暂的相遇中发生，但是通常会需要更长的时间来检验和再检验。母亲和婴儿之间的亲密感经由一般的抱持和共处而产生，如喂食、换尿布和洗澡。给孩子喂饭、养育孩子长大、接送他们、安排他们受教育和参与社会，这些都是作为父母的成年夫妻之间家庭生活中和性无关的亲密感来源。对他们来说，找到时间独处来享受性的亲密感很难实现。对于那些没有孩子的夫妇来说，两个人同样有很多的任务来处理，如为舒服的衣食住行奔忙、分享彼此的资源、优先安排工作、社交和属于个人的时间。不管有没有孩子，长期的亲密关系都是通过日常生活里平凡琐事的沟通来实现的。

所以，伴侣治疗就是通过讨论这些琐碎的日常事情进行的。当同那些夫妻一起进行工作时，夫妻之间会回顾日常互动的事情，那些被分离、压抑并被无意识地投射性认同的部分就会清晰展现。正是这种回顾，为家庭和婚姻治疗提供了通向了解无意识家庭生活亲密感的途径。

当同个人一起工作时，我们会期望在治疗师和来访者之间创造一种亲密关系，这种亲密关系会帮助我们体验来访者在亲密感问题上的困难。而且，精神分析的情感交流可以在移情中被当做是一种性交的形式。这种移情的比喻对于发掘来访者性的困难非常有用，但是现在我们可以更明确地了解，精神分析，或者说心理治疗是怎样表达出了性的问题，而同时又帮助去掩藏它们。来访者可以藉由语言环境中的亲密感去进一步压抑存在于身体的性上的无意识因素，而同时对这种情境的保护感到舒适。对于一些来访者来说，心理治疗的情境所提供的隐私和保护会使那些被压抑的性的因素不会在最初就被觉察，而可以等到充足的时间之后，当治疗关系逐渐成熟的时候。到那个时候，那些被压抑的部分就会找机会再回来。这并不仅仅局限在治疗中，在每一种重要的关系中，每个人都会寻求被当做一个完整的人来被了解和关心，同样，那些在人格中被拒绝和压抑的部分也会寻找表达和理解的机会（Fairbairn, 1952）。

心身相伴的关系

为了了解身体和情感的亲密感之间的关系，我们不得不回到最初的假设，即身体的亲近和情感的贯通是统一的。温尼科特（1960a, 1971）把母亲和婴儿之间的关系称之为"心身相伴的关系"，这恰恰是我们所要讨论的亲密感和性的范畴。他描述了最早的母婴关系是如何通过身体接触作为媒介来组织婴儿的心理内部世界的，这种关系同时是整个身体和全部心灵的。婴儿与母亲的身体接触也同样在心理上发展了母亲，来适应其作为母亲的角色。换句话说，这种心身相伴的关系是一种相互的确认过程。很多学者都曾经研究过母婴关系中让人颇受启迪的这个方面，比如斯皮茨（Spitz）（1945, 1965）、马勒（Mahler）及其同事（1975）、布拉彻尔顿（Brazelton）及其同事（Brazelton, 1982, Brazelton 和 Als, 1979, Brazelton et. al. 1974, Brazelton et al. 1979）、格林斯潘（Greenspan）（1981），还有很多其他人。最近，斯特恩（Stern）（1985）对这种身体的研究做了总结。他说，婴儿自我的成长起始于母亲和婴儿之间那些可被观察的身体交流，这些交流逐渐形成了心身相伴的关系。婴儿与母亲之间的注视、语言交流和相互协调适应的身体动作形成了最基本的沟通。在最初的几个月里，母亲和婴儿就会对于彼此之间亲密的暗示和反应作出调整和改进。

性关系

同样，在性上也是如此。性同样也是一种心身相伴关系，因为性伙伴之间的身体接触会触发他们个体心理的深层，特别是他们的内在客体关系。马斯特斯和约翰逊（Masters and Johnson, 1966, 1970）描绘了生殖的功能和互动，提供了从生殖生理学的角度正常和非正常的描述。戴维·沙夫（1982）发展了一个观点，这个观点认为色欲带（erotic zone）是矛盾的投影屏。他写道：

> 生殖器和女人的乳房经常被成年夫妻或成年人选择作为内在客体（如内在父母）和当前主要角色之间冲突的所在地。阴茎和阴道，虽然是小的器官，但变成了私人和人际之间的战斗前线。大量的复杂性事件必须通过心理的运算（加、减或乘就像矢量一样），然后蒸馏，以便适合这些非常小的区域。几乎不被记忆的或者很早就投降于无意识的大量冲突就会在生殖器的身体屏幕上以浓缩的方式投射。这些屏幕太小，以至于容纳不下整个图片的放映，所以结果就是，通过简化和浓缩，图像只能通过望远镜的错误的一端来看，而这同样是有需要的。重要细节也不再被区分，而且一个冲突叠加上另外一个，一个内部关系同另外一些融合，就好像做梦者的自我浓缩并歪曲了一些事件，来创造一个仍旧可以表达意义和情感世界的简短的梦一样。
>
> 虽然所引起的复杂情感是关于人、关于旧的和新的关系，但是它仍旧需要用一种相对简单和直接的方式通过身体这个最终的通用路径来表达。比如，在既定的情境里，性的活动和反应可能存在也可能不存在。不同程度的开放、压抑，和性的失败会复

杂地掺杂在一起，而彼此的性行为可能感觉美妙也可能很糟糕。[pp.6-7]

如果我们把性关系当做是身心伴侣的角度来理解，我们就清楚地了解这些特定的身体间的互动——生殖器、乳房、嘴和手之间——是如何表达深刻的情感和关系的。成人的性关系是早期关系的部分重复，所以对人具有不同于其他关系的深刻影响。在这种理论假设中，性的兴奋就同需要-兴奋的客体群发生关联，而性的拒绝和挫败会同拒绝客体系统产生共振，内部这些所代表的客体关系就会在同外部客体的互动中，倾向于重新创造这些经历，身体上的强烈的性体验放大了每种内部客体关系的无意识角色。就是通过这些方式，成人的性成为早期母婴之间心身相伴关系的继承者。

性的表达连接起新的爱的客体和内部客体。性象征了如下内容（D. Scharff, 1982）：

1. 渴望抓住带有给予和爱的特性的父母形象，并把那种形象作为真实存在，两个人在被对方照顾的同时，去照顾彼此的他或者她。
2. 挣扎去超越和原谅不愿意付出的父母形象，这样的父母好像不关心孩子，但是，如果被原谅，这些父母就会被提供在一起的机会。
3. 试图把这两种修复的形象综合生成一种完整的，基于身为父母的关系基础上的一对相互热爱的夫妻的内部感觉。[pp. 9-10]

令人满意的性经验构成了实际的和意义上的补偿，一种躯体和身体及情感的多种需求的爱的再混合。与之对比的是，失败的性经验重新刺激了被剥夺和需要的感觉，并雪上加霜。性的适度的目标是它成为婚姻和关系中一种有用的、减轻紧张感的足够好的部分，而且它有能力表达和包容不是那么多的挫败和冲突，可以在有些时候给夫妻们提供所需要和希望获得的东西。我们称之为"够格的性"（good-enough sex）。

如果其中的一个或是两个人都有很多身体或者心理上的问题，那么

"够格的性"是不可能发生的。通常所讲的"性功能失调"被应用于起源于身体、教育和心理学的性交的病理学诊断。为了区别由于内部客体关系而受到影响和损害的性，戴维·沙夫（1982）提出"性的中断"（Sex Disjunction）理论。在性的中断中，客体关系的问题也许是由于最近发生的事情引起的，也可能是有比较久远的起因，通常是两者的结合。而甚至是由于缺少经验或体力不足引起的性功能失调也同样会影响现在关系的情感色调，而且会刺激内部客体使其不安。所以每一种性功能失调都包含了性的中断，但并不是所有的中断都包括了需要特殊性治疗的性失调。作为伴侣治疗师，我们想要对所有性中断和性功能失调的问题都能处理，如果需要，我们转介那些需要特殊性治疗的个案去做性治疗，或者如果我们接受过这方面的训练的话，我们也可以把治疗转换到行为疗法的模式。

工作的方式

客体关系理论为我们提供了一种解决和谈论性与婚姻问题的方式。它和个人的精神分析、精神分析性心理治疗、伴侣治疗或者性治疗的行为框架都保持一致。它并不反对给出建议，甚至是性治疗那样的处方。但是它确实同那些认为发生在个人内心的东西是不可知并且与治疗过程不相干的方法有显著不同。它把评估发生在人内部世界的事情放在中心位置处理，甚至是当我们在联合治疗的情境下，对理解夫妻之间的互动进行治疗干预的时候，也是如此。

我们的目标是在来访者无意识层面的体验上加入他们，然后基于我们的理解用解释的方式和他们工作。除此之外，其他都是附加之物，甚至是性治疗中更具行为倾向的方法或者在小孩子和青春期的问题上对父母做辅导。既然理解无意识的交流是核心，我们必须有可以深刻达成理解的方法。移情和反移情提供了关于无意识组织和沟通的重要信息，所以它们的使用在这种工作方式中至关重要。

移情和反移情

弗洛伊德（1895，1905a）最初把移情定义为来访者把适合较早情境下的冲动移置到分析师身上。这个概念最初仅局限于分析情境并且同阻抗的概念紧密相关，治疗师努力把无意识变成意识，而阻抗正是对抗治疗师的力量。被潜抑（repression）的事情会阻抗去潜抑的工作，而这是心灵结构所固有的特性。

当一个人发现关系中的一部分太过痛苦，以至于无法有意识地承受，事情就会分裂开来被埋于地下。这将不可避免地把构成关系的三个方面都埋起来：客体的痕迹、自体和自我的一部分，还有代表了自体内部自我和客体互动的情感，被潜抑掉的部分太痛苦，所以无法被意识接受，自体的中心部分就会把这些痛苦的元素埋藏起来，使它们远离意识。核心自我为了避免焦虑而用和潜抑相同的力量来对抗去潜抑（derepression）。

甘翠普（Guntrip，1969）也提到有一种人际间的阻抗。出于羞愧和早期经验所决定的想象中的人际关系，来访者不太情愿把他或她自己的部分展示给治疗师。此处所指的阻抗是指把自己的部分揭示给别人时的困难，虽然来访者觉得勉强，但是移情就成了显示这些无意识因素的工具。

为什么这些分裂和潜抑的客体及自体的部分会作为移情出现？根据费尔贝恩（1952）的理论，答案存在于每个人对于关系的需求中。就像每个人都会寻求一种关系，人格中的每个部分都会在每一种重要的关系中寻求被认可。所以在同父母、配偶和情人、孩子以及治疗师的关系中，一般人都会寻求被完全理解，被自我所否认的那些部分会逐渐浮出表面，就好像轮流着来寻求认可一样。这些人格的元素表现得好像它们每一个都是一个不同的人，仿佛是一个整体的人来寻求承认一样，而我们每个人都有要求，要整合起来并且作为一个完整的人被他人接受和爱。

在此种观点中，移情是关系的一般现象，而不再被定义成治疗关系所独有的。更确切地说，它存在于所有的关系中。甚至是在短暂和偶然的关系中，移情也能反映出一个人倾向于如何去看待别人。所以，一个人对待新关系时所表现出来的那些特质，如怀疑、宽宏大量、乐观和恐惧，代表了一系列最突出的，并且影响核心自体功能的人格特性。在更加长久和热烈的关系中，内部客体关系的无意识元素会在更深的程度上被移置。正是在这种情况下，移情从仅仅是自我元素和内部客体的投射转移到他者身上，并通过投射性认同在无意识元素的人际穿透中表现出来。

一个治疗师可能从开始的一刻就指出来访者呈现出来的投射，但投射性认同并不是这样，投射性认同必须经由一段时间才会表现出来。它们被认知是由于治疗师吸收了它们，而这种吸收的方式一定是无意识的，因为坚持在每一刻都意识得到它们就意味着在整个治疗情境之外，那也就一直和它们是陌生人。那些对于来访者采取主动和略占上风持开放态度的治疗师最终会在内心察觉一些各种状态的思想，这些都完全不同于治疗师自己的个性，于是就会对每一个来访的个人和夫妻作出独一无二的反应。发现投射性认同的线索存在于反移情当中，即治疗师对于来访者的反应。治疗师意识到一种不舒服的感觉，这种感觉是不和谐的而且能够代表他对那个来访者的反应。当治疗师努力去理解这些感觉，并把这些感觉同来访者的经历连接起来以后，与来访者沟通的意义就会显现了。

为了达成这种理解，治疗师可以利用一个谈到的想象或者是某种不通过想象就爆发出的重要情感。有的时候歌词会在治疗师的脑海里回荡，有的时候童年事件的记忆或者同当下经历相关的联想也会出现。所有的这一切都构成了最初的反应，需要在对整个情境的意义作出结论之前，同来访者的经历相连接。这并不意味着治疗师只是简单地同来访者分享反移情的反应，而这恰恰是没有经验或者自鸣得意的治疗师经常犯的错误，对治疗师自身经历的认识是出发点。

对于反应的理解工作一定要在同来访者的沟通之前进行，这是所有工作环节中最困难的而且要进行大量培训的，我们将在这本书中提供大量的范例。即使作为治疗师工作方法的一部分，以移情为基础的解释只占了同来访者所谈到的反应的一小部分。当应用它时，它倾向于在对整个情境有重大理解的时候出现，而且经常会创造治疗的转折点。

反移情是治疗道路的航行中主要的指引者。如果治疗进行地明显不费力气，我们可以假设来访者和治疗师之间无意识的合作很顺畅。但是也会有很多感觉不对的时候：治疗止步不前、无助感和治疗的无效，或者是愤怒主宰了治疗情境。同样，当气氛中充满了令人愉快的热情，而且不现实地理想化了来访者和治疗师的时候，事情又不对了。在所有上述的情境中，反移情都很重要。几乎在所有的治疗中，这些都会出现在非常重要的困难时刻。通过应用反移情来分析这些被情感所主宰的时刻的能力，是客体关系心理治疗的主要标志之一。

一个治疗初期的案例

当丽贝卡和昆汀被转介到我这里时 [D.E.S.]，他们已经结婚 10 年了。他是一个 40 岁的律师，而她是一个 32 岁的音乐家。他们让我想起天真的、信仰正统而身处无性婚姻中的夫妻，但是我的想象被证明与事实不符。他们还有性交，只是我想象不出来。他们告诉我，丽贝卡很恐惧插入。她遇到昆汀的时候还是处女，她和昆汀做爱时阴道痉挛，在之后的性爱中她还有阴道紧闭的问题。她经常无法湿润，而且在整个过程中充满焦虑和被强迫的感觉。昆汀在丽贝卡之前有很多性伙伴，但是回头看，从来没有一段关系他认为是关切并且可以持续的。当他们相遇的时候，丽贝卡刚刚从大学毕业，而且对性一无所知。因为在那个时候，昆汀的父亲奄奄一息，他备感伤心，于是追求丽贝卡。在最开始，丽贝卡感觉被性和身体上同昆汀的亲近而吸引，虽然她的性兴奋不能通过高潮而释放。从结婚的那一刻，她对性越来越不感兴趣，她感觉昆汀忽视她亲近的需求，所以经常在焦虑中过性生活。昆汀说在遇到丽贝卡之前的很多年里，他很享受性，但是他从来没有想过女人也会有任何需求。实事求是地说，他知道自己只是用女人作为泄欲的工具。虽然他承认也许有其他的思考方式，但他仍旧坚持，事实上他不能相信还有其他做爱的方式。

从一开始我就感觉得到他们两个人是多么焦虑，就像两只不断向对方竖立鬃毛的豪猪。他们对我的态度很不一样。昆汀爱戴我，把我理想化。他在大学里主修心理学，虽然从来没有经历过治疗，但是他很痴迷性治疗。他认为我太棒了，这让我很焦虑。有没有什么想法，他故意不让我知道？丽贝卡对我很警惕，她很担心她将会被两个男人联手起来对付，而且两个人都想对她做心理研究。所以治疗之初我的反应是丽贝卡不相信我，而我不相信昆汀。再往下发展，我感觉自己越来越同意丽贝卡对于昆汀的怀疑：他想要我来帮他治好丽贝卡，而自己最好不用做任何改变。我发现自己想要和他们拉开距离，从他们那种纠缠不清"黏糊糊"的状态中抽离，这让我想起了戏剧电影《捉鬼敢死队》(Ghost-busters)里面，当鬼从主人公旁边经过时留下的黏液。我很孩子气的厌恶和"离我远点"的感觉好像是对他们那种过于紧密的状态的反应，而且我对于鬼的联想让我更想知道那些困扰我们工作的内心的鬼是怎样的。

评估之后，我同意他们从性治疗开始，因为那将给他们提供一种更多了解他们关系困难之处的工具。我给了他们第一个任务，一个和生殖器官无关的愉悦练习，任务是他们轮流给对方做裸体按摩。他们报告回来说两个人都不喜欢这项练习。丽贝卡说："我真觉得神经紧张，不是因为按摩，而是因为光着身子和昆汀在一起。而且我不喜欢看他的身体——他的体毛和生殖器很古怪。"这15分钟的练习被他们两个一拖再拖，而且昆汀直到晚上10点才离开办公室回到家，这也给了丽贝卡感觉很困的理由。另外，丽贝卡认为对按摩或者性采取这种游戏的态度实在有失尊重而且很差劲。

昆汀对这个练习也没兴趣。他说："看着她的生殖器，我也觉得很困难。"

她说："现在我真不想这么做了！"

他接下去说，看着她让他想起了他的妈妈和他妈妈给他的各种各样的要求。他感觉有一种"无所不在的要去为妈妈做点什么的焦虑"。这个按摩练习在他的母亲来看他的前一个和后一个星期发生。当丽贝卡为他做按摩时,他的思维是涣散的,所以根本对按摩本身没什么感觉。他很难把他的思维停留在练习所正在发生的房间中。

在第一次性治疗中,我面临着对身体和情感的亲密感的巨大阻抗。我对于他们性生活的治疗努力好像是受到了他们两个的强烈反对。他们两个的阻抗表现为丽贝卡觉得厌恶,而昆汀则满脑子被他妈妈占据着。所有这些负面的反应都和他们的母亲有关,而我仿佛被抛弃了,就像父亲一样,而父亲却是被认为可以把他们从对性的厌恶和恐惧的陷阱中搭救上来的人。到现在为止,我还不太介意我工作的失败。夫妻两个经常发现第一个任务很困难,就像现在发生的一样,但是确实有一些东西让我不安:他们拒绝对方,转向我来求证对性的厌恶,还有他们对于彼此的反感。这打击了我作为性治疗师的身份,而这身份在分析师同行的鄙视那里从来都是不堪一击的,当然来寻求我帮助的来访者很少会这么想。

我告诉他们在下一次治疗前再做这个练习,而且我质疑了昆汀加班到很晚的行为。我认为他这么做是为了满足两个人共同的愿望,这样就可以轻松地回避性和亲密感。我说如果是那么晚了,他们永远都不用面对两个人都有的勉强。他看上去不太情愿改变自己的行为,一直抗议说律师事务所要求那些加班的时间。我把这个问题留给他让他自己考虑。

当3天后他们回到我这里的时候,他们没有做任何练习。丽贝卡说,"昆汀对我发脾气,所以我感觉很孤独。我对我自己的身体感觉不错,但是当我生他气的时候,我就不愿意被他碰。我有时也会享受做爱,但不是像现在这种感觉的时候。"

昆汀说,"我不认为我对她发脾气。自我们见面那天开始,我就已经开始改变工作时间。我告诉我的管理合伙人，我不会再工作到那么晚了。"

丽贝卡说，"我们没有做练习。昆汀想要把我塞在办公室和出去跑步的时间段中间。"

昆汀纠正她，"是代替 出去跑步。"

"我没有听见你这么说。"她回答。"所有你工作日程的改变都和那个一样，没有任何商量！"她轻蔑地说。"因为我要求你，而你拒绝改变，这就和你做事一板一眼一个样。看，沙夫医生，我很焦虑，因为你让我做这项练习，因为昆汀这么紧张。当你告诉他那些事，他就跳起来。他不会为了我而做，他从来没有。然后他就想要我在晚餐上表扬他做了那些你要他做的事。"

"我希望你觉得我有用。"他说，"既然你总是在提醒我，我做事一板一眼，在我做了一些有帮助的事情的时候，我希望你承认。"

"我不会说'好男孩，昆汀'。不好好想想就急于改变行为，不会感觉有什么变化，这同样是一板一眼。"

她竟然如此贬损昆汀的在我看来是努力的行为，让我很受打击。我发现自己很高兴昆汀做了我要他做的事，而且对于丽贝卡如此藐视昆汀的变化感到难过。我意识到自己对丽贝卡破坏了我治疗的努力很恼火，而且有那么一刻我对于昆汀完全认同起来。但是当我想到我正站在他的一边，我意识到丽贝卡其实是在替他们两个人一起说的。他们两个都感觉被我强迫着做一件两个人都没有准备好的事情。他们两个都怕我，就好像我通过提供治疗，正在迫使他们冒险去体验亲密感，而亲密感令他们受威胁，因为这会让其中一个占上风。他们两个都想可以不被碰触或是冒险经历情感的穿透而达成亲密。

我说，他们两个都很焦虑，丽贝卡开始破坏昆汀的努力，而昆汀则对于丽贝卡没有重视自己的努力而发脾气。但是相比要强加给他们的亲近练习带来的危险，他们两个对于互相发脾气反而更觉得舒服一些。

丽贝卡哭了，"我感觉很受伤，你告诉我，我正把一些事情搞砸。这是我妈妈才会对我这么说的。他并不好相处，这你是知道的。而且你和他想让我接受他所改变的行为，但是他的感觉并没变化。"

他说，"我害怕对丽贝卡和你发脾气。所以我对她嚷嚷。"

"但是你的怒气也是对我的。"我说。

"我猜是的。"他说，"当我对丽贝卡发脾气的时候，就好像是对着桶里的鱼射击一样。"

"但是你所射击的桶其实就是治疗。而且你也身在其中，和那条你正在射击的鱼一起游泳！"我说，"我把你们两个放在这么危险的地方，你们两个都很害怕自己会被我或者被对方射中。"

现在我可以对他们说，他们两个都很怕我，因为他们觉得我没有理解他们的困境就强迫他们，我没有帮助昆汀多一些理解就逼着他迅速作出改变，而且逼着丽贝卡屈服。他们两个都感觉好像是被困在桶里的鱼，这种感觉就位于他们的性和情感绝境的最底层，而且他们已经和我一起通过共同的移情来体察到它。当我这么说的时候，他们两个都承认了共有的焦虑，两个人看上去都放松了，而且得到了理解。当我可以这么说的时候，我再不会对丽贝卡拒绝我的"处方"而生气，也不会因为昆汀过于服从的行为和拒绝感受而懊恼。

这个范例呈现了一个普通的性治疗的初始阶段。我们在这里想要说明的是，治疗师理解这对夫妻对于亲密感恐惧的方式，把它作为共有的移情来处理，而这种移情是他自己同这对夫妻交往的经历中发展而来。有时他感觉到偏向一个人会不公平，而另外一些时候，他又感觉把他们当做一对夫妻也很累。他对于他们个体和共有的焦虑是怎样形成移情的发现研究，让他得以分析自己的反应——还没有谈到他们内在客体的起源,也就是他们投射在他身上的原型,但是他们被什么而困扰、感觉负重和抗拒,这些都传达出他们所共有的困难,这些困难把他们两个紧紧捆绑在一起,以至于两个人都不能伸出手去救另外一个。

通过把移情和反移情作为工具,来解决这种最初的抗拒,他们的治疗得到了稳固,而不至于脱落,而且这对夫妻可以再接下去更多了解内部客体关系,而这种关系是由身体和亲密感所表现出来的困难而呈现出来的。关于他们之后治疗的结果会在第九章和第十四章中另有描述。

第二章

婚姻和性的治疗途径

婚姻关系中的性反映了早期母婴关系中的身体层面，随着孩子可以更自主地主宰身体的需要，母婴关系会逐渐减弱，只有在成人的性活动的互相依赖中，才会再次完全显现。图2-1会帮助我们更多地了解这种关系。

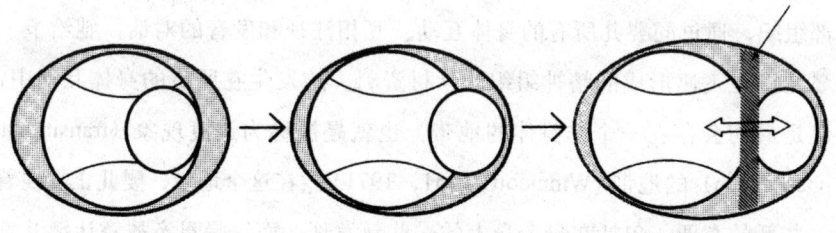

1. 母亲孕育着胎儿，胎儿在身体和心理上都渗透在她的内部空间中。手臂环绕的抱持性环境已经存在。

2. 出生是在抱持性环境中建立心身相伴关系的一刻。

3. 在保持性环境中，在过渡性联结的地带里，母亲和婴儿形成了心身相伴关系。母亲抱持的能力提供支持给过渡性现象地带。

图2-1 从出生前的身体相伴关系到出生时建立的心身相伴关系。母亲手臂环绕的抱持提供并支持了过渡性空间，即心身相伴关系发生的地方。

一开始，胎儿完全呆在母亲的身体里，身体和心理都如此，当母亲仍旧把胎儿未来的心理组织怀在腹中的时候，婴儿就通过和母亲意识与无意识部分的深层次交流渗透在他的内部空间中。

出生使心身相伴关系（Winnicott，1971）得以实现。出生的时候，子宫内身体的共生让步于身体上的伴侣关系，因为出生的一刻是非常强烈的两个人共同经历的身体体验。在绝大多数的情况中，母亲都在扮演着手臂环绕的抱持性环境的角色，这不仅仅是指身体的动作，而且是指她对于婴儿即将到来所做的思想上的准备。在双亲家庭中，父亲通常会起到稳固地抱持住母亲的作用，并在婴儿到来之前就为抱持住这种母婴关系提供必备的保护。

在最初几个月，这种心身相伴关系主要由身体的交流体现。不可否认，婴儿经常昏昏欲睡，但是当醒来的时候，他的大部分时间都花在接受直接的被照顾上，如被喂饭、被抱持、被换尿布、被放好地方、被轻轻摇动和洗澡。也有一些其他伴侣关系的成分，这些成分不是那么明显地基于身体的紧急状况，如互动地凝视和发音，但是这些联结的早期形式如果用婴儿生理决定的特性来解释会更容易，而非我们所认为的情感的明确意义。

图2-2展现了母婴关系中的发展路径。在早期，母亲发展了婴儿的内部组织，通过同婴儿所有的身体互动、互相注视和发音的对话，她给予了婴儿正在飞速形成的精神组织的素材资料。这发生在所有的身体互动中，但是最初会存在一个非身体的地带，也就是被称为过渡现象（transitional phenomena）的地带（Winnicott, 1951, 1971）。在这个地带，婴儿正发现着一些新的东西，包括在母亲身上的一些新发现，而这是母亲故意让婴儿发现的。父母会认为这是婴儿自己的发明，并认为这是他们孩子身上的一部分。婴儿正在发现他（她）的自体以及他（她）的自体带给世界的影响，这个过程被斯特恩（1985）详细地描述过。

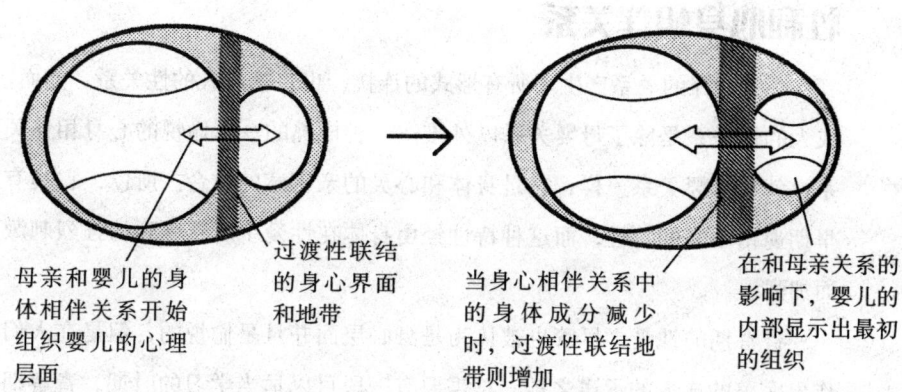

图 2-2 母亲和婴儿最早的心身相伴关系。这是婴儿的精神组织的开始,也是母亲进入母亲角色的开始。随着这段关系中的身体成分逐渐减少,过渡性联结地带和过渡性现象变得更为突出,它继承了心身相伴关系中的核心,并且仍旧和手臂环绕的抱持功能紧密相关。

母婴关系的身体层面随着岁月的递增而迅速递减。我们也许会注意到,在母亲和初学走路的孩子中间仍然会存在大量的身体接触,但是这种接触同最初的阶段相比在逐渐减少。甚至是在 6 或 8 个月之前,婴儿小心地花大量时间来环顾更为广阔的周遭世界,并越过母亲来勘察发现。在这段时期,心身相伴关系更倾向于心理层面的合作与交换,婴儿的内部继续被这些互动所组织。过渡性联结地带的范围变得更大,而更多地是在婴儿的控制下,更少地明确同母亲相关。但是我们应该认识到,从起源上说,过渡性地带是同母亲提供的抱持相关联的:过渡性联结地带所以贯穿人的整个生命,也就是因为抱持的质量与成人或孩子对于抱持的需求之间永远存在着重要的连接。当有一个安全可靠的抱持环境的时候,令人满意的关系就会在过渡地带建立有安全感的内部客体。相反,在有缺陷的抱持环境中遭遇过多的坏客体关系经验会增加孩子对于抱持的需求,而这会在当下的关系中显露出来。

性和心身相伴关系

心身相伴的关系产生了所有形式的连接，也包括成人的性关系。然而，成人的性关系是除了母婴关系以外唯一一种成熟的令人愉悦的心身相伴关系，就像母婴关系一样，它是身体和心灵的亲密感的结合。所以，它具有早期遗留下来的特性，而这种特性经由身体在性爱中所感受到的强烈刺激而加强。

青春期的性爱，尽管也被认为是身心层面并且是愉悦的，但是在人们作出完整的成人的承诺之前，总需要有一段可以适当学习的时期。青春期应该是一段练习的时期，是通向成人长久关系道路上的驿站，是没有承诺关系之前的试验阶段。

身体上的性对于情感的承诺很重要。如果它进行得顺利，性的结合会重新唤起那些在心身相伴关系中所继承下来的力量，并和作为内部客体的父母身上那些有爱的滋润的一面共振。但是如果性受挫，就会出现放大的分裂和压抑的客体群，这和对于兴奋客体未满足的渴望以及对拒绝客体的未受安抚的愤怒和挫败有关。足够的性的调节在求爱阶段会有助于爱的成长，日后会加强婚姻的结合，修补日常生活的磨损，帮助夫妻缓解紧张和压力。但是拒绝或胁迫的性关系会攻击人的信任感和安全感，腐蚀爱和关怀的情感，并且无法对婚姻的结合提供任何支持。

性，是结合过程中的基础部分，在关系的成型和成熟阶段会深化承诺。正因为如此，当性受挫或者在关系中停止的时候，同样会增加拒绝、失望和愤怒的机会。性生活的质量和在婚姻中相互抱持的质量息息相关。一种良好的性关系依赖于安全的相互抱持关系，也同时具有支持婚姻双方相互抱持的功能。在这种具有安全感的相互抱持的环境中，处在中心位置的抱持会出现，在这种抱持中，相互投射性认同在彼此间的贯通会形成内部客体关系更深刻的无意识沟通。

在求爱或是罗曼史的早期，男女双方会更多看到关系中令人兴奋的一面，而性生活会受到这种影响。如果恋爱继续，那么令人兴奋的客体必须要超过那些拒绝客体而被放大,以至于核心自体功能充满兴奋,这是新的结合中正常的成型过程中的一部分。性是迈向婚姻的途径中,被普遍要求的结合形式。这并不是说,男女双方一定要有身体关系,但无论是否有性爱,情感的性欲化是必须存在或者没有完全完成的。这种偏移的心理生活会压抑那些通常会出现的拒绝客体群,或者把它们埋在兴奋客体活动和理想化的毯子下,或者在它们的影响下,把它们投射在两个人之外的更大的世界中去。于是乎,罗密欧和朱丽叶紧紧抓住对彼此令人兴奋的理性化,而外部充满敌意的世界,恰恰是他们自己投射出去而又否认的危险冲动形成的。

婚姻起始的一刻,或者是其他类似的承诺形式出现,对于两个人来说,拒绝客体的问题再也不能置之不理了。一旦这种关系将被确认为永久的主要的关系,这在婚姻起始的一刻经常发生但不是每次都出现,每个伴侣的所有人格面都会强烈要求得到认可和接受。

当伴侣中的一个或两个人有相当脆弱的兴奋客体,拒绝客体和自体此刻就会把兴奋和性的结合全部淹没。也就是这个原因,我们经常看到在结婚或者承诺出现的时候,有的人会对性明显地失去兴趣。男人或女人感到被性所威胁,不管是有意识还是无意识地,都是因为性和令人恐惧的客体关系相连,他们都会很清楚地记得在求爱和结合阶段的性的快感和兴奋,只是没有想到一旦这种结合看上去有了保障,那些感觉就都消失了。

婚姻生活中所有的发展时期都会令夫妻两个人承受压力:头一个或者后面孩子的出生、职业的转换、不同阶段的挑战、如俄狄浦斯期或青春期、成人发展的新阶段如中年危机或者衰老。所有这些生命的转折都带来成对出现的两种可能,成长和再生或者是威胁和退缩。而所有这些转折的有威胁的一面都会破坏夫妻两个人之间的性关系。

性不仅能表达伴侣关系中相爱的一面,即两个人都把活力和兴奋投入到有创造性的伴侣关系中来,也同时表达了来源于伴侣所共有的拒绝性客体系统的问题。够格的性生活会支持一对伴侣间整体的关系,当两个人面对家庭事物的张力时,为其提供安慰和支持,并且为伴侣之间爱的结合提供令人愉快的再生资源。缺少性会产生完全相反的结果，这会加剧生活对于爱的磨损，加剧挫败和拒绝感，并且破坏两个人的继续结合。正是这个原因，我们可以理解伴侣间的性问题可以对两个人造成多么大的影响了。对于那些由于受到伴侣之间关系的影响而性生活质量下降的伴侣来说，性障碍是次要的困难，但是如果出现情境性的性焦虑，对性功能缺乏了解或者身体受损时，性障碍就成了主要的困难。受过良好训练的心理动力学治疗师对于后面提到的这些情况重视不够，虽然这些情况用相关的病理学来理解一点也不难，但是受过性障碍治疗训练而非心理动力学训练的治疗师可能会低估客体关系的重要作用，而这些作用同很多性障碍问题的起源有关。这本书会谈到同这两方面原因都相关的案例。然而，我们认为，一段糟糕的性关系通常是客体关系问题的产物，而令人不满意的性又会对伴侣两个人的关系造成进一步的伤害。

对婚姻中性障碍的治疗

对于伴侣婚姻的治疗比直接对他们的性问题的治疗在临床上要早很多。最初，治疗婚姻问题的尝试来自于心理动力学的观点，这种观点很大程度上依靠于对个体的理解，源自于佛鲁格（Flugel）（1921）想要把精神分析应用于婚姻的努力。其他著述，如帕奥里奥（Paolino）和麦克雷迪（McCready）（1978）编辑的卷宗，继续论述个体精神分析理论和技术，并将之有所拓展地应用在伴侣身上。

迪克斯（Dicks）（1967）和他在塔维斯多克人类关系研究所的婚姻研究所（Institute of Marital Studies of the Tavistock Institute of Human Relations）的同事们（Pincus，1960，Bannister & Pincus，1965）的先锋工作首次将客体关系理论作为分析语言应用于婚姻治疗中。直到那个时候，直接研究夫妻间互动的工作还没有任何参考，而对于性在婚姻伴侣中的作用也没有清晰的认识。

这并不让人惊奇。马斯特斯和约翰逊（Masters and Johnson）的第一本著作《人类性反应》出版于1966年。关于性功能的直接治疗工作在那个时候仍旧是零散的,没有任何有组织系统的理论和方法。随着《人类的性不足》这本书的出版,关于这方面的工作在1970年突飞猛进,马斯特斯和约翰逊用教育和行为的理论与形式来工作。因为他们对于心理动力学的理论和解释所知甚少,于是避而不谈,而且特别强调潜在原因的解释是完全不相关的。但是他们指出了在夫妻的互动焦虑中性障碍的很多原因,这些原因被他们认为同意识紧密相关。

举例说,他们描述了观看(spectatoring)这个概念,在这个概念中,一个男人站在自身以外,来看自己的勃起困难,他担心自己不能勃起,而正因为这种忧虑,失败就会迅速发生。作为一个独立的自成一体的概念,观看可以帮助人们理解情境的忧虑是如何导致性的失败的。马斯特斯和约翰逊对于性生理学和性反应周期的细节描述给我们提供了一些能力,使我们可以理解事物的表面以及前所未有的内部和表面之间的互动。我们不再局限于弗洛伊德从深度分析中得来的结论,即成熟女性的性是以阴道高潮为特征的。现在我们可以把高潮的机制作为生理学的机制,而内部的客体生活有的时候不会,有的时候会影响这种机制。在我们的实践中,我们发现高潮的体验并不能决定其情感的成熟度。临床试验倾向于确认卡普兰(Kaplan,1974)的论断,即大多数女人不能通过阴茎刺激获得高潮。费斯(Fish,1972)发现在他的高潮研究中,仅有20%的女人比较可信地能仅仅通过性交而不需要其他的人为协助就能得到高潮。在海特(Hite)报告(1976)所采访的3,000名妇女当中,只有30%的人在性交的过程中,仅通过阴茎刺激就能达到高潮,而其余70%的妇女则需要另外人为的阴蒂刺激才能有高潮。

海伦·辛格·卡普兰(Helen Singer Kaplan)的《新性治疗》(1974)开始整合了治疗伴侣所采用的分析和行为的方法,并提供了第一个跨越整个范畴的结合治疗的工作案例。她的案例研究了个体关系的起源,但是所有案例都基于性功能生理学的基础上。她大体认识到,每个伴侣和从前生活里主要人物的互动会在当下的关系中重现,她研究并向别人讲授这些重现会怎样在性的僵局中呈现出来。

海伦的早期工作并没有深入研究更早期和更具普遍性的性困扰的根源，而这些根源来自于性格和长期存在的障碍性的情感模式，但是，在进一步接触了一些性反应衰退的案例之后，她在对于性欲望障碍的描述中逐步向这个领域靠拢。马斯特斯和约翰逊提出了性反应的四阶段模型：唤起、平台期、高潮和消退期。在这之上，海伦（1977，1979）增加了预备性欲望期（preliminary Desire Phase），并且提到了最常见的性问题，即性欲高涨。她认为源自于这个阶段的性障碍是最难治疗的，并且很有可能需要对伴侣之一进行长期的、心理动力为主的心理治疗。然而，她也提到，短期的性治疗也可以治愈其中的一些人。

性欲减退经常出现在性和婚姻问题的交界处，是最常见的障碍之一。它可能在伴侣两个人的任何一个人身上出现，在丈夫和妻子身上发生的频率几乎一样高。在发展的过程中，性欲和它的减少代表了分隔和包容同拒绝性客体之间的关系的方式。在这些案例中，一个人有可能对性欲有长达一生的禁止行为，也有可能在青春期及求爱阶段得以充分表现其对性的兴趣，而只是在对关系和婚姻做出承诺之后才很快出现性欲衰退的问题。这些长期存在并且根深蒂固的问题通常需要高强度的心理治疗或心理分析，但是也有一些案例，正如海伦最初提到的，虽然表现得和此类案例一样，但是应用伴侣治疗却更为有效。本书最后一个示范案例，T博士和T女士的案例即属这种情况。在这个案子中，虽然最初丈夫和妻子都体现了深刻的性压抑，但是短期的性治疗却取得了很好的效果。虽然性治疗无法完全治愈性欲不足的障碍，但是努力证明性欲不足的过程却是有效的：它指明了性欲高涨的个体所具有的问题，以及伴侣是如何无意识地忍受那些问题的。

在另外一端，伴侣的性欲望由于下列事情而减少：他们之间的冲突、重复的争吵，或者是来自于他们生活中的压力——比如，一份令人精疲力竭的工作或者刚出生的婴儿。在这些情境的例子中，婚姻的质量和性生活的情况会随着整体情况的改善而好转，但是那些张力所引起的冲突和怨恨也会保留下来并继续对婚姻和性造成伤害。也或者性上的勉强会作为张力的遗留物而存在，而伴侣之间却再也无法像从前那样调整过来了。

如果性欲减退的背后是更深刻的怨恨和冲突，我们不认为仅仅随着时间的流逝问题就会迎刃而解。这些曾经享受过性爱的伴侣通常并不太需要特殊的性治疗。而性欲，或者在两性互动中的问题通常是由生活中那些更普遍的冲突造成的，这些冲突既存在于伴侣日常的互动中，也同很多其他因素有关，如起源于他们个人发展中经历的事情、无意识的客体关系以及共有的投射认同。这就是说，即使不应用特殊的性治疗的行为框架，客体关系的婚姻治疗通常也可以发挥作用。

然而，很多伴侣——也许是大多数伴侣的问题都呈现出了混合的状况。他们婚姻的不幸是多种因素的混合物：伴侣双方的客体关系发展问题、生命发展危机带来的张力以及婚姻的冲突。性的问题确实起源于内部客体问题，但是这些问题又被婚姻的张力所强化。对很多的伴侣来说，他们无法准确描述每种问题所带给他们的具体影响，所以我们无法判断。而我们所设计的治疗干预总是强调潜在的起因，所以我们被迫做出有根据的推测，然后看我们能走多远，如果碰壁，我们就换另外一条路。这种转换可能是从婚姻治疗到性治疗、从性治疗回到婚姻治疗，或者走到其中的一个或者两个的个人治疗的道路上去。有的时候，为了了解整个家庭的问题是如何深刻影响伴侣的，所采用的最有效的转换是从伴侣治疗转到家庭治疗中去。相反，在家庭治疗中，我们研究夫妻间的问题是如何影响孩子的，而这种研究会又反过来帮我们更好地了解这对夫妻的问题。第十一章会提到此种情况的大量案例。格兰乐（Graller，1981）发现当把精神分析为导向的婚姻治疗作为精神分析的辅助疗法应用时会有效，而桑德（Sander）曾经提过把伴侣治疗当成是个人工作的准备工作，可以为个人的工作铺路，并且体现个人工作的有效性。但是工作其实可以往任何一个方向移动——从个人治疗到伴侣治疗的移动就像从伴侣治疗到个人治疗一样容易，而且可以包括性治疗的特殊阶段，而这个阶段对于整个治疗也许是有用的，但独自使用却不一定有效。

以下案例表现的就是在这些因素中所产生的诸多关系。

克洛伊·约翰逊是来找我做个人咨询的，她性欲消退，而且在性上也没什么反应，而她的丈夫山姆被她认为是理想的丈夫。他从家庭的困境中把克洛伊解救出来，后来我们才知道，克洛伊的继父对她有性的胁迫还兼有精神病倾向，她的母亲则易怒而混乱。克洛伊很容易对山姆理想化，他在校园里才智出众而且又照顾她。当她还在读大学的时候他们就结了婚，之后她继续学业直到毕业。山姆很轻易地在设计师事务所找到第一份好工作，但是克洛伊却没那么容易在制图领域找到一份满意的工作。克洛伊在结婚之后立刻怀孕，山姆对此不太高兴但是也不是非常介意，因为克洛伊同意把孩子放到日托所去。第二次怀孕让山姆更为苦恼，但是这次克洛伊也更想要呆在家里和孩子们在一起。

怨恨就在这个时候滋生，但同时又悄无声息。克洛伊感觉到工作的压力，认为自己不像山姆做得那么好，此时山姆在事业上一个人大步流星跑在前面，身上担着数不过来的重要项目。而且她感觉得到和孩子之间的联系，感觉到她忽略了自己的孩子，就好像是对于自己和母亲之间沟通方式的某种呼应。当她还小的时候，她的母亲就很快地连续生下两个孩子。克洛伊出生的时候，她的母亲才17岁而且未婚，所以就把她给了外婆抚养，直到2年后结婚才接回她。克洛伊的外婆个性脆弱并且常有怨气，但是克洛伊和外婆很亲近，外婆认为她完美无缺并且由衷地爱她。然而，这并不是一段令人舒服的关系，因为克洛伊很快就意识到外婆的怒气针对自己身边的每一个人，贯穿克洛伊的整个童年。克洛伊的母亲和外婆都把她当成是冲突的对象，有时会为了争夺她而大动干戈，并且当着她的面数落对方的不是，而当她们自己的生活遭遇打击自顾不暇时就干脆把克洛伊丢给对方。

克洛伊现在很恐惧这种生命早期所经历的怨恨氛围会重新回来。凭借对山姆的理想化，她下意识地把恐惧和不满经由性的反应分裂开来，以至于性的反应开始衰退。这也并不是说之前它是一个完全成熟和整合的功能。在他们青春期的初恋阶段，克洛伊很喜欢身体上的亲近并且享受拥抱，而且对于性交和插入没有任何障碍。但是她没有性高潮，而且对自己的身体采取一种不亲近的态度。在之后进行的个体治疗中，我们才得以逐渐了解到这其中的缘由，但是从一开始她就知道，她的继父经常做很多与性有关的令她恐惧的事情。有一次，他走进家里照相的暗室，他的阴茎勃起直直地对着她。那时除了她没有其他人在场。她非常恶心，跑出房间吐了起来。然后她离开家和她的外婆住了一年。

　　当我建议夫妻评估面试的时候，我对于这些都还了解不多。我可以看得出他们婚姻的紧张状况。山姆感觉由于克洛伊不再愿意做爱，让他产生被剥夺感，但克洛伊却觉得山姆坚持要求规律的性生活对她来说是一种与日俱增的负担，并且让她觉得被抛弃。

　　从山姆的角度讲，克洛伊拒绝做爱就好像是一个残忍的攻击。无论从哪个角度看，他的生活都令人羡慕。作为身受宠爱的独子，他被理想化而且被给予了所有他要求的东西。在他眼中，父母的婚姻是不错的，只是他保持了一些距离来看，就好像通过某人戴的太阳镜一样，而对这个人来说，太阳永远发光。他曾经很享受在他们的初恋阶段克洛伊对他的理想化，而现在他很想念那种感觉，因为孩子们的需求在牵扯着克洛伊。而她逐渐消失的性欲望是所有行为中最伤害他的，因为他可以通过专注于自己满意的工作去忽略克洛伊在其他方面所压抑的不满，但是性的困扰却让他立刻就感觉到被拒绝。当他想到这些的时候，他会大发雷霆或者生闷气，但是这些都加剧了克洛伊的不满和小心，特别是当她性欲消退的时候。

　　在最初的评估阶段，我可以理解山姆被拒绝的感觉和克洛伊受到胁迫之后的后退这两者之间的互动。山姆感觉被拒绝而威胁到了他的自尊心，在那之前，他从来没有意识到他的自尊其实并不可靠。而克洛伊自己有一个易怒的、让人困扰而且经常不照顾她的母亲，这造成了她和山姆之间出现的警觉感，特别是她越来越关注自己的孩子，感到自己有可能正在以母亲忽略自己的方式来忽略自己的孩子们时，她深感内疚。这些是可以理解的，正如费尔贝恩（Fairbairn, 1954）曾经提到过，性的问题体现了内部的坏客体。坏客体深藏于克洛伊生殖器官的问题里，而被理想化的兴奋性客体则由山姆来体现。在这对夫妻中，克洛伊变成了那个拒绝的人，因为他们无法沟通性和性的张力所体现出来的问题。由于克洛伊坚持在无意识层面理想化山姆，她责备自己并且在刚开始时一个人来做治疗，而当山姆被邀请加入治疗以后，他和克洛伊一起责备起她来。

我推荐他们从性治疗开始，因为他们两个都对性的问题认识最多。虽然他们都会同意把克洛伊的个人问题放在首位并对她进行个人治疗，但是如果不从性治疗开始，会违背山姆的紧迫感。我于是把这对夫妻转介给了戴维·沙夫做性治疗。

从某种程度上来说，性治疗是成功的。它教会了这对夫妻如何给他们的关系增加安全感，并且减少了每次做爱的时候由于山姆的强烈要求和克洛伊的后退而造成的紧迫感。在最初的与生殖器无关的愉悦练习中，山姆急迫的要求和隐藏的拒绝焦虑有关，这种焦虑是他母亲对于他带有焦虑性的过度关注和理想化造成的。克洛伊学会帮助山姆来了解自己的被威胁的感受，她对于山姆的慢下来和不再那么强烈坚持的方式充满感激和欣慰，她可以逐渐向他靠近并且自由呼吸。当克洛伊对山姆表现得像一个越来越不勉强的母亲的时候，山姆就会对克洛伊表现得越来越不像那个在她不听话的时候就转身离开的母亲和那个威胁性的继父。

这个工作进入性治疗的下一个阶段。山姆学会如何更亲切温柔，而克洛伊学会如何管束自己对于插入的焦虑。克洛伊害怕山姆的阴茎会侵害和攻击自己，但是她也同样恐惧自己带给山姆的危害。就像她说的，"并不仅仅是害怕他会伤害我，虽然我确实害怕。有的时候我的脑海会出现一个飞速闪过的画面，就是他的阴茎正把我撕成两半。但是我也开始觉得我可能会伤害他，这对他也不够安全。

我几乎是通过远离他来保护他。有的时候我甚至想退回到孩子那边来保护山姆，这样他才不会被我伤害到。"

性治疗教会了他们把自己和对方联系起来的一种方式，这种方式给了他们所共有的正逐渐增加的安全感，但是它无法让克洛伊轻松从容地接受性。在性治疗阶段，山姆的阴茎在阴道中开始时没有任何大的动作，而是慢慢随着动作增加才小心地逐渐抽动起来，即使这样，克洛伊仍旧反复感到自己处在焦虑的边缘，虽然山姆新出现的耐心其实是克洛伊所要求的全部。性治疗给他们做爱带来了新的局面，但是也要求克洛伊能够不断超越她自己的焦虑和对于被侵犯的恐惧。克洛伊之前对于性的逃避现在很明确地被理解成与被插入以及被侵犯的恐惧有关，而这些最终是根源于她同母亲和父亲的经历，这些经历导致了她终生缺乏安全感。现在她感觉，所有这些问题不再是山姆的错误，她要求转向个人治疗来对这些问题进行工作。而山姆对于她的焦虑也可以用一种的新的方式来支持和表达耐心，他们能够在她通过高强度的心理治疗来治疗自己压抑的同时，享受他们部分被限制的性生活。

克洛伊和山姆的例子描述了一种性的问题，这种问题主要根源于其中一个伴侣在早期生命中经历的困境，虽然他们两个人都会有一些问题才造成那些共有的麻烦。在这个案例中，一个伴侣对于创伤作出反应而产生问题，这种问题又经由另外一个人的内部客体影响而恶化加剧。在最初阶段，性障碍可以用克洛伊和山姆之间一般的潜在张力来解释：克洛伊害怕被她的首要客体虐待和遗弃，而山姆的经历则是他有一个过度忧虑和理想化自己的母亲，这让他在不被娇惯纵容的时候对拒绝感到脆弱无助和焦虑。但是，当他们的婚姻中缺少性的时候，性的缺失又对他们的婚姻产生了次一级的影响，因为这让他们又一次体验到被拒绝、被伤害，以至于更为焦虑。

对于婚姻内性功能的评估

在一段关系中，性功能的质量总是应该被我们作为标准婚姻评估的一部分，就好像对于婚外恋的讨论一样。有一些夫妻把他们的性关系当成是他们之间问题前沿，认为性是困扰他们的问题全部。其他夫妻，用一种更为有洞察力的方式，立刻就告诉我们说，他们性上的困难体现了他们关系中不能管理好的那个部分。对他们来说，性分离是一种可以标志普遍的困难的方式。最后，一些夫妻为一般的婚姻问题而来，都没有确定在起源或保持中性困难所起到的角色。

评估的框架

我们可以把性的困难看做是从婚姻关系的四个领域中的一个里面起源的。虽然很多案例都是混合的起源，但是定位最重要的领域是很有用的。

个人内心冲突

首先，这些困难可以起源于一个或者两个人的内心问题。用客体关系的词汇来说，婚姻关系被一个或两个个体冲突的内部客体关系所包围。

有问题的交互投射性认同

在中间立场的，是关系的困难，这是随着问题性的交互投射认同而出现的。这个领域不完全是伴侣个体的问题，他们中的任何一个都有可能和另外的人或者在其他情境里做出更好的性和婚姻的调整，但是他们之间的冲突却带来或者放大了他们内部世界的客体关系问题。

发展的压力

另外一个在中间立场的是伴随着生活压力而出现性的困难，发展、生活环境或者是疾病都会加大生活的压力。（我们并不是在谈器官类的性困难，这类困难是疾病直接而且不可避免的后果。）这些情境里的每一个都会产生压力，但是它们也经常和伴侣的内部客体关系共振，影响性的功能。之后性的困难又对婚姻造成了额外的次一级的伤害。

个人躯体的限制

连续谱的最后一端是学习的困难和躯体的障碍，这些造成了躯体的性的问题,而这很少和客体关系无关。然而,这些性关系躯体层面的问题导致双方情感结合的不足,并破坏情感的结合,因而对它产生直接的影响。在这些情况里,伴随着产生冲突的情绪,如不满、受挫、丧失和失望,次一级的影响*会自然而然地增加。

下面的几个案例会说明病源学的不同是怎样决定疗法的选择。

伴侣一方的内心问题

塔玛拉和汤姆来找我 [J.S.S.] 做评估,因为塔玛拉失去了性欲,而这是她的第二次婚姻,但是是汤姆的第一次。在他们结婚以前,性生活很有规律并且状态良好,虽然那时为时尚早,塔玛拉甚至不能确定是否完全信任汤姆。当汤姆最终坚持和她一起通过了一次对她父母的极其困难的拜访,从而赢得她信任之后,她甚感放心并准备好要嫁给他。但是,她立刻就对性交失去了兴趣甚至变得有些厌恶。然而,她努力克服了这个反应,当他们结婚6个月以后,汤姆对此还一无所知。之后她很快地怀孕,喂养儿子,并在养育期内很快再次怀孕。在这段日子里,她抱怨说身体条件的改变使自己不再对性感兴趣。既然她又养了一个儿子,她可以不断地拥有"合情合理的借口"解释自己的性欲低下,直到他们结婚快4年的时候。因为那个时候,几乎是进入婚姻以后的第一次,她既不怀孕也不再喂养孩子。

当她不再为养育孩子的身体需求所牵绊的几个月之内,汤姆提出他坚持认为他们应该对塔玛拉的性欲低下和性厌恶做点什么。她安静地表示了同意。

当这对夫妻出现的时候,塔玛拉揭示了在她之前的婚姻中所发展出的相似的模式。在那段婚姻中,同样地,她对性保持兴趣,直到她对自己的第一个丈夫作出情感的承诺。在那之后,同样地,甚

---

* 次一级的影响指性的缺失带给婚姻的影响。——译者注

至是没有怀孕和养育孩子的借口,她在婚姻中丧失性欲,直到她的丈夫和她最好的朋友发展出婚外情,婚姻才最后宣告破裂。

这对夫妻没有起源于身体方面的性障碍,而且他们的婚姻关系令人满意,汤姆也没有任何病理学方面需要论证的问题,并支持塔玛拉,只是不再容忍性的困难,鉴于以上原因,推荐个人治疗来治疗塔玛拉的性欲低下是明智的选择。由于塔玛拉的问题导致了她第一次婚姻的丧失,她于是不再否认她的问题,并且要求进行最彻底的治疗以帮助她避免进一步的丧失。她于是同意接受心理分析,在心理分析中,生活材料最终浮现,并解释了她的性压抑。汤姆成了某种转换的角色(transferential role),塔玛拉把他当成是自己难以亲近和令人困扰的母亲,一个信仰宗教并传给她关于性的压抑信息的女人。塔玛拉曾假设她母亲"性冷淡",但她后来做了一个梦,这个梦引发了她把父母当做是性伙伴的好奇心,并由此恢复了一段记忆。在记忆中,她发现了放在母亲床边的体温计,而这个发现对她来说意味着母亲用体温避孕法,也就说明她的父母是有性生活的。

现在她可以看到母亲不仅仅代表着性的压抑,而且也代表着和父亲在一起交欢时挑逗的一面。她无意识地性意识化和仇恨作为配偶的父母,并对他们感到嫉妒,这种嫉妒同时也是她自己渴望的表达,渴望身处像他们一样的关系之中,或者和他们一起,或者取代他们中的一个。而当她对自己的婚姻做出承诺的时候,那些她所压抑的愤怒和嫉妒总是带给她很多破坏。她开始意识到,因为嫉妒她自己的丈夫,她也在压抑着自己的性感觉,这种嫉妒并不是因为他有自己没有但想要的阴茎,也不是因为他有性欲而自己没有,而是因为她继续为他付出,好像他代表了那对夫妻,她曾经渴望成为夫妻中的一部分,但不应该和性有关。当塔玛拉可以藉由她的个人分析工作,应用这些洞察看待自己的婚姻时,汤姆也就不再老是制造麻烦了。这个工作极大程度地改善了他们的性关系。

伴侣双方的内心问题

薇莉亚和拉斯因为他们两个的性困难来找我寻求帮助。简单点说，他们来是因为薇莉亚讨厌性，而且拉斯在性交的1～3分钟之内就会早泄。

关于这对夫妻的治疗细节会在第十章中有描述，第十章会谈到性障碍的治疗，并且展示孩子是如何内化父母的客体关系的，特别是和性有关的内容，第十一章举例说明了他们的家庭治疗。这里会应用最初评估阶段收集的数据，来大体勾勒出那些因素，那些因素来自于每个伴侣的内部客体世界，并导致了结合起来的种种问题。

薇莉亚在心理层面思想清晰，在简短的评估中，她揭示给我[D.E.S]她是在一个充满恐惧和冲突的家庭中成长起来的。她的父亲是一个酒鬼，常对孩子们动怒并辱骂他们，有时还殴打、虐待她的母亲。薇莉娅对于母亲只是被动地承受这一切而且无法保护自己的孩子们心怀怨恨。在孤独中，她转向自己的兄弟们寻找情感。她和还是年轻男孩子的他们做过一些性的游戏，一些抚摸和检查她的身体和假扮医生的游戏。有一次，她触摸过自己兄弟的阴茎，而在另外一些游戏中，另外一个兄弟触摸了她的乳房。作为一个还未完全到青春期的少女，她思念那些她听过并且幻想的性和罗曼史。她会找得到它们吗？

拉斯是她第一个关系正式的男朋友。她和他很急迫地抱在一起，并在他们求爱阶段的第六周体验到了性的觉醒。但是他们婚礼之夜的性生活却令人失望，因为他无法进入她的身体。经过一些妇科的帮助和手术，他们能够做爱，但是拉斯现在却得了早泄的毛病。而从不手淫的薇莉亚也就无法享受高潮。她发现性被唤醒又不能被满足非常让人有挫败感，但是她好像是在挫败感增加之前，就从这段经历中退缩了。她很快开始避免性，虽然有的时候她可以通过磨牙齿来克服（性的冲动）。

拉斯厌恶自己伤害薇莉亚，而且想用硝酸钠（saltpeter）来压抑自己的性欲望。他看上去也压抑了其他的一些男性特征并且非常被动，他在心理层面思维不多，回忆不起来童年的事情。他认为自己父母的婚姻不错，直到他16或17岁的一天，他得知父亲在男卫生间里因为同性恋卖淫被抓住。之后父亲被关在监狱里，而父母很快离了婚。虽然拉斯和他保持了联系，但是他说，他的父亲和一个男人有长期的关系并住在一起，而且对自己的同性恋采取一种非常有防御性的态度，所以他和父亲之间并不亲近。他和自己的母亲保持紧密的联系，但是又对她说不出来什么。

拉斯心理层面的不透明性和压抑的密度使人无法确定他内部世界的问题，这些问题导致他的早泄和强烈保护薇莉亚免受伤害的愿望，而且他感觉自己的阴茎会伤害薇莉亚。但是我们可以从怀疑中推测，在他早期的生活中有一些被压抑的尚不为人知的问题，而他吸收了一些关于性的威胁性问题，这些问题一定体现在他父亲的同性恋和母亲的也许是不被察觉的容忍中。关于父亲因为同性恋被捕的浓缩记忆一定把阴茎描绘成对家庭有迫害性的。但是现在，我的意见就是，关于他认为性可能带来伤害的无意识观点，还有待进一步了解，而且在某些方面，他的这种观点是薇莉亚对性的恐惧的补充。

薇莉亚的情况更容易理解。她的父亲是一个有胁迫性的角色，而且母亲过着一种没有防护的生活，没能够保护她自己和孩子。对于爱的渴望把薇莉亚带到了性的道路上，而这条道路是她压抑自己痛苦的欲望和内疚而来。这种结合导致了她对于性的恐惧，恐惧超过了她的渴望，并且引起欲望的丧失。她从来没有经历过高潮，无论是和拉斯做爱还是通过手淫。

另外一条支持这种思考的信息是薇莉亚的欲望埋藏得并不深。曾经，当她因为第二个孩子的出生而感到非常抑郁的时候，她接受了心理治疗并体验了一段时间强烈的性欲，虽然她仍旧无法到达高潮。心理治疗持续了9个月，最后由于拉斯调换工作而结束。当治疗结束的时候，她的欲望也消退了。然而，她生活的那段时期，同她青少年时期对于性唤醒和性激情的渴望遥相呼应，并为那些被压抑但是却急切的渴望的出现提供了支持。

这个案例代表了连续谱最左边的情境：性障碍有极大的可能是每个伴侣内部客体群的结果，并且通过交互性的投射认同在两者身上或中间维持。薇莉亚把自己内部世界的保护和唤醒的两个部分都投射给拉斯，而拉斯则牺牲了自己对于性的愿望来保护自己身上受迫害的那个部分，而这个部分是他投射给薇莉亚的。在这个案例中，治疗始于薇莉亚的个人治疗，虽然（我们）也推荐了伴侣和家庭工作。我们将会在第十章和第十一章描述他们在伴侣和家庭的治疗中所进行的交互性投射认同工作。

在婚姻冲突中的性困难

对于治疗性障碍的婚姻治疗师来说，婚姻冲突中的性困难司空见惯。当婚姻中的张力见长，性关系就开始衰退，这非常普通。然而，有的时候，其中一个伴侣会要求性上的而非婚姻上的帮助。在这种时候，任何特殊的性问题处理方法都不会太有效，除非伴侣之间一些更普遍的问题得到了澄清或者在某种程度上得到了解决。既然性关系的质量经常紧随着一般的婚姻关系，那么如果婚姻处在严重的下降阶段，性的质量就会恶化。一个简短的案例将会说明这种普遍的情况。

芭芭拉和罗伊斯来到我这里，因为芭芭拉无法容忍罗伊斯在性上面疏远她的方式。然而，当他们到办公室还不到五分钟，罗伊斯就开始没完没了地讲起芭芭拉带给他的委屈。她总是不断批评，经常尖叫，并且不能坚持照看孩子。他的确是对芭芭拉失去了做爱的兴致，而且他无法解释，只能说他经常对她很生气，以至于性爱好像也没什么意思了。

从芭芭拉这个角度讲，她对罗伊斯充满愤怒，因为罗伊斯过于投入工作，并且他让孩子们也反对自己。但是在这场不断变得更为焦虑的婚姻中，她依靠性来维持脆弱的安全感。她想象一场和罗伊斯进行的成功性爱会减轻自己的念头，即罗伊斯不再爱她，而且婚姻正处在危险中。她对于性的这种强烈渴望对性提出了过高的要求，而这些要求源自于她的绝望，但是这在效果上却把罗伊斯赶得更远，因为他觉得当他已经很生气的时候，再把自己卷入进去非常有胁迫性。这种情形，可以被用来追溯芭芭拉和罗伊斯之间更深刻的障碍的起因，但是性的困难并非起源于他们两个中任何一个的内部客体世界，而是起源于他们之间那些腐蚀掉他们关系的问题。

当疾病威胁的时候

有很多生活的危机可以威胁婚姻的关系。有些危机的后果可能并不被伴侣们意识到。配偶也许会努力补偿生活里的张力，但是却未能把他们情境中的张力和随之而来的性困难联系起来。这样的困难可能会出现在那些曾经处理相似问题处理得很好的夫妻间。如果不被认识到，这种困难会因为逐渐增长的次一级焦虑（即性缺失带来的焦虑）而成为慢性问题。

皮特和雷切尔的婚姻比较晚，这是雷切尔的第一次婚姻，是皮特的第二次。直到他们来寻求帮助的一年半以前，他们之间的性生活都还算满意。那个时候皮特得了轻度的冠心病，变得非常焦虑。

在他康复之后不久，他们两个人都考虑到用力可能带来危险，特别是性活动。也就是在这段时期，皮特第一次经历了勃起困难。然而，勃起困难好像可以自作主张，甚至是当皮特从冠状动脉血栓发作所带来的最糟糕的创伤中康复之后，他仍旧担心自己会性无能。

对于雷切尔来说，她并没有把皮特最初的勃起困难当成是多大的问题。她曾认为那是由于皮特担心自己的健康造成的，虽然她自己也很担心皮特的生命，但她急切地做好了准备，要耐心陪伴他度过早期时候的焦虑。但是她不理解为什么当皮特看上去对自己的存活能力越来越有信心的时候，他仍旧有勃起困难。现在她开始感觉不只是受挫，而且也很苦恼，她觉得在他们的关系中有什么东西出了差错，而且她也不知道是什么。

在这里，治疗师要追溯性困难的起源至和冠状动脉血栓发作有关的原发性死亡焦虑，然后指出后继发生的表现焦虑，治疗师的这种能力可以帮助伴侣重新回到他们之前的那种性的联系上来。在这个案例中，简短的治疗就足以有效。

当躯体的残疾成为原因时

有的时候躯体的残疾成为性障碍的起因：伴侣从一开始就心存疑虑，然后来寻求关于躯体原因方面的帮助。这更常见于 40 岁以上患有勃起困难的男性（Kaplan 1983，Levine，1988）。这些男人中半数以上，或者更大岁数中占更多比例的男人，都深受勃起机制中的器官性损伤之苦。当他们的伴侣知道这件事并且接受的时候，对于他们整体关系的次一级侵害通常不会发生。但是如果他们的关系经过妥协之后再重新开始，或是器官性的起因没有被意识到，那么他们的关系和所共享的安全感就会经常受到次一级侵害的影响。

如果伴侣先前有过心理起源方面的问题，之后又发生了器官性原因导致的问题，那么额外的并发症就会发生，或者是在他们整体的关系中，或者是在他们的性关系中。以下描述的案例即属这种情况：

布莱尔和乔·埃伦大概在 55 岁上下，而且有 35 年的婚龄。他们告诉我 [D.E.S] 他们婚姻中的大部分时间是非常幸福的，并且两个人都是对方唯一的爱人。早在十几岁的青少年时期，他们就是对方的小情人，在刚升入高中的时候两个人第一次做爱。那一次，布莱尔无法勃起，然后就早泄了。在那之后，他在 20 多岁时接受了相当多的精神分析治疗。他可以描述出当时自己的内疚，这种内疚可以称之为他早期性行为的特点，这让他觉得，回过头来看，难怪那个时候他会有麻烦。然而，他从来没有真正战胜性的不正常状态，而且一生经历了很严重的勃起困难。虽然这对夫妻有五个孩子，他们很少能够过成功的性生活。布莱尔通常不能够坚硬勃起，而且就算他可以插入，30秒之内他就会有高潮。

很自然，乔·埃伦从来没有在性中体验过多少满足。她记得青春期时充满激情的性唤醒，但是她很早就学会不去期望太多。她已经停止了对性的渴望，并且发现性治疗的经历令人痛苦。

"医生，为什么我要承受这个，就为了再次失望？"她问。"布莱尔一直希望他的毛病会得到解决。这不是他第一次做尝试，他试了精神分析，而且我们以前也试了性疗法。别人告诉我们，你们也许会有一些不同的东西，但是如果我再一次抱着希望而来失望而去，我不知道我还能不能承受？"

布莱尔坚信他的问题是心理层面的。毕竟，他有这个毛病已经快一辈子了，而且他知道他极端的焦虑就好像是一个青少年一样。事实是，他认为这和自己无法按照父亲的形象和父亲的标准生活有关系，而且他引用了自己在职场上的失败作为证据。在职场上，同样地，他觉得自己也是阳痿的。他确实认为自己有真正的器官性困难——但据他回忆，不是阴茎的！

我判断布莱尔的勃起困难很可能是器官性的，但是我并没有注意到导致他记忆丧失的器官质量问题。但是好像我对他勃起问题的猜测有误。一个享有盛名的实验室对布莱尔做了夜间阴茎勃起试验，结果表明他有正常勃起的能力，我们于是同意进行心理的性治疗。为了自己的勃起问题，布莱尔愿意进行夜间阴茎勃起试验，但是他却拒绝测试他的记忆，对此我感到很吃惊。

性治疗大体进行顺利。在会面里，布莱尔和乔·埃伦学习了向对方表达温柔的新方式，而且乔·埃伦赢得了性唤醒和共享高潮的能力。他们带来了梦。他们在那些造成他们之间潜在张力的问题上

第二章 婚姻和性的治疗途径

工作，包括围绕职业上不满的大量问题。但是当性治疗到了"包含"（containment）这一点，即阴茎在阴道中，并且帮助布莱尔研究和应对他的勃起焦虑的时候，治疗就不再有效果了。虽然我感觉他做了所有我要求他做的事情，虽然他带了洞察和充满激情的动力，而这种动力是我遇到的来访者中最突出的，但是他的勃起仍旧失败了。

基于这个经历，我逐渐确信，他确实有器官性的阳痿，这个可能比他自己或者夜间阴茎勃起试验能够推测的要值得相信得多。我们考虑转介，进行新提供的动脉血管不足的评估，以及可能的外科手术干预，还有罂粟碱（papaverine）的注射治疗。泌尿科医师也认为布莱尔的既往病史意味着心理层面的起源，但是既然心理治疗达不到效果，他开出了罂粟碱注射的方子。罂粟碱引发并刺激勃起，这对于大多数可能具有心理起源问题，但是拒绝性治疗并从一开始选择注射的来访者而言，罂粟碱不能改变太多，因为很快就不会再用（Levine and Agle, 1978）。但是这对夫妻却欢迎罂粟碱的注射，自漫长的婚姻以来，他们第一次享受了令人放心的性爱。乔·埃伦花了更长一些的时间让自己承认接受性的重要，但是她立刻就感觉到布莱尔状况的减轻给她带来极大的快乐。

布莱尔则非常兴奋，"渴望了那么久的事情现在终于得到了，你不会明白那种感觉！"他说，"它改变了我的生活，而且它让我对其他事情都感觉好了起来。我们的婚姻仍然很精彩，而且我仍旧非常爱乔·埃伦，但是现在我感觉完整了。我多希望我很早以前就有这样的改变，但至少我现在有了，这真让人激动！"

性和婚姻或一段长期的爱之间的关系通常很复杂。在每种不同的情况下，尽可能有区别地对待、理解它们之间的关系很重要。这种理解可以帮助治疗师采用最有效的混合方法进行治疗，并帮助他们随着事情的逐渐展开，可以更进一步地深入研究和治疗。

第三章
客体关系理论和婚姻中的投射性认同

客体关系理论是一种个体心理学，它把人的个性看做是在环境中和重要他人互动的、由部分所组成的系统。它是一些独立的英国思想者的理论的结晶：包括费尔贝恩（Fairbairn）、甘翠普（Guntrip）、巴林特（Balint）和温尼科特（Winnicott）等。虽然他们的理论通常被认为是受到克莱因（Klein）的影响，他们在英国形成了一个团队，和那些围绕在她身边的理论家们完全分开来。在美国，我们不太去考究这样的界限，所以倾向于把克莱因归类为客体关系理论家。在他们所有人中，只有费尔贝恩系统地发展出清晰的人格学说，足以挑战弗洛伊德的本能和结构理论。所以我们会大量地援引费尔贝恩（Fairbairn，1944，1952，1954，1963）的理论，并把温尼科特（Winnicott，1958，1960b，1968，1971）的一些理论作为补充。克莱因的投射性认同概念（1946）为延展客体关系理论的个人心理学至人际间情境提供了必需的过渡概念（Bridging concept）。我们也会谈到迪克斯（Dicks，1976）在婚姻治疗中客体关系理论的应用、比昂（Bion，1961）对于小团体的应用理论，以及津纳和夏皮罗对于婚姻互动和家庭动力的外延理（Zinner，1976；Zinner & Shapiro 1972）。

客体关系理论的背景
费尔贝恩：基于客体关系之上的个人心理学

费尔贝恩（Fairbairn，1952，1963）认为婴儿们是"客体找寻"的，即一定要和他们的母亲建立关系，来满足他们依恋和被养育的最基本需求。在生命之初，婴儿们完全依赖于自己的父母和同胞，之后依赖相对减少，就是在这种依赖中，婴儿们发展了和父母以及同胞的关系。婴儿个性的形成来自于对现实家庭经历的感知。需要或者受挫的感觉影响和改变婴儿对于现实事件的评价。经历、情绪、认知和错误认知不仅影响着孩子的经验和对事件的记忆，而且更重要的是，它决定了孩子的内心结构。这种结构被认为是由一个意识和无意识的客体关系系统组成的，这个系统明确了婴儿真正关系的体验。总结来说，就像伯纳斯（Bollas, 1987）所说，"自我结构是一种关系的痕迹"。

这种内生精神情况（endopsychic situation）会根据未来的体验被加强或者修改，认知的能力随之成熟，而在各种发展阶段，首要关系的质量也会随之变化发展。不仅是弗洛伊德（Freud, 1905b）所描述的作为个体的孩子所经历的心理性欲发展（psychosexual）的经典阶段，而且家庭也在经历着生命的周期，也许是在处理上一代重要成员的死亡或疾病，也许是一次地理的搬迁，或者是在生活方式或经济环境上的变化，还可能是另外一个孩子的出生。

个人的性格，由包含部分的系统组成，有些是有意识的，有些是无意识的，和家庭系统及其部分、个体成员与他们的性格部分都保持动力关系。除了那些数量固定的全部的人际关系，那些永远变化的部分对部分的关系，其数量是无限的，并且被延展为孩子成长的文化媒介。个性作为其结果是复杂的，反映出多重认同和伴随着他者部分的反认同（counteridentification），并活跃在人格的意识和无意识区。有意识的部分保持着灵活可变的开放系统，并且可以和他者自由地互动。无意识的那些部分分裂成一个闭合的系统，在压抑的力量下僵化而不能改变，而且不能和他者互动，也不能在意识层面上学习和改变（Sutherland, 1963）。费尔贝恩的一个主要贡献就是，他指出所有这些系统和它们的意识及无意识部分都在内部和彼此不断地进行着动力的互动。需求、挫折、渴望、爱和仇恨都在自体内部被重新体验。这些情绪都表现了被内化并持续在整体的人格内部动力互动的兴奋客体和拒绝客体关系。这些内部关系不停地被压抑并同样积极地寻求返回到意识中来。

比昂：包容、集体假设和价

通过研究集体沟通、思考过程和母－婴动力，比昂（Bion，1962，1967，1970）假定在一种称之为"幻想"（reverie）的特殊状态中母亲能够承受婴儿的焦虑和挫败，孩子因此感觉被包容。通过指认母亲作为容器，孩子发展出能够思考的安全自我。这种类型的认同是内摄性认同（introjective identification）的范例，而内摄性认同这个概念是由克莱因（Klein，1946）提出，并且被西格尔（Segal，1964）定义成："当客体被内摄进自我，然后指认出它自己的一些或全部特点产生的结果。"（p.105）比昂的容器－内容物的概念所描述的情境是：在不对母亲造成危害的情况下，婴儿的投射过程可以发生，而且内摄性认同是良好的，并支持成长。这和温尼科特（Winnicott，1960a）对于抱持性环境的描述是不同的，抱持性环境是指母亲和婴儿之间共情的心身相伴关系，这种关系支持生理和心理经验的管理，而并非比昂所指的，可以在"思"领域创造心理空间的母亲的认知功能。温尼科特的抱持性环境和过渡空间是指人际间的过程，表达的是母亲已经改造过，和婴儿重新工作的内容，而包容是指母亲在幻想中内摄性认同和投射性认同的能力。

作为伴侣和家庭治疗师，我们会用到两个术语——容器和抱持性环境——来应对来自于正常的环境中的家庭和伴侣的情况，而在那种环境中，家庭成员之间会发生同步的变化和交互的投射性认同。

在小团体过程的研究中，比昂（Bion，1961）注意到成员倾向于以小团体的形式团结在一起，这表达并满足了一些不能通过领导而满足的无意识需要。小团体在成员所共享的无意识假设的基础上形成，那些假设包括如何使依赖的愿望得以实现，如何通过战斗或逃跑来表达进攻，并且如何配对制造一个救世主来拯救处在危难中的团队。个体如何自己挑选对其中的一个主题作出反应？比昂提出了"价"的概念："一种即刻而自然的联合能力，即一个个体和另外一个个体分享并且按照一个基本的假设行动。""它是即刻发生、不可避免并且是本能的。"（p.153）在陷入爱河的伴侣身上，价表现得最为明显，而价也在婚姻伴侣和家庭成员之间发生作用并决定未来的人格发展。之后我们将会讨论"价"是如何帮助我们理解投射性认同的。

迪克斯：投射性认同被引进婚姻研究

另外英国的一位理论家，迪克斯（Dicks, 1967）抓住了费尔贝恩个体心理学的价值，来理解婚姻关系。迪克斯研究了特定的一批夫妻。他把每个人的人格概念化，应用费尔贝恩的理论，每个人的人格都包括意识和无意识的客体关系系统。基于他的配偶平行个体心理治疗的研究，每个伴侣都看到一个分开但是合作的治疗师，迪克斯注意到在这些系统和他们意识与无意识层次的部分之间，在这些配偶中存在一定程度的相配。他提出婚姻的选择很明显地基于意识因素，但同时也由无意识客体关系之间的一致程度决定。他把这种对于相配的需求称为"无意识的补充"（unconscious complementariness）。对配偶的认识："就好像另外一个人是自己的一部分，然后就会按照如何评价自己的这个部分来对待伴侣：宠爱和珍视的，或者是败坏名誉和遭受迫害的。"（p.69）当婚姻向前发展，这种无意识的相配仍旧会坚持存在，而同时发生的是，自体和他者的界限逐渐模糊，直到夫妻发展出一种"婚姻的联合个性"（marital joint personality）。"这种联合个性或者结合令每一半重新发现了他们首要客体关系中丧失的那些方面，他们已经把那些方面分裂出去或者压抑掉，而在他们和伴侣的联结中，通过投射性认同他们重新体验到了那些方面"。（p.69）

为了说明他的发现，迪克斯调用了克莱因（Klein, 1964）的投射性认同的概念。费尔贝恩所描述的个性部分之间的动力关系现在可以被概念化为系统之间发生的事情，而系统包括参与婚姻的两种个性的不同部分。投射性认同给了迪克斯所需要的解释连接，把个人内生精神结构的费尔贝恩客体关系理论应用到婚姻的互动中去。但是投射性认同究竟是什么？

关于投射性认同这个概念混乱的来源

虽然迪克斯经常谈及投射性认同，并给出很多理论描述和临床案例，但是他自己并没有正式地定义这个概念。就像克莱因，她倾向于在行动中展示这个概念——她的情况是，她把这个概念应用于婚姻——并且假设她的读者们已经了解了这个基本概念。我们中那些在工作中熟悉这个词的人，倾向于认为我们已经对它很了解，而且常讨论它，所以不会意识到我们中的一些人把投射性认同当做内心或者一个个体的现象，而另外一些人把它当做是人际间或者是两个个体的现象（Meissner, 1987）。从一方面来说，这种情况指出了这个概念显著的灵活性和适应性；从另外一方面来说，它也表明了理论澄清的缺失。

我们假设在某种程度上，这种混乱是投射性认同过程的含糊性所造成的无可避免的后果。有很多因素都造成了这种混乱：不同作者的写作中，认为这个词的意义都不一样，而这些差别并未得到承认；由于复杂性带来的困难和思想本身的模糊性，虽然西格尔（Segal, 1964）提出了双重意义，但是（人们）只选择跟随一个方面而忽略另外一个。关于在认同的过程中，认同自身所处何地，是在自体或者他者中，还是在自我或客体中，或者在内部客体或外部客体中，大家意见不一。在投射性认同这个课题上，我们的观点倾向于内心或者人际间的纬度，认为投射性认同受到生命的早几个月里我们所经历的自我和他者的关系的影响，换句话说，即克莱因称之为偏执－分裂位的解决的时候，在此时，投射性认同作为最主要的防御手段出现。最后，理论澄清的缺失源自于克莱因散漫的写作风格。

克莱茵的投射性认同概念

在她关于分裂机制（schizoid mechanism）的论文中，克莱因（Klein, 1946）通过举例，说明在生命的头几个月内的偏执－分裂位所发生的投射性认同，提出了投射性认同的概念。克莱因并没有正式地定义它，她认为，婴儿在和母亲及她的乳房的最早关系中呈现出焦虑，当婴儿挣扎在焦虑所引发的仇恨中的时候，婴儿会处理对于客体关系的幻想，而克莱因就把这种处理对客体关系幻想的机制称之为投射性认同。于是在仇恨中，焦虑的婴儿努力让自己从破坏性的自体部分中摆脱，他要把它们吐出来或呕吐掉，或者在幻想中，通过尿液或者粪便把它们排泄出来，他把破坏性的自体部分投射到一种敌意的流注（hostile stream）里，然后再投射到居住在母亲身体内部的客体上。然后婴儿体验到这个部分的自己，就好像是母亲在攻击婴儿一样。婴儿指认出迫害的母亲客体，这又进一步为妄想－分裂位提供了燃料。

克莱因又进一步说明了投射性认同这个概念，她提醒我们说，自体好的那些部分也可以被投射。通过认同所投射的那些自体好的部分，婴儿的个性可以经历好的客体关系，这对自我的整合很重要。她继续说，在生本能和死本能的影响下，投射性认同在爱和恨中都会发生。分裂、投射、投射性认同和内摄是生命头几个月的偏执－分裂位客体关系投射和内摄过程的重要特征。

西格尔（Segal, 1964）对克莱因做了最详细的说明，她写道，投射性认同"是自体的部分投射到客体中去的结果。引起的结果是，客体被看做获得了被投射出去的自体部分的特征，也可能是自体和它所投射的客体相认同"（p.105）。所以西格尔给了这个词双重含义。它可以意味着客体被误解，就好像它和自体一样，并且/或者，自体变得和被误解的客体一样。西格尔把这种 一个－个体（one-body）的观点扩展为两个－个体（two-body）的观点，描述在另一个人身上投射的效果："被投射的部分占有、控制和认同外部客体"（p.14）。内摄性认同的概念提供了这两种观点的连接，指"客体被内摄进自我，然后和自我的一些或者是全部的特征相认同所造成的结果"（p.105）。西格尔认为，这些过程只在焦虑的影响下在偏执－妄想位发生，而在正常的发展中，投射没有变化地返回来，并被再一次整合进自体。对克莱因做评注的现代评注者们，如施泰勒（Steiner）、威廉姆斯（Williams）和西格尔经讨论后一致同意，目前认为在投射性认同中，外部客体受到被投射的内容的影响。在投射性认同中，自体的思想状态在另外一个人内部被激发（Williams, 1981）。

其他贡献者：马林、格罗特斯汀、麦斯讷、克恩贝格、奥格登、桑德勒

在投射性认同这个题目上的文献回顾（Scharff，Jaffe，1968）揭示出很多作者都把投射这个词当做是投射性认同的近义词应用，而其他的人则花费大量精力讨论这两个词的区别。比如说，马林和格罗特斯汀（Malin & Grotstein，1966）称，投射这个词应该为被置换的本能驱力的投射而保留，而自体部分的投射不能单独存在，当客体接收到被投射并被抛弃的自体部分时，自体部分的投射总是伴随着投射性认同一起发生的，"然后这种新的合金——外部客体再加上新的被投射的部分——被引进来完成这个循环"（p.26）。麦斯讷（Meissner）不满足于这种混乱，阐述了以下著名的观点：

在投射中，"被投射的内容是被当做所属于的、来自于的或者是客体的属性或品质来经历的"。

在投射性认同中，"被投射的内容是在同一时间就被认同并被当做是自体的部分来经历的。" [p.55]

然后麦斯讷宣称，既然投射性认同牵扯到自我界限的丧失和把客体当做自体的部分，投射性认同其实是某种固有的精神病机制，这种观点同克莱因对投射性认同的认识相抵触，克莱因把投射性认同当做是一种正常的发展过程，认为只有当死本能引发的焦虑太强烈而无法承受时，投射性认同才会成为病态的问题。弗洛伊德（Freud，1894）认为投射是存在于妄想中非正常机制，而麦斯讷对此持有不同意见，认为投射是正常的机制，但克恩贝格（Kernberg）认为投射是一种正常的或神经质的。克恩贝格同意麦斯讷关于投射性认同总是非正常的观点，认为投射性认同是原始的，但并不一定是精神病的防御运作，但是它同时又在精神和边缘的情况中最明显。克恩贝格（Kernberg，1987）将投射性认同定义如下：

临床经验引导我将投射性认同定义为一种原始的防御机制，它包括（a）将内心经验中无法忍受的方面投射到一个物体上去，（b）对投射的内容保持共情，（c）作为防御努力的某种延续，试图控制客体来抵制不能忍受的

内心经验；(d) 无意识地在客体中引导实际同客体的互动中所投射的内容。[p.94]

麦斯讷也出于"某种时尚"着手在家庭动力中应用此概念。他认为复杂的投射性-内摄性过程会发生，但是投射性认同却不一定发生。他同意津纳和夏皮罗（Zinner & Shapiro, 1972）的观点，认为确实是当"主体认识客体，就好像客体包含了主体性格的因素"的时候，投射性认同这个词才真正适用。但是他声明，这只适用于精神病性互动中，而在其他情况中却有可能不同。津纳和夏皮罗（Zinner & Shapiro）认为在非精神病性互动中，投射性认同也会发生，但是麦斯讷并没有提供临床或研究的证据来反驳他们的结论。但是，津纳和夏皮罗（Zinner & Shapiro）的观点却基于他们有文案记载的临床研究。

更近的一些时候，奥格登（Ogden, 1982）为这一团混乱带来了一些秩序，他试图按照所经历的临床情境，来定义投射性认同的概念。他也在投射和投射性认同中做了区分：

在投射中，"⋯在幻想中被驱逐的自体的方面被否定并被加于接受者"。

在投射性认同中，"伴随着接受者，投射者主观地体验一种一体（oneness）的感觉，被驱逐的感觉、观点或者自我表现"。[p.34]

在这里，奥格登（Ogden）详细描述了认同，认为它是一种一体的感觉。他也详细说明了被投射的内容：不仅仅是自体的一部分，它也可能是一种感觉或是一个观点。之后在他的文本中，他总结说他认为投射性认同是在内心纬度的"一组幻想并伴随客体关系"（p.36）。这些在奥格登所勾勒出的人际间互动的三个阶段中起作用，并来源于马林和格罗特斯汀（Malin & Grotstein, 1966）（见表3-1）。

这种投射、强迫然后收回的模型产生了互动的顺序。从投射者（进行投射的人）的内心角度，奥格登进一步询问为什么投射者会通过所有这些阶段。什么是投射性认同的内心和人际间的获益？他发现了投射性认同的四种目的，如表3-2中的总结。

表 3-1 表现出奥格登认为的投射性认同的阶段

1. 把自体的部分驱逐到另外一些人中去，这个部分留在那里。
2. 强迫另外一个人去体验它
3. 把它从另一个人那里拿回来

奥格登关于投射性认同的最初陈述："这个概念整合了不同的观点，如无意识幻想、人际间压力、单独的个性系统对所形成的一整套感觉的反应。投射性认同部分是关于人际间互动（为遵循一个投射性幻想，一个人对另外一个人的压力）的表达，部分是关于个体精神活动（投射性幻想、内摄性幻想、心理过程）的表达。然而，从最基本的角度讲，它是"关于内心和人际这两者间动力相互影响的表达"（p.3）。奥格登主要还是一个个人治疗师，所以没有提到迪克斯在婚姻上的研究。但有意思的是，他对来访者－咨询师关系以及这种关系如何唤醒婴儿的原始过程进行了研究，基于这些研究，他提出了投射认同的前述的概念，这个概念在迪克斯理论的模型之内，而且肯定可以用来理解婚姻动力。

在之后的写作中，奥格登（Ogden，1986）谈到了如何解释在一个投射被母亲代谢变化，并以一种更加有用和可以控制的形式返回到婴儿之后，婴儿的经历质量的变化。奥格登提出"在创造那种参与到投射性认同的情感连接的过程中"，婴儿内部发生了实际的改变。

表 3-2. 奥格登投射性认同的四个功能

1. 防御 —— 把自己和不想要的部分拉开距离，或者让它在其他人身上继续保留。
2. 沟通 —— 通过强迫接受者体验一整套和自己一样的感觉来使自己得到理解。
3. 客体-连接性（relatedness）—— 和一个接受者互动，要足够分离可以收到投射，但又要足够未分化，可以允许发生一些误解并培养一体感（sense of oneness）。
4. 心理变化的途径 —— 在接受者被改造之后，通过再一次内摄投射而被改变，就像在母-婴关系、婚姻或者来访者-咨询师的关系中发生的一样。

因为参与到投射性认同当中的"同步发生的一体性和二重性（母亲和婴儿的团结和分离，""创造了一种可能性，以形成比个人心理状态的总的更有生产力的经验形式"（p.36）。

他认为，婴儿和母亲、来访者和咨询师、投射者和被投射者都积极地参与到这个过程中，而且投射的过程改变了婴儿、来访者和投射者。奥格登把咨询师对于被投射内容的理解包括进来，发展研究了两个-身体（two-body）的投射性认同系统。我们赞成他的这种扩展，而其他人却不同意，比如克恩贝格（Kernberg, 1987）就对这种"没有根据的"的概念扩展持反对态度（p.93）。奥格登强调的内容超越了克莱因的观点，他强调了投射性认同人际间的方面和环境的重要性，而这些内容在克莱因的工作里，只是被略微提及。奥格登吸收了比昂（Bion, 1962）的观点，他讨论了出现在被包容的婴儿身上的效果，（或者是"母-婴"，因为他更喜欢以成对的母-婴的形式来称呼婴儿），还有母亲的包容功能而非母亲内部被改变的精神结构。因此，他又把我们指向了人际间投射性认同过程的内心纬度上来。

奥格登所描述的投射性认同中的互动顺序阶段和桑德勒（Sandler,

1987）的理论建构进程有相呼应的地方。他解释说，这个概念经历了三个阶段：（1）一种真实客体没有被幻想所影响的内心过程；（2）一种客体被幻想所影响的人际间过程（就像在反移情中发生的一样）；（3）一种人际间的过程，在此过程中，当被投射的部分被包容性的母亲的思想或幻想（Bion, 1967）改造时，客体会影响幻想。（桑德勒对这个第三阶段概念的正确性保持了怀疑）。

来自于家庭研究的贡献：津纳和夏皮罗

津纳和夏皮罗（Zinner & Shapiro，1972）把他们对于投射性认同内心过程的理解应用到家庭生活的人际情境中来。津纳（Zinner，1976）在美国把这个概念应用到婚姻治疗中来。他强调说，投射性认同是一种带有防御性和恢复性的无意识过程。他对于无意识的强调是有帮助的；而其他作者用非常明确的词汇来描述投射性认同，认为它好像是有意识的而且有时甚至是蓄意的。津纳（Zinner）这样写道：

"投射性认同是自我改造客体认识的一种行为，并且用一种互相作用的方式，改变自我的形象。"他又补充道，"通过投射性认同，个人可能不把客体放在自体当中，但是就好像它存在于一种关系的另外一个伴侣内部。"[Zinner, 1976 in J.S. Scharff, 1989, p.156]

对于津纳来说，投射性认同是一种无意识的内心过程，通过这个过程，冲突会被包容在自体中或被投射出来进入一种关系里。他宣称，就像迪克斯曾经做过的那样，投射性认同发生在婚姻中，这个过程不仅仅改变了自体如何看待客体，而且在事实上唤起了客体中共谋性（collusive）的反应。但是津纳和迪克斯一样，进一步提出配偶两个人都参与进了投射性认同的过程中来。我们可以用现代的语言说，配偶两个人同时既是投射者又是被投射者。于是，津纳把婚姻描述为"一种相互满足的共谋系统"（Zinner, 1976 in J.S. Scharff, 1989, p.156）。这里，投射性认同是一种相互的过程。在津纳的观点中，婚姻治疗的目标是帮助每个配偶再一次内化这些被投射的冲突。

津纳也有另外一个有帮助的观点，他认为投射性认同同时是健康和不健康的过程。根据投射性认同的使用程度，婚姻关系的本质可能归于一种连续体（continuum）的任何一处，从正常共情到明显的幻想。

沿着这个连续体，特定关系的位置是由内化核心客体关系的质量和发展程度决定的，是配偶双方把对方当做是分离、有差异的个体去体验的能力决定的，也是由防御需求的强烈程度决定的。当一个配偶把投射模式更少地当做外化冲突的方式，而更多地当做是一种靠近所分享经历的工具时，婚姻关系就接近了这个连续体的健康一端。[Zinner in J.S. Scharff, p.159]

投射性认同作为一个概念，现在可以被认为是有力量在个人心理学和人际心理学之间提供一种概念的桥梁。我们看待婚姻的选择是"被一种寻找到可以补充和加强无意识幻想的欲望所激励"（Dicks，1967），所以成人的发展继续被投射性认同强烈地影响。津纳和夏皮罗（Zinner & Shapiro, 1972）所做的家庭研究进一步展示投射性认同在个体发展上的影响。他们写道："投射性认同在投射的接受者内部，引起了真实而持久的结构变化。此种现象最主要的例子是家庭互动在孩子个性发展上的作用"（Zinner & Shapiro, 1972, in J.S. Scharff, 1989, p110）。

和他的关于在家庭互动中投射性认同的文章做出对比，津纳在讨论中声称，他现在认为投射性认同完全是一种内心过程，它发生于自体部分和投射者的内部客体之间。对于津纳来说，它是一种一个-身体的现象。相似的内心过程会在重要的他者身上发生，但是津纳认为投射进另外一个人的观点对他来讲太过神秘不能接受，而反之亦然。虽然在写作中，津纳曾经强调人际间背景，现在在他的教授中，他聚焦于内心纬度和在个人内部发生的事情。所以如果投射性认同完全是一种内心过程，津纳是如何说明他曾经描述而现在仍然赞同的交互性投射认同过程的？他是如何解释客体的作用的？津纳认为缺失的连接是人际间的行为。津纳声称，妻子投射性认同的内心运作，影响她对于伴侣的认识，导致了她对于丈夫的行为上的变化，然后她的丈夫用他自己投射性认同的内心过程和相对应的有关行为来反应。津纳不认为这种声明是自己观点的转变，而更应该是一种对投射性认同究竟在何处发生的澄清。

结合家庭疗法的研究和我们作为家庭治疗师的临床经验，我们得出结论，受共享的无意识家庭生活假设的支配，多重的个人过程（multiple individual processes）最终会导致个人内部的家庭部分的认同。与此同时，内生精神情境被投射到家庭内部的集体无意识上。一个人被选择作为投射的主体或客体，投射的内容是家庭中央自我不欢迎或否认的部分。在健康的情形中，主体角色在家庭成员中轮换，但是当投射性认同聚焦于或固定在一个成员身上，一个病态的情况就出现了。一个索引患者保留着其他家庭成员所否认的部分，并且代表着一个将不受欢迎的家庭无意识方面新陈代谢掉的家庭集体问题。

来自于性治疗的贡献

在婚姻的二元体中，投射引起了外部客体中的思维状态。我们倾向于认为这是通过与所收到的投射相关的活跃行为、思想或是感觉来实现的。但是在性的情境里，就像在婴儿时期一样，身体倾向于成为媒体。投射者并没有投射进被投射者的精神，而是投射进被投射者的身体，而在互动的投射性认同中，反之亦然。有时，为了保护另外一个人，投射者直接投射进他或她的身体里，或者非直接地通过返回的投射进行内摄性认同，在这两种情况里，投射的客体都位于自体的内部。自体的任何一个身体部位都可以和被拒绝的投射认同，但是性欲区特别有可能成为目标。冲突以浓缩的形式在生殖器的身体屏幕上被投射。沙夫（Scharff，1982）认为，阴茎、阴道和女人的乳房成为被压抑的拒绝和兴奋客体系统的躯体所在地。在婚姻状态里，被压抑的客体通过增加或干预躯体爱而直接返回来。

其他有用处的概念

价

在小团体研究中，比昂（Bion，1961）围绕无意识的集体主题提到了个性的投入。为说明它，他提出了"价"的概念：一种本能的、可以即刻而自然地把一个人的个性和其他人相联合的能力。比昂只是简单地说"价"是"人的个性中一种社交品质，一种自发而无意识的功能"（p.136）。但是这不足以让我们理解它是如何发生的。于是我们转向拉克尔（Racker）的工作。

一致性和互补性认同

拉克尔（Racker，1968）认为反移情是治疗师对于来访者的反应，以在治疗师身上无意识地发生的投射性认同为表现形式。这些认同有可能是两种类型：

在一致性认同（concordant identification）中，治疗师和来访者自体的被投射的部分认同。

在互补性认同（complementary identification）中，治疗师和来访者客体的被投射的部分认同。

我们已经把这些观点应用到家庭治疗师识别家庭集体投射的经验上来（Scharff and Scharff，1987）。我们也可以采用拉克尔的表述，而暂时不管理论的治疗学背景，把这种表述应用到婚姻关系中，它会帮我们理解比昂"价"的概念和迪克斯无意识补充的概念。简单点说，一个妻子的自体（或其中的一部分）可能被当做她丈夫的客体或者他自体的一部分，可能是完全地，也可能是交替地，还有可能是同时地。这就造成了自我部分和客体在伴侣和家庭增长的无意识客体关系的控制系统内，交互性投射和认同的一种指数的上升。

提取性内摄

我们也同样发现伯纳斯（Bollas）的提取性内摄理论（extractive introjection）有帮助："一种主体间的过程……在这个过程中，一个人侵入另一个人的思维中，侵吞了特定的精神生活元素"，这导致了受害者"暴露了自体的部分"（p.163）。这种精神的窃取可能是思想、感觉、精神结果，如超我和自我的部分。比如说，当一个妻子由于某些听上去不公平的理由在一个测试中失败，但发现她的丈夫比她自己更沮丧，那么她愤怒的权利就被剥夺了。在极端的情境里,提取可能会造成"精神结构的蒸发"(p.164)。在其他情境中,伯纳斯叙述道:"当一个人从另外一个人的精神中拿走一些东西的时候,他就在那个地方留下了一个缺口,或一个空间。他就在那里放置了绝望或者空虚来交换那些被他偷走的东西。"于是,"每个提取性内摄都伴随着一些相对应的投射性认同的发生"(p.164)。

现在我们可以说,投射性认同是伴随着内摄性认同而发生的,而且在更激烈的例子中,它和提取性内摄联合在一起。这些相互锁定的进程是"价"的基础。我们发现夫妻通过"价"而连接,达成一致性或者互补性认同,这决定了迪克斯(Dicks,1967,p.69)所描述的"无意识补充"的适合。"价"的相配引起了两个坠入爱河的人的即刻连接。投射性和内摄性过程的平衡是由每个性格的客体关系本质,伴侣自体部分和内部客体同伴侣的相配程度决定的。无论是在健康还是恶化的情况下,"价"都是由在当下的生活关系中,寻找表达、重复和痊愈的内部客体关系决定的。

进一步讨论和发展

在文献、我们作为分析师及伴侣治疗师的经验和之前对于这个概念的阐述基础上,我们提出自己的投射和投射性认同的概念。(J.Scharff)。

在投射中,自体的一部分——自我的一部分或者它的内部客体,或是一种最初源于自体或客体但是现在却分裂出来的一种感觉或一个念头——从内心的区域中被驱逐出来并在无意识的精神过程中被外部客体所置换。进行投射的人(投射者)并不知道投射到了另外一个人(被投射者)身上,所以对占有被驱逐自体部分的外部客体产生一种分离感。客体被认为是授予了一些它并不具备的品质,这里只有当承认客体的一个品质时,才会发生认同,而投射并不一定要有这个特点。这个过程可能是偏执狂的一种幻想,是神经症中的一种错误认识,或是一种正常的瞬间迸发,然后出现再次的内摄。

在投射性认同中,有一些步骤。第一步总是一种投射,而它是否保留为一种投射或者成为投射性认同依赖于第二步对于客体的影响是否发生。

如果唯一受到影响的客体是内部客体，那么过程则保留为内心的过程。当投射的外部客体参与到过程中来，无论是被动还是主动的，投射性认同就会进入人际间的纬度。然后客体可能会在交互性的投射认同过程中，同时投射自体的部分并进入到主体内部。如果所有的这些步骤都完成了，投射性认同的过程就会超越它作为一个－身体或两个－身体的描述，而成为一种多重的部分和客体的现象，而这种描述就公平考虑了在参与过程中的家庭生活无意识沟通里一个、两个或更多的人格具有的任何数量的个人自体和客体部分。

投射性认同的步骤

以下步骤标明了婚姻中的投射性认同：

1. 投射。作为投射者的配偶驱逐出一部分自体并认同被投射配偶的外部客体，就好像是它具备了那些在事实上不属于它而属于自体的品质。（这是原发性投射。认同只发生于为一种品质命名或承认这种品质。）

2. 客体感应（object induction）。作为投射者的配偶非常确认地在外部客体中认同自我的部分，于是和那一部分自我相对应的情感状态在被投射的配偶中被激活。

3. 客体的内摄性认同。在这个点上，被投射的配偶和作为投射者的配偶的投射通过在无意识层的内摄性认同而被认同。

4. 被客体转化（transformation）。既然被投射的配偶有他或她自己的个性，投射者配偶被投射的自体部分和被投射者认同的部分并不一样，因为那个部分仍旧存在于投射者的内心舞台上。这个部分被它在配偶精神里的临时寄存处改造，它的好处和恶劣之处都被确认、夸大或减小。

5. 客体的"价"去接收一个投射。当被投射的配偶对一定的投射有一种"价"，那么被投射者就会倾向于接受那个投射并且和另外配偶自体的那个部分认同。这个"价"的部分不是被动地被感应，而是积极地寻找另外一个人的部分来认同，甚至通过一种被称之为"提取性认同"的过程来窃取另外一个人思想的一部分（Bollas，1987，p.5）。

6. 客体的互补性和一致性认同。然而，被投射的自体部分可能会成为自我的一部分（自体表现的部分）或者是客体的一部分，所以被投射的配偶会被促使去表达与投射者配偶客体的关系中的自我，或者表达与投射者自我的关系中的客体。这不仅是由确实被投射的那一部分自体所决定，而且也被被投射者的价所决定，投射者的价是认同对投射者投射的自体部分的反应，或者作为与投射部分相关的自体的非投射部分。换句话说，被投射伴侣的内摄性认同可能会，用拉克尔（Racker，1968）的词汇来说，与投射者配偶的自体或客体相协调或者相补充。

7. 自体的内摄性认同。自体认同再一次被内化确认，改造的自体部分或使它自己变得与其相同，然后精神结构被"接合"（cemented）或者被轻微地改变。如果被准确接收的投射被外部客体准确返还，接合可以是一个健康的过程，但是如果不允许发生变化，那么就是不健康的。如果改造是轻微的，并基于被投射配偶的无意识能力，包括赏识婚姻伴侣的不同之处，并且在没有重大扭曲的基础上，让投射者配偶的被投射部分暂时停歇然后返还，那么无意识在范围、灵活性或者回应的可接受性上的改变就可以支持成长。

8. 交互性投射性认同（mutual projective identification）。投射进被投射者的投射者同时也在接收着被投射者的投射。投射者/被投射者婚姻配偶无意识地在价的基础上配对，来认同对方的投射。所以投射性认同是一个交互的过程：丈夫和妻子根据客体关系的无意识补充相连接。同样地，夫妻和治疗师通过移情和反移情来连接。

结论

  在没有减少其概念的多功能性或使其变得更为复杂的情况下，我们希望尽量减少在这个题目上的混乱和错误传达，在混乱的背后是投射性认同难以琢磨的过程。我们一定要记住，这是一个来源于生命的早几个月里的、在我们有词语和思想之前所发生的无意识过程，一种原始和首要的沟通形式，虽然我们现在知道它。所以问题就是为经验找到词语，不是作为观点或者记忆，而是作为精神的结构。那个结构就是我们在理解投射性认同这个认知的任务上需要运用的，而且是通过投射性认同此种形成的结构被不断地改造。

  我们提议把投射性认同共同认为是一个总括词汇，包含了沿着一个内心和人际间纬度的连续体的不同程度的完整性。这给了我们一个理论的基础来描述发生在个体配偶之间，并在他们的婚姻互动中被描绘出来的无意识冲突。

第四章
治疗的模型

在本章中，我们将会在针对婚姻工作的移情和反移情类型的基础上，尝试给出一个伴侣治疗的理论模型。这些类型和个别心理治疗与家庭治疗中的移情－反移情维度不同。各自的不同之处产生出一个连续统一体，而这些各种各样的治疗模型就位于这个统一体上。

家庭和婚姻移情的起源

在治疗的过程中，有两种类型的移情关系。虽然这两种相关类型的移情同时发生，但是却可以根据它们在母－婴关系截然不同的两个方面的起源来区分。我们把这两个方面分别称之为背景性移情（contextual transference）和聚焦移情（focused transference）（Scharff and Scharff, 1987）。

背景性移情的起源

当母亲把婴儿抱在怀里，保护她自己和婴儿的环境的时候，母－婴关联的第一个方面就出现了。此时，在丈夫的支持下，她满足婴儿的需求并创造出一个安全环境。她要保证她的孩子干净而且被安置得舒适，被喂得饱饱的、心满意足，而且可以分配合适的注意力去睡觉、去玩以及其他活着的必需机能。在供给所有这些的时候，她就在提供我们简称为"手臂－环绕"（the arms-around）的关系；她在为他们的关系提供背景。之后作为回报，婴儿对此种关系的兴趣和对母亲的反应给了他（她）一种被支持的感觉。但是提供这种支持的重要责任在母亲身上，我们把这称之为背景性支持的能力。

聚焦移情的起源

当母亲和婴儿看对方的眼睛，通过声音和凝视来交流，并且用传达他们相互响应的身体位置的细微改变来呼应对方时，早期关系的第二个方面就出现了。这就是聚焦关系，它集中并穿透婴儿和母亲的核心，确认身份并构造精神结构。聚焦关系依赖于关系的身体、心理基调和个人品质的互相贯通（interpenetration）。我们强调对母亲和婴儿来说，此种关系具有主观性特质，我们把它图解地当做是"眼睛－到－眼睛"和"我－到－我"的关系。聚焦关系是通过一种类似于亲密的支持培养出来的，这种支持被我们称之为核心支持，就是通过这种支持，母亲可以在心理上进入婴儿的内部世界，看到他并且领会他的意义。在这种支持性的手臂环绕的情境里，婴儿在母亲的怀抱里发现他自己。在聚焦的我－到－我的情境中，他发现了他者。

在个别治疗中的背景和聚焦移情

一个个别来访者对于治疗师的移情起源于关联的两个方面中的一种。首先，基于其他人在关系中提供手臂环绕的支持能力的先前经验，来访者产生期望。之前的经验开始于父母，然后延展到家庭和爱的关系中首要客体的扩大世界里，延展到社会的框架里如岁数小的孩子的老师，延展到青少年同辈，之后到性和婚姻关系中的伴侣。当来访者前来治疗的时候，这些期望和对于支持失败的恐惧都会参与到背景性移情中来。

来访者也会基于聚焦关联的经验带来期望和幻想，它们都被记录为来访者内部世界的不连续的结构。此时，兴奋客体和拒绝客体的出现，以及在同它们的关系中的自体部分和在其中被唤起的所有感觉，为更加不连续的移情提供了素材，这样的移情被称为聚焦移情。它包括这些通过投射性认同而投射进咨询师的内部客体关系投射，就像我们之前所讨论的那样。

在个别心理治疗中，背景性移情在工作的早期阶段是显著的，为推动之后聚焦移情的工作发展一定要对它给予关注。不了解这种早期和后期移情的区别会导致在个别心理治疗中对移情的角色的不准确理解，并且它会在一方面同心理分析有区别，在另一方面和婚姻与家庭治疗也不同。更重要的是，这种混乱会缩小移情在婚姻和家庭心理治疗中的应用，有时在极端情况下，它会认为移情与联合治疗无关。

在精神分析的工作中，移情是核心的焦点，移情是指来访者对于作为来访者内部客体代表的分析师的感觉和打交道的方式。在移情神经症中，它以一种最有组织和有力的方式发生，来访者虽然完全可以检验事实，却用一种好像是被他们的内部客体控制了的方式对待咨询师。对完全有组织的移情神经症来说，即使工作进行得很顺利，也无法确定它是以每周四次或五次的频率，至少要一年或两年的心理分析才能解决问题。

背景性移情和联盟

关联的方面出现在移情神经症之前。格林森（Greenson，1965）描述过联盟工作，齐策（Zetzel，1958）描述过治疗联盟。这些被认为是关系的非移情方面，"真实关系"的部分，它们不受移情的影响。齐策特别提出，支持来访者治疗关系的能力的要素起源于早期的、先于语言的和母亲互动方面。其他作者对早期浮现的移情深感兴趣，有的时候早到分析刚开始。吉尔（Gill）和穆斯林（Muslin，1976）描述了在开始阶段就浮现出的负性移情方面，这些方面一定要被很快诠释以确保来访者和分析师之间的工作关系。

我们认为，治疗或工作联盟的能力是基于背景性移情的，而且是基于之前主要照顾者所提供的背景性支持经验，就好像聚焦移情是基于核心支持一样。更清楚点说，背景性移情来自于温尼科特（Winnicott，1963）所说的"环境母亲"（environment mother）的婴儿经验，"环境母亲"提供手臂环绕的支持，而聚焦移情来自于母亲养育的方面，即温尼科特称之为"客体母亲"（object mother）。就像温尼科特，我们不界定母亲的概念为实际的母亲，而是指所有养育者的合成，包括母亲和父亲以及其他一些首要的照顾者。同胞和其他一些经常替换的照顾者当然也要参与到早期的支持中来。

在任何治疗的早期，包括个别心理治疗、心理分析和联合治疗，浮现的移情对治疗来说就像是背景性支持环境。早期的移情并不出现在我们之后看到的不连续的客体和自体形象上，而是出现在更整体的被支持或不被支持的内化经验上。

早期的聚焦移情现象

这些早期的移情问题与在心理分析或个别心理治疗中良好建立、并进行了一年或更长时间之后出现的移情问题有所不同。我们开始来看基于不连续的自体和客体结构之上、并贯穿于整个移情的投射性认同过程中的移情。当此种聚焦移情现象在个别治疗或分析中出现早期表现时，治疗师是被用一种不成熟的方式当做是一个歪曲的、错误认识的角色。这发生在弗洛伊德早期的几个案例中，在多拉（Dora）的案例中最明显，在这个案例中，弗洛伊德（Freud，1905a）头一次指出移情并不仅仅是障碍。我们经常在歇斯底里或边缘性病理的来访者身上发现这种早期的歪曲。

未成熟的聚焦移情替代背景性移情出现在早期的色情化移情中，来访者会尝试把咨询师当做是性客体来认同，以弥补所恐惧的在支持关系中的不足。比如，在几个月之后，一个被分析的来访者在一开始就开门见山："你会不会有兴趣和我做爱？每个人都有兴趣，我不相信你会拒绝我！"在这种情况里，这种言论并没有包含多少引诱。它在事实上传达了来访者刚觉醒的一种认识，即自己对他人早期性的吸引力这次却不发挥作用了，而性的吸引力旨在通过躯体上被紧密拥抱从而弥补情感支持上的不足。它成为一个信号，说明背景性移情的早期性化（Sexualization）已经减弱。在这种情境下，来访者暂时移动进一个略微扩大的信任情境中，能够在一种不会变成性关系的支持关系中生存。这种言论被咨询师当做是一个在背景性移情中体现出来的自信心增长的小迹象。

在伴侣和家庭治疗中的背景性和聚焦移情

背景性和聚焦移情都牵涉来访者和提供支持环境的父母的早期经验。

两种类型的移情都在事实上从最早就开始，在心理结构的史前史领域有着先于语言的起源，而心理结构是要在随后的语言时代才精细发展出来的。两者都在伴侣和家庭治疗中出现，也在个别心理分析的心理治疗中出现。然而，以我们不同治疗模型里的经验来看，这两个关联的方面体验起来是完全不同的。

家庭成员个别配偶带来他们聚焦的移情——即他们的投射性认同——到联合治疗的设置中来。这些移情已经在配偶和对方的关系中运作了。但是伴侣或者家庭也给治疗师带来了共享的移情。这种共享的移情是建立在他们共享的对于治疗师的希望和恐惧上的，他们希冀并担心治疗师是否足够有能力来提供治疗性支持，因为他们为自己提供支持的能力不足。

这种共享的移情起源于伴侣或家庭的感觉，即他们为自己提供支持的能力不足——既然他们来寻求我们的帮助，我们是可以这样假设的。

那些代表着伴侣在支持性情境中遇到困难而堆积起来的移情构成了伴侣共享的背景性移情。我们着重来谈伴侣或家庭团体为其成员提供支持能力的不足，因为如果家庭能够通过帮助在支持工作上做得更好，那将可以，几乎就像书籍上说的一样，为它的个体成员提供发展和核心关联的所需。所以，在客体关系的伴侣和家庭治疗中，通过从家庭共享的移情中获得的信息，治疗师可以最轻松和有效地组织起他们对于家庭的理解。这个层面的理解至少需要基本了解小团体中那些被分享的无意识过程。相比伴侣两个人，在家庭更大的团体中，情况会复杂得多。

在个别、伴侣和家庭治疗中的反移情

在家庭和伴侣治疗中的反移情，和在个别治疗中的反移情一样，是指治疗师在加入到家庭或伴侣中来的时候，所经历的情感体验。他们的个别和集合移情进入到治疗师内部并产生回响，在治疗师内部产生了富有成效但同时充满问题的响应。这种共振也许只是简单地同治疗师之前的未被发掘的生活区域有关，或者更成问题的，是和不安甚至是病理的区域有关。

反移情，在我们的观点中，是指当伴侣或家庭制造出一种穿透，可以超越治疗师有意识和相对符合情理的理解能力，并超越了中央自我的时候，治疗师情感反应的全部内容。当这些发生的时候，家庭或伴侣的客体关系系统到达了治疗师的无意识区域。在那里，它和治疗师自己被压抑的内部客体关系产生共振。培训和个人治疗为咨询师的精神空间成为肥沃的土壤做了准备，在这片土壤上，这些内部经验能够站住脚，从不确定中萌发生长的意义会被养育，而在成熟的反移情当中所储藏的对于家庭密切理解的收获也从中实现。以这种方式，治疗师使自己成为新显现的理解的底层土壤，之后他们会在诠释中把新显现的理解反馈给伴侣或家庭。

两种形式的反移情和两种形式的移情相对应。背景性反移情是被伴侣和家庭对于治疗师提供背景性支持能力的希望和投射激起的，需要校准修正治疗师的内部问题，包括作为支持的提供者以及伴侣或家庭成长的家长。个别家庭成员的聚焦移情在治疗师内部激发了不同版本的反移情，由治疗师客体关系设置而定。

如果在进行家庭治疗时，聚焦移情和反移情成为主导，我们把这种情况认为是歪曲的经历，即当家庭尝试用个别经历来取代他们的分享经历时——因为团队不相信治疗师可以在精神上支持全部团队，而把一个成员当成是团队共享的背景性移情的发言人。这种情况和我们之前描述过的歇斯底里和边缘性个别来访者所呈现的未成熟的聚焦移情的替代有相似之处。

比如说，如果我们在家庭疗法中，发现自己被一个处在青春期的男孩攻击，也可能是我们刚刚体验了家庭团体被他欺负时的感觉，家庭通过这个少年的行为和他们处理这件事的方式在说话，家庭对这个行为的态度形成了它的意义，即作为家庭背景性移情的表达。想象一下，父母在没有表明他们的支持或不同意的情况下，让治疗师来处理愤怒，那就会留下一种印象，即生气的男孩或许也在为他们留在这里的怒气说话。看上去他们三个人都有不满和不信任的共享背景性移情，而移情全部的怒气都撒在和年轻男性处在节点的治疗师身上。

现在想象另外一个版本：父母表达了对于孩子反叛治疗的挫败感，并抱歉不能帮助他。家庭团体的态度是沮丧的来源之一，表明关注性的支持不够，因此治疗师不会感觉被一个完全不信任的团体所孤立。相反，一个治疗师可能会感觉这个任务有同盟者。在这里，对于感觉到挫败的父母和感到对父母生气的男孩来说，反移情更容易移入。

综上所述，我们对单独发言人的聚焦移情的反移情被我们对从整个团队得到的背景性移情信息的反移情支持、修改甚至是抵触。

移情、反移情和治疗的任务

在个别、家庭和伴侣治疗的每种情境里，基于和治疗特征相关的移情-反移情维度之上，治疗的任务是不同的。

在个别治疗中

在同个别来访者工作的时候，治疗师和来访者分别检查来访者内部世界和它在当下关系中的影响，当下关系由来访者描述出来或在同治疗师的关系中显现。为了做这个工作，在开始，他们依靠来访者的治疗支持性环境的经历。治疗师对于提供这种经历负主要责任，但是来访者也参与，就像婴儿也参与到整体的支持中来，而母亲则对这种支持承担主要责任一样。来访者对治疗环境的背景性移情和治疗师相应的反移情，倾向于主宰这个阶段的个别治疗，只有在后面强烈和长期的心理治疗或心理分析中，移情才会变成聚焦性移情，在聚焦移情中，不连续的内部客体和自体的部分被放置到治疗师中，通过包容和诠释在那里新陈代谢然后以改造的形式重新整合（见图4-1）。关于治疗师任务的这种阐述，即主张改造治疗师所接收到的来访者的投射性认同，这种表达和比昂（Bion，1962）的母亲的概念是一致的，比昂认为，母亲作为一个容器，接收原始投射，并通过她的幻想来包容、承受和改变原始投射再以解毒的形式重新哺育给婴儿。它也呼应了洛瓦德（Loewarld，1960）强调母亲责任的理论，即在精神上支持她孩子的潜在成熟，并通过她的远见参与到发展的成熟推动中来。

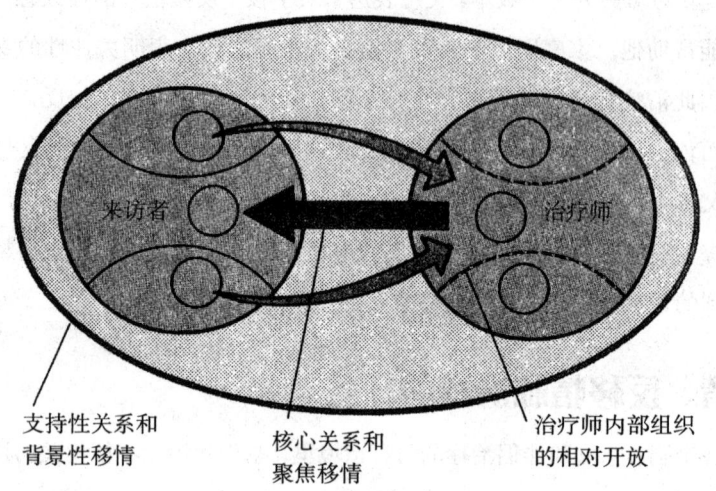

图4-1 个别治疗。在支持关系的框架内，来访者和治疗师检查来访者的内部客体关系和其对于关系的影响。在聚焦性移情中，这些被投射进治疗师内部，而治疗师的分裂和压抑的内部客体关系相对没有那么僵化，它们就会在同治疗师内部客体关系的互动中被改造，然后以改造过的形式重新哺育给来访者。关系的本身就是变化的媒介。

在家庭治疗中

图4-2总结了在家庭治疗中的情境。个别家庭成员每个人都对其他的人有个别的核心关系，这些关系以不连续的交互性投射认同为特征。这发生在核心支持的领域，在此领域中，人们互为对方的首要客体，长久深入地触碰到对方内部并在核心支持对方。

这一切的维持是通过每个个体的集合的背景性支持，但组成的结果却比在家庭中支持关系的总和还要大。无数来自于核心支持的个体区域的二元投射性认同在家庭会谈中不能够都被彻底地跟随理解。相反，我们聚焦在他们在背景性支持领域中的互相锁定，聚焦在那些力量的结果上，这结果会形成整体的家庭客体关系设置，并表明它们如何与我们关联。这种设置引起了共享的意识和无意识的家庭假设（Shapiro，1979），我们可以在重复的家庭－治疗师的互动模式中觉察这种假设。一旦理解了共享的家庭假设,那么就可以理解每个个体组成关系的部分,但那并不是家庭治疗的首要任务。

在家庭治疗中,我们不会来通过剖析背景性移情来发现个人的参与。

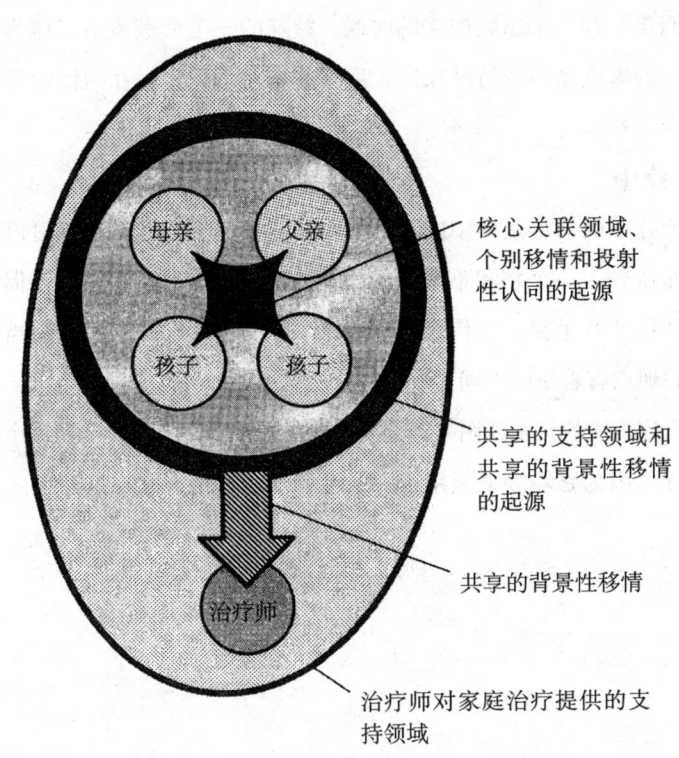

图 4-2 家庭治疗。在家庭治疗中,治疗师存在于家庭的圈子之外。每个家庭成员都对其他人有核心关系。围绕这个领域的是他们的背景性支持的框架,每个家庭成员都参与贡献了其中一份。共享的背景性移情也就是从这个领域而来。通过提供一个治疗空间,治疗师对家庭提供了一个心理支持的领域。家庭成员用他们共享的背景性移情对治疗师所提供的这个领域发生反应。

我们把经由家庭对治疗师的态度所显示的背景性移情概念化为家庭在支持能力上不足的表现,也正是这种不足,把他们带到治疗师这里。治疗师的移情代表了他们对于背景性移情的接收,这种背景性移情进入他们的内部，同他们自己的内部结构发生共振，而这种内部结构形成于他们自己原生家庭的经历。我们内心都有很多重叠的家庭模型：好的和坏的家庭、攻击型和相爱型的家庭、强有力的和软弱的家庭、理想的和名誉败坏的家庭，这些模型组成了我们的内部家庭。这些轮流交替的模型在我们内部共同存在，当我们参与到一个家庭中来的时候，特殊的一个会被激活。作为对每个独一无二的家庭团体的特殊反应，反移情是无意识家庭互动治疗的最可靠向导。

在伴侣治疗中

伴侣治疗中的情形是居中的。治疗师只和两个人一起工作，可以在最大程度上跟踪并了解个别和不联系的移情的发展。然而，聚焦把伴侣当做是两个人的团队很重要，并代表一种组织工作的程度，这和把他们当做是两个个体的观点有着质的不同。

伴侣治疗情境的元素如图 4-3 所示。它在概念上的复杂程度超过个别或者家庭治疗，因为它均等地采用了背景性和聚焦移情，并在这两者之间快速摆动。

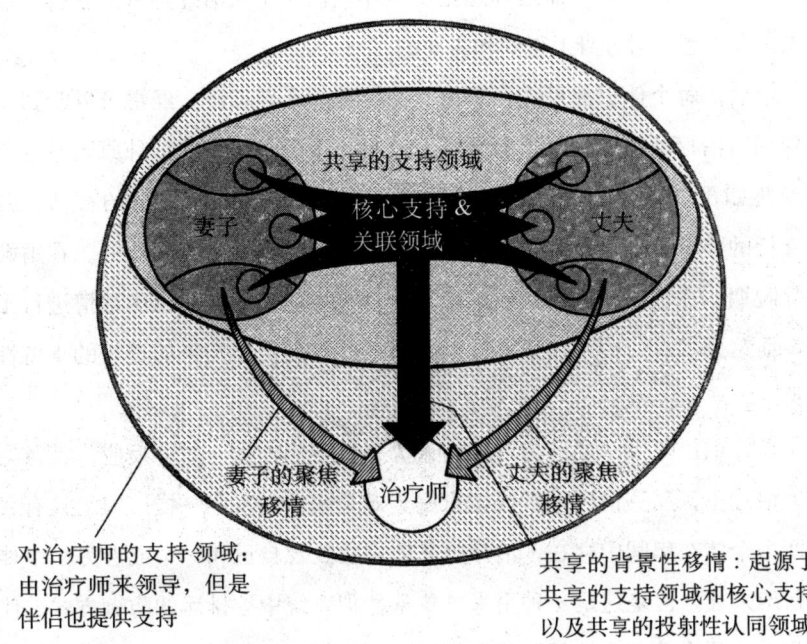

图4-3　伴侣治疗。伴侣拥有被强化的两人团体组成的系统，聚焦的投射性认同或移情存在于核心支持领域，而伴侣两人都参与其中的共享背景性支持领域也存在。在伴侣治疗中，主要和引导的移情来源于背景性支持领域。而且，在核心支持领域，共享的移情也会从共享的内部客体投射性认同中发展而来。每个配偶都能（也经常发生）发展出对治疗师个别的聚焦移情。

　　伴侣是两个人的团队，也是最小的团队了。破坏这二元并不容易，因为这两个人的团体是被设计形成一种紧密的支持性模式以支持亲密关系的。我们这样说，是因为共享的环境性支持在这里是由把对方作为热爱的客体的丈夫和妻子提供的，而这种共享的环境性支持同母亲所提供给婴儿的环境性支持类似。另外，他们的承诺由性结合的强大快感所加强，核心关联的领域由于性结合的强大快感而更接近于共享的环境支持。伴侣的环境性支持容易受到他们交互的投射性认同的影响。

　　对治疗师的移情来源于聚焦关联和背景性关联的两个领域。虽然家庭治疗中对治疗师的移情也同样发生，但它在伴侣中发生的方式更为动态和迅速，而且伴侣治疗的工作经常是要去理解投射性认同是如何攻击或者腐蚀掉安全支持的感觉，而这种感觉正是伴侣们希望从治疗师身上获得，也是婚姻双方想从对方身上得到和需要的。

最后，每个伴侣都可能发展出对治疗师的个别移情。经常可以听到一个伴侣对治疗师发展出色情的感觉，或另一个由于移情的种种原因对治疗师暴跳如雷。这些表现可以被理解成个别移情取代共享支持的移情，共享支持的移情是出于复杂的原因来无意识地保护伴侣的完整性的。在婚姻治疗晚期，在被伴侣大体接收的氛围内，有可能直接针对聚焦移情进行工作，而这要求有一种经过正面的共享背景性移情渲染出来的良好的支持性环境。

在伴侣治疗中，反移情可以被认为是把伴侣作为一对的反应，就像在家庭治疗中，反移情被理解成把家庭当做是团体的反应一样。因为只有另外两个个体在房间中存在，治疗师才能经常发现自己和一个或者另一个伴侣断绝来往。但是这是一种用来抵抗从伴侣系统中被排斥的防御方式。伴侣和治疗师内部客体的基本共振应该不是伴侣和治疗师的不关联内部客体发生的，而是和治疗师的内部伴侣发生的。图4-4总结了伴侣和治疗师的内部客体关系之间的情况。

与伴侣的经历同治疗师的伴侣的生命体验共振，特别是那些在早期和当下生活里的首要伴侣们，包括父母、之前在青春期和成人期的伙伴、前一次婚姻的伴侣、从前治疗关系中的伙伴，以及当下关系中的配偶或相爱的人。

第四章　治疗的模型　77

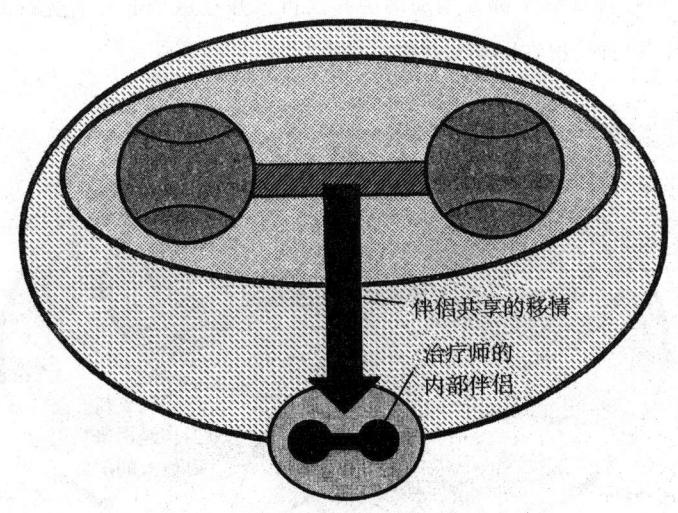

图4-4　伴侣治疗中的反移情。响应每个配偶，治疗师的个别内部客体与其共振；响应伴侣两个，治疗师特殊的内部伴侣群与他们一起共振——反移情由此而来。

我们每个人在内心都有很多不同版本的伴侣，就像我们有很多版本的家庭一样。这些版本表达了愤怒的伴侣、热爱的伴侣和理想化与令人恐惧的伴侣。在移情的不同点上，治疗师会在反移情当中感觉到内部伴侣群和相应的影响。在内部被激起的关系直接反应是表现出来的一组情绪。这些情绪引发了伴侣对于治疗师的背景性移情，以及这种移情同他们所共享的投射性认同和对对方的移情之间的共振。

拒绝伴侣的反移情

在伴侣治疗中经常发生的情形是，伴侣加固他们所共享的支持，仿佛是砖墙一样把治疗师挡在外面。这是他们试图把他们的关系作为一个封闭系统的努力，这种情况和一个个别来访者努力想要把内部世界作为一个闭合系统来维持，并施压给治疗师要他（她）也来支持这种绝望的防御（Fairbairn，1958）相类似。在这种情况下，治疗师会因为没有在治疗工作中取得进展而受挫。治疗师感觉到被完全地排斥，仿佛是一个孩子从卧室里被赶出来一样，会把伴侣在性心理层面当做是兴奋和拒绝客体来体验。

这使得治疗师在这个部分增加渴望和挫折，并在这个部分清醒时留下愤怒和孤独。这种情况在图 4-5 中有所表达。

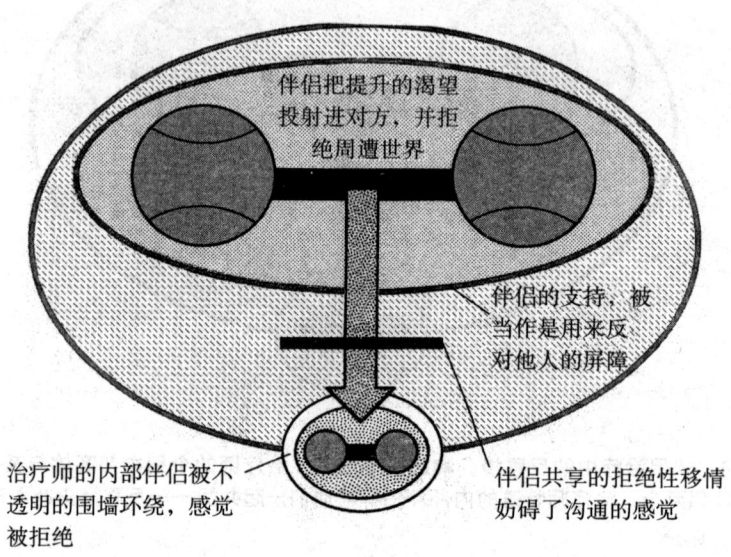

图 4-5　拒绝伴侣的反移情。为了联合起来压抑拒绝性客体群，一对伴侣可能会通过把扩大的兴奋客体投射进对方，从而紧密地结合在一起。拒绝客体被联合挡在关系之外。然后，伴侣会把他们共享的支持变成阻挡外部世界的厚重围墙。治疗师感觉被这样的伴侣排除在外。他们自己的内部伴侣就会感觉被拒绝，也加大了治疗师对做出响应的客体的渴望。

有时候这种排斥并不表现为公开的消极行为，而是表现为没有感情和迟钝。比如，一对伴侣在谈论他们的关系是如何形成的时候，两个人共享其他人是肤浅而没有价值的感觉，他们花时间享受所分享的这种态度，即其他人不值得花费心思。治疗师觉得自己与这对伴侣的情感生活被隔离开，虽然他们并没有公开地反对他（她）。他（她）发现他们极端无趣和迟钝，让他（她）的感觉枯萎。他们就让这种关系一直持续，因为当欲望被唤醒时出现的更真实生动的关联是如此令人恐惧。治疗师感觉到渴望生命力和关联的驱力受到压抑和被这种驱力所拒绝的痛苦。

其他的配偶积极地寻求我们的帮助，但是会无意识地担心我们会插在他们中间。虽然这经常表明他们的结合很脆弱所以才恐惧，但是他们还是会去实现和巩固排斥他者的约定，虽然这种约定是无意识的。迟早有一天，他们共享但是受到压抑的渴望会由于工作开展而浮现出来。

兴奋伴侣的反移情

图4-6中所显示的另外一种情况形成了与分享的拒绝背景性移情所补充的相反面，而这一面是被较少地认识或讨论的。

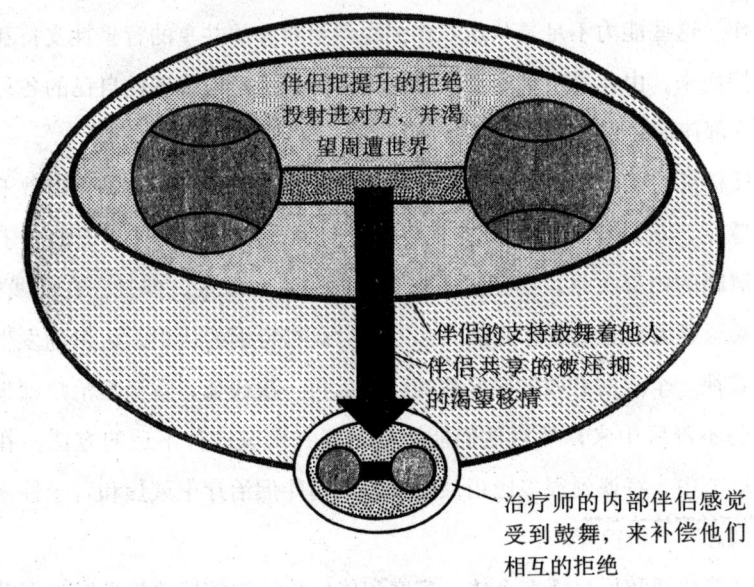

图4-6 兴奋伴侣的反移情。在这种情况中，治疗师把被提升的兴奋的背景性移情当作一种对令人鼓舞的客体的渴望来感觉体验。在伴侣共享的移情中，他们投射了对于关系之外的世界的渴望，也就压抑了拒绝性客体，而提升的兴奋的背景性移情就由于伴侣对拒绝性客体的保持而出现。

在兴奋的伴侣移情中，强烈的欲望在反移情中得到体验。它也许是在色情化的形式中被感知，但有另外一种更微妙但也许是更重要的形式。治疗师也许感觉到非常喜欢这对伴侣，而这对伴侣却奇怪地感到他们和彼此是隔离的，但是对其他人却充满魅力。在此种情况下，治疗师会发现自己停滞在不断要求这对婚姻伴侣去强化关系，而不顾他们对这种关系的强烈恐惧。一段时间之后，治疗师意识到在背景性反移情当中，他（她）吸收了被强调的渴望的投射，这令他（她）成为那对伴侣的令人恐惧的兴奋角色。当他（她）可以解释这对伴侣所共享但是否认的对于兴奋客体的恐惧时，他们就开始面对他们如何用他者来代表渴望，并恐惧把这种渴望带到关系中来的了。

在这里，我们希望澄清的是，伴侣治疗的焦点并不主要是针对伴侣成员的聚焦内部客体群的工作，而是针对他们所共享的支持能力和能力不足的工作。这些能力不足是从这对伴侣提供给对方的共享的背景性支持和核心支持而来。由此得出结论，反移情是由治疗师同他或者她自己的各种形式的内部伴侣之间的关系组织而来。

反移情的工作通常开始于一种被提升的情绪体验，通常是伴随着不舒服的感觉，从过程上来说，有时会通过幻想或思维，而有意识地去了解逐渐清晰的内部关系，当然这个过程有时也不会发生。但是，在实践中，很多甚至是大部分的工作开展时都不会对此有特别的认识。认识的发生是伴随着往一个方向有效的轻轻碰撞，然后再一次碰撞，逐渐把治疗师带到伴侣的不舒服中来，然后他们能够一起找到摆脱这种不适的方法。在之后的章节中，将谈到很多应用反移情来说明伴侣治疗中聚焦和背景性移情的实例。

这些移情和反移情在个体、家庭和伴侣治疗中的情境模型旨在帮助治疗师在每种设置中定位自己的任务。这三种类型的工作彼此兼容，它们中两种，有的时候甚至是三种可以同时发生。但当这种情况出现时，了解在每种治疗模型里的任务焦点就很重要。

第二部分

婚姻问题的评估和治疗

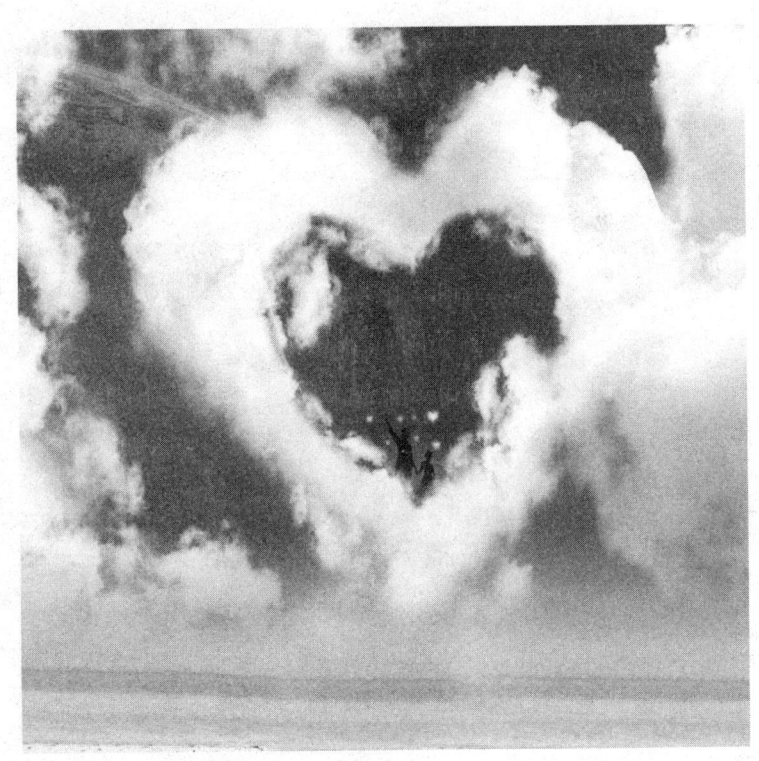

第二部分

社会与个体的双向建构

第五章
评估过程

在本章中，我们将定义并列举应用于评估的客体关系伴侣治疗方法。基本上，技术与在治疗中相同，只是特别强调设置治疗的框架，而且并不试图彻底解决。虽然我们的目的是达成理解，但是我们主要的目标是在需要的时候帮助进入治疗。换句话说，我们不会着急去弄清楚事情的全部或者创造魔力的解释，我们只是想保护治疗的空间并给伴侣一个清楚的示范，在此范例之上，构建关于治疗的决定。

设置框架。我们设置一个可以在其中构建可靠工作空间的框架。任何对于此框架的反应都用背景性移情来理解，包括保护框架免于受到无意识对其的扭曲，和发现伴侣支持能力不足的本质。

框架可以在最初阶段建立，或者当咨询开展时，根据需求而浮现。通常需要五次会面的时间，我们才可以准备好形式或者推荐。其中一次或两次的伴侣会面，根据需要进行的一次或更多次地为每个配偶进行的个别会面，还有一次伴侣会面来谈论进行治疗的形式和推荐。

为保持职业界限，我们用来访者的姓称呼他们，并称呼我们自己为沙夫医生（Dr. Scharff）。在高强度的伴侣治疗的亲密设置中，配偶用名字来称呼对方，我们也这样做，但是在会面之外则回复到正式的形式，比如，在要求改变会面时间的电话上。在写作本书的时候，出于多样性的考虑，我们选择展现了使用姓或名字的情况。

创造心理空间。我们创造一个伴侣们可以进入的心理空间。我们这样做是根据我们对处理伴侣关系的预期，而非处理构成关系的个人，并且通过我们倾听、允许情感表达、体验这些和我们相关联的情感，解释我们体验的方式。伴侣和我们的包容功能认同于是发展出创造理解空间的能力。

倾听无意识。我们用一种放松的方式倾听，既专心又非紧密关注。我们并非只单独倾听个体，而是把伴侣作为一个和我们相关的系统来倾听他们的沟通。我们要允许主题从语言中浮现，注意到沉默的意义，整合我们对于非语言、语言和沉默的观察，并对幻想和梦的材料进行工作。我们也会注意到在性功能的躯体方面所表达出的无意识沟通。

允许情绪体现。我们对情绪的瞬间深感兴趣，因为那些瞬间提供了进入无意识领域的通路，而情感正是从无意识领域而来。这些瞬间把我们带到了起源于家庭中的关系的活的历史中来。这比从正式途径得来的社会历史或家谱图都更直接和有用。

负性能力。我们应用负性能力，它是一种倾听的精炼和延伸。这个名字得来于济慈（Keats），他用这个词来描述莎士比亚的诗歌特质。他把负性能力定义成"一种在不确定和怀疑中，不急于谋求事实和原因的能力"（Murray，1955）。我们努力在得到信息和理解事情的需求中解脱，当我们倾听的时候，我们让自己的感觉受到冲击，并在内部把持住体验，然后允许意义在其中浮现。

移情和反移情。创造空间、倾听、负性能力并且跟随情绪一起出现在反移情的节点上，而在反移情当中，我们接收到来自伴侣和个体的移情。有时，反移情保持着无意识的状态，并和移情同调并支持咨询工作。在另外一些时刻，它却令人困扰，表现为一种让人不适的感觉、一种幻想或一个梦，然后我们要把持住它然后继续工作。通过容忍并分析我们的反移情，我们能够在内部体验到伴侣基于无意识客体关系的移情。

防御的解释。从我们自己的经验上来说，我们会去解释伴侣的移情模式。我们也许认识到一种重复出现的、发挥防御作用的互动模式，而伴侣们也可能同样意识到这种模式。但是从我们的经验看，当我们的干预建立在反移情经验的基础上时，干预是最有效的。只有当我们能够指出这种模式，还有我们是如何被卷入其中的时候，我们才能够了解他们和我们所努力防御对抗的是什么。

面质基本焦虑。最后，我们对那些基本焦虑进行工作，而那些基本焦虑在意识层面似乎无法忍受。当这些焦虑被命名、面对和适应的时候，伴侣能够前行到伴侣生命周期的下一个发展阶段。在评估中，我们的工作只是来指认一些出现在防御模式里的基本焦虑，而并不会尝试做彻底的研究。

下面的例子说明了评估一对伴侣的过程，这对伴侣对发展性关系、成熟婚姻和共享的生活方式深感困难。例子还会说明在反移情当中幻想的早期应用，倾听揭示出对这对伴侣所居住的房子的重要性的无意识认识。我们解决了令人蒙羞的秘密的困境，并应用这个与其他的幻想和梦来获取通往无意识的通路。之所以选择这个例子，主要是因为它说明了关系中性和婚姻的方面是如何相互错杂，并需要用整合的方式来评估和治疗。

西尔玛和伊维斯·汉密尔顿结婚6年了，在这之前，他们一起在伦敦生活了8年。他们来看我（J.S.S）是为了解决他们性困难的问题。西尔玛在伦敦的犹太人街区长大，她个子很高，是个运动型的女人，穿着宽松的款式偏长的黑色衣服，和她暗淡的金色头发形成某种奇怪的对比。她坐在长椅上，挨着伊维斯。伊维斯的个子比西尔玛略矮，留着深色的头发和胡须，而身上的短袖衫和短裤则更好地衬托出他晒后的健康肤色。对他我有个一闪即逝的幻想，即他穿得像一个正在表演的女人，而这个幻想和他实际的外表非常不协调。然而，我并没有立刻驱走这个幻想，而把它当做是到那一刻为止还不清晰的重要信息。

我问："有什么问题吗？"他们回答得很一致："我们没有性生活。"他们5年都没做爱，而直到最近才开始讨论这个问题。

"我们就像两个相处的很棒的同屋。"伊维斯说，"或者是在玩结婚游戏的兄弟姐妹。"他补充说。

"没错！"西尔玛说，"对我们来说，住在一起就好像是在玩过家家——但是在我们的小公寓里。可我不能要求更多,我爱伊维斯,我依赖他，还有一些我不想失去的东西。我从他那边得到的关怀比我在整个生命中得到的都多。一个更加成人的关系将意味着改变。"

"但是我们两个人不需要房子，这不是我想要的东西。"伊维斯然后继续解释给我说："她想要明亮的光线和一个花园。"

对于他们居住空间的这个讨论我深感兴趣。在意识层面，他们在处理渴望上的区别。在无意识层面，有很多我只能去猜测的意义。我等待他们进一步的详细说明。

西尔玛继续说："我们确实有一个花园，但其实是一片丛林，我费很大力气打理。我想要一个我觉得舒服的房子，明亮并且整洁。我讨厌无序的状态而且我们的公寓非常小，乱七八糟。厨房已经是我最满意的地方了，但是我都不想在那儿呆着。"

"西尔玛，"，伊维斯很温和地抗议道，"有一个房子也不会令事情更好，只会有更多的空间需要照顾。我不介意你的混乱，我只是介意你的胡思乱想。"

现在我有了一个念头，即西尔玛想要一个房子来远离她自己和她的病理性。房子对她来说代表着一个更加成熟的自我，她尽管恐惧，但是很渴望拥有它，而伊维斯却由于恐惧而撤退。正当我想要对房子和他们私人问题的联结提问题时，伊维斯自动就做了连接。

"我把我们的关系当做是我们个性的功能来看。我们两个都极端缺少自信和自尊，这在我们的职业、性生活和其他所有事情上都体现出来。至少西尔玛在做她所喜欢的公共利益法的工作，虽然收入总是没有保障。我努力学习宗教但感到很厌烦，就学了建筑学，然后开始卖房子。我讨厌我的工作，商业地产就是狗咬狗，所以我坚持做家庭类地产的销售和租赁，这就是打发时间的方式。我不想要一个自己的房子，那会把你扔到外面的世界中去，而你不得不做事情。"

依我看来，房子对伊维斯来说有某种生殖器的重要意义，而他的下一个联想会确认这个想法。他继续谈到昨天工作顺利而他感觉好很多。

"所以我对我自己感觉快乐一些。我回到家，看到西尔玛正在修理她参加全国滑雪赛的雪橇，她穿着比基尼。"

西尔玛打断他，解释说："我很热，所以穿了比基尼——事实上我经常那样子锻炼。"

伊维斯继续说："我变得很兴奋！之前我总是兴奋不起来。"伊维斯下结论说。

现在房子好像代表一种空间，在这个空间中有成人的关系：性可以经由要求而得到，并且在充满光线的空间中开花绽放。我很想知道在性的成效上面他们是否也有问题，但是我并没有问他们对于孩子的观点。他们仍旧在谈论他们的性。

"什么让你这么兴奋？"西尔玛问。"你看我像那个样子已经成百上千次了。"

"你就是看上去很甜美。"他笑了一下。

"甜美！那就是我想到的你的样子！"西尔玛说道。然后对我说，"我很高兴他愿意和我做爱。虽然我们不能做爱，这让人难过，因为杀精子剂已过期两年了。但是，我很高兴那样做。然而我兴奋不起来，除非伊维斯刺激我的阴蒂。总是这样我感觉很糟——就好像我是机械的。我记得想到法式深吻可以让我兴奋，但是却没作用……"

"对我也没作用。"伊维斯好像是安慰她说。

"我知道。"她悔恨地回答。"他亲吻我的阴蒂让我兴奋，这是我讨厌的一个性幻想。我感觉很羞愧。"

"伊维斯知道这件事吗？"我问。

"不，我会感到很糟糕。我在这件事上已经治疗了很多年了，但是从来没有变化。自从我3岁的时候我就这么想了，我努力停止这么想，但是如果我停止了这个想法，我就一点都感觉不到兴奋了。"

我对此感到迷惑。这里是一个核心手淫幻想、一个强烈的个人和隐私的精神生活领域，而这个领域没有对个体的干涉让步。我不想侵犯到西尔玛的隐私或者侵入到她的个体治疗中去，虽然它干涉到她的性快乐和这对夫妻的性体验。我要做什么呢？我说过我认为西尔玛为了避免这个幻想而躲避性。我建议让她在性交过程中允许这个想象发生。然后在伴侣治疗中，他们就会在性体验中有可以工作的地方。我不得不承认，我仍旧想要把性幻想的细节留给她自己和她的个体治疗师。但是我知道这个规矩到此时并没有发挥作用。一个不能被分享的秘密将会随着时间流逝而见长，然后成为一个表达分裂客体关系的主要无意识力量。在反移情当中，我认同她的羞愧。对于没有问她更多的问题我也感觉受到控制。就像伊维斯一样，我没有准备好去处理这些，甚至是现在对于把它写下来我都感到不情愿。

他说，"我感觉一半是生气，一半是迷惑。我已经忘了这个幻想了。但是我知道是有一些事情在困扰她，因为我们不能在同一张床上睡觉，而且她一定要有自己的房间。她睡觉时需要在枕头围成的巢穴里，而且整晚翻来倒去。所以回到性上面——为什么我会感到一半生气？我不满意亲吻她的阴蒂，虽然这个模式对于性高潮是必需的，虽然我喜欢那么做。但是如果紧张感能够消失，她可以自如地做爱那有多好。"

西尔玛补充道，"我也不喜欢那个模式。当我觉得自己不是一个被动的人时，我讨厌感觉非常被动。但是如果我没有性高潮，那么性交是令人痛苦的。伊维斯在性交时很愉快，虽然他经常根本没有高潮。"

"我有高潮的。"他纠正她。"我不是总有射精。"

插入对西尔玛来说是令人恐惧的，也许是由于幻想，而伊维斯出于自己的原因，也在性交中体验着一些焦虑。在第一次会面结束以前，我难以得出结论，还需要延长的咨询，用来评估他们对于行为性性治疗和伴侣治疗的需求。我解释了延长咨询的形式：两次伴侣会谈，一次和每个人的会谈，还有另外一次伴侣会面，我将会给出我的形式和推荐。我还给了他们每个人一份关于性行为和态度的问卷 (LoPiccolo & Steger, 1974)。问卷提出每个成员在性里面想要的和不喜欢的东西，以及他或者她认为其他人想要的和不喜欢的。我要求他们不要合作完成这些问题，而是单独把问卷返还给我。我说在会谈中给出推荐时，来提供他们反应的比较结果。

在下一次见面以前，我对自己对于那个幻想的反移情进行了工作。我记得当我出于学习互动的目的，而提出对第一次面谈进行录音的时候，他们拒绝了。西尔玛曾说，"不，那将会感到还有另外一个人在场。"这个幻想一定和另外一个人有关，我想，我觉得自己一定不能和那个人的行为方式相同，而那个人进入到了一个被禁止的领域中。我也想到，幻想发生的方式就好像是婚外情的方式一样，在婚外情中，一个配偶在第三者身上的投资令婚姻中的性能量和冲突枯竭。

在第二次会面中，伊维斯报告了我一个精彩的梦。"这是关于一个在巴黎的前女友，离开了自己的丈夫来找我。我到处走，背着她，这样做感觉真好。我不得不摘下我的眼镜，但是我又找到了它。那种深深团聚的感觉真是太棒了。"他认为梦符号化了他的感觉，即他可以更接近地体验对于西尔玛的性感觉了。

当我写下来的时候，我对于他措辞的顺序深感兴趣，也就是他感觉更接近那些感觉而不是那些感觉更接近他。这谈到了他的人格本质，而更少是他的感觉。然而，他对于回到那种感觉充满感激，并因此觉得更像一个人了。

他带着愉悦和轻松喊着，"我还没有告诉你这个，但是我听到一首很蠢的情歌，《over the Musak》，关于一个男人欣赏一个女孩，而且他是怎样在性上渴望她的。就那样一下子搭对了弦，啊哈，我知道他想说什么。"然后一边喊一边笑，他说，"多么轻松啊，西尔玛。一个和你做爱并在你心里享受做爱渴望的人。我已经很久没有感受到对你的那种渴望了。"

西尔玛也同样感觉到她的性渴望静止了，被她的幻想所捆绑住。但是那一周，她也有性感觉的闪现。她继续谈到他们最近的做爱。"我们做爱"，她告诉我，"他认为我漂亮而且性感，但我从来没这么感觉到，而且我从来没感觉他之前这么感觉过。我很感动。伊维斯很灵活但是我却经常感到很笨拙，并且和身体分开。亲吻可以让我兴奋，但是我经常认为亲吻让他恶心。现在他享受被亲吻！我认为他不会喜欢的。"

"我们想法完全一致。"伊维斯赞成地说，"我曾经像疯了一样逃避性。多么大的改变啊！"

"当伊维斯进入的时候，我觉得疼。"西尔玛说，"我就告诉了他，这是第一次。他找到了一个可以留在里面而又不疼的方法，我感觉放松了。"然后她对伊维斯说，"虽然你亲吻我的阴蒂两次而且我有两次性高潮，但我还是不能放松。"

我说感觉的强烈程度并不令人恐惧，而插入却令人恐惧。

西尔玛说当她还是一个孩子的时候,她被一个朋友智力迟钝的亲戚性骚扰过,那个人把自己的手放在她的内裤下。而在她的性禁忌中更有影响的,却是她和母亲关系的记忆,这些记忆被性化(sexualized),虽然据西尔玛说,从技术上并没有发生性虐待。同她的英国父母那种不表达(non-demonstrative)的孩子抚养方式形成对比的是,西尔玛的母亲热情亲吻她的嘴唇,仿佛是和自己的女儿分不开一样。她的父母对彼此充满敌意和失望,从来不表达任何爱意。西尔玛和父母同睡,直到她13岁,因为她的父亲在睡眠中翻来覆去,她总是害怕被压碎。她解释说这就是为什么她不能和伊维斯睡在一张床上的缘故,虽然她希望她可以。

我想到她渴望和她的父母躺在一起,而在无意识中将枕头用来代表他们的身体。但是这个想法消失了,取而代之的是,我把她在床上被伊维斯安全抱持的渴望同伊维斯那个抱持住失而复得的女友的精彩的梦联系在一起。我正在忽视一种拒绝的来源,并且被渴望的兴奋感所吸引住。

这对伴侣相当令人兴奋。他们对我称赞有加。听说我最新的一本书得到了伊维斯的牧师咨询师朋友的称赞,他们真的非常想和我一起工作,并很好奇我会怎么样来写他们,而且他们对仅仅一次的面谈都有明显的反应。在治疗开始之后,女人逐渐习惯谈论亲密的事情,而男人则有了不一般的情感表达。我感觉自己被假定作为一个联结的兴奋客体来把他们连接起来,进而满足他们并提供养料给他们。同样,我将会扮演那个对他们的性来说是禁止的幻想。我仍旧对那个幻想感到迷惑,也许那个幻想包括了西尔玛和她母亲性化的关系,这种关系是相爱的父母的性伴侣关系的替代。我意识到猜测并寄希望于工作在其他地方有效发生并不能帮助他们。这令我解决了自己的手法和保密性问题,并决定让这对伴侣和我一起找到进入那个幻想的通路来继续治疗的任务。然而,我并不需要坚持,我想因为我现在已经准备好,在秘密出现的时候针对被压抑内容的回归来做工作并且面对它们。

在第三次伴侣会谈中,西尔玛用讲述一个关于咨询的梦来开始。

"我和伊维斯来看你,但是你正忙着和一个小男孩在做谜题,好像是智力测验的那种。然后在我们的会面中有第三个人,一个属于我们这边的男人。你说,'别担心,你会得到你的完整的45分钟时间。'之后我告诉你,我没有回答问卷上的所有问题,因为那些问题让我很难过。"她联系到那个梦上面:"那第三个人和我们的性幻想有关。在我的性幻想中,我的名字叫希拉(Sheila)……"

我担心西尔玛将要开始一个个别会面,这将和她的个别治疗相竞争,而且转移她在这个共享的伴侣会面中的注意力。

就在那时,她说:"实际上,我担心会说得太多。"

伊维斯立刻恢复了生气。"今天我坐在这里,紧挨着西尔玛,因为上周我坐在那里听她讲了那么多,我觉得很抑郁。我挨着她坐,当她是个更有意思的客户的时候,你也可以同时看着我。"

我把他的发言当成是对于西尔玛和我有用的面质。我感觉到的,就像他所感觉的一样,她会把所有的时间都给她自己。她具备这对伴侣的很多特质——自作主张、挫败、语言的能力还有治疗的知识。她好像是站在前面,比伴侣两个还要大,需求不满而臃肿,就像一个被刺激但得不到放松的性器官。我假设这是对于伊维斯的一种替代,因为他很恐惧站在前面。所以我表达了对他为自己声张的欢迎。

我说:"这个梦表现了你对于和我开始治疗的恐惧和勉强。我是不是会对一个小男孩或者小女孩更感兴趣;我会不会更关心测试而不是幻想?我也注意到它提到了你作为第三者的性幻想,我不知道这是否意味着你已经准备好了来谈论那个幻想，如果是这样，伊维斯是否可以对此提供空间，或者会令他感到西尔玛用掉了所有的时间？"

"两者都有。"伊维斯说。

"我很难过伊维斯感到很抑郁，他缩了回去，而且不想再努力来做爱了。"西尔玛说。

伊维斯解释说，他的抑郁主要是因为自己的职业没有希望，而且他不善于向同事学习。"卖房子给乡下人、统计学的课程。"他呻吟道，"我在做这些事情，但是人不在这。"

"那你在哪里？"我问。

"哪儿都不在。我可以整个夏天读赫尔曼·黑塞（Herman Hesse），听音乐，他妈的！如果我在课堂上觉得难堪，我就被逮住了。只有当我通过倾听来教我自己的时候，我才能够学东西。"当他这么说的时候，西尔玛很安静地坐着。她抓住他的手，并努力鼓励他记住自己的才干。我想也许她正在给伊维斯一段轮流的长一些的时间和我谈话。我说伊维斯对我的问题的反应也许意味着他还没有准备好给西尔玛空间，或者他那部分自我挫败而不被接受的话语，实际上是同幻想的本质相联系的。

"哦，是的。"西尔玛说，"我感觉很失败，不是在工作上，而是在性上面。我感觉很耻辱。好吧，也许我可以讲一个幻想的版本。15 岁的希拉（Sheila），在寄宿学校读书。老师们告诉她，她一定要知道她们的名字，这个女士、那个女士，如果她说得不对，她们就对她做一些事情。"西尔玛停了一下，"比如脱掉她的衣服。她记不住她们的名字，但是无论她们想要她做什么，她都会去做。所以她就让她们脱掉了她的部分衣服——比如她的内衣。"

西尔玛现在看上去深深沉浸在幻想中，处在某种游离的状态。她直直地看着前方，手很僵硬地放在前面，就好像是在用右手支撑着一个婴儿的头，而左手正放在胸口上休息一样。之后她的左手换了一个位置，就好像是她正在持着一根勃起的阴茎。

这个幻想的讲述一点都不色情。当"她"逐渐消失的时候，我听到她的声音变得非常微小，这让我感到困扰。我觉得她是一个受性的希望或者也许是虐待支配的被吓坏的孩子。

西尔玛继续说，"之后更多老师出现了，其中一个被称为房子妈妈。她让希拉在睡梦中走进卫生间，然后让她穿上尿布。当她把自己弄湿以后，她们告诉她要对她做其他事情，比如让她去请求她的妈妈来舔她。这就是我能讲的了。她们唤醒她的性欲，然后让她祈求妈妈为她做那些事情。"

当时已经接近会面结束，我要求西尔玛从游离的状态回到生活中来，这样我们才能在结束之前一起讲话。伊维斯开始哭，他说："哦，西尔玛，这很让人痛苦。它和我自己的东西有关，但是主要是带着尿布。哦！哦！那对你太糟糕了。"

伊维斯的个别会面

伊维斯谈的大部分内容是他工作的压抑之处。他非常聪明，口头表达和学习能力都很强，在语言和文学上有天赋。他上了一个出色的大学，并在那里得了 A+ 的好成绩，进而被提升到高一级课程。他觉得深受其苦然后失去了兴趣，尽管他并不认真，可是毕业的时候，他法语课的成绩平均是 B。他尝试了其他一些智力领域，包括宗教，但是他对什么都提不起兴趣。就像他说的，"我有一个学者的大脑，我喜欢阅读好的东西，并不是说我会用它，我就只是喜欢和那些东西一起。有些事情让我有兴趣，但之后它们就没办法让我再觉得有趣——更不用说和现实的世界接触并找到一份工作。在其他人面前表现的时候，我就完了。一个人的时候，我会令人难以置信地坚持、精确、善于解决问题，但是我不喜欢在其他人面前这么做，或者为了某个人或者按照日程这么做。"他在描述一种基于焦虑的学习能力低下和表现焦虑,还有当承受压力时无法施展技能的问题。

他继续说:"所以我并不严肃对待工作,我是个小丑,也许我是个当喜剧演员的材料。我不知道什么样的职业会适合我,我在等待一个职业从天上就像吗哪*一样掉下来,或者等着一个人指着我说,'你可以当我的司机或者是我的终生伴侣,我们可以永远一起看书和听音乐。'"

我说:"这听上去好像一个期待靠好的婚姻来被解救的女人。"

"我妈妈把我当一个女孩一样养起来的!"他回答,这令我很惊讶,也让他自己吃了一惊。"她不是真的那样做,但是那个想法刚刚出现在我脑子里,所以我才说了。"他有些沮丧的想法证实了我最初对他的幻想,即他穿得像一个女人。他继续解释,"他们的第一个孩子是一个男孩,而我总是像他们想要的是一个女孩。我曾经很想知道自己到底是正常的还是同性恋,这个想法没完没了地出现。我在情感上和男人接近,曾经有一次我和一个男人足够亲近,差点发生性关系,但是我突发奇想,想到我也许是个同性恋,而且他不是个好的人来和我做这件事,那是十五年前了。我想我主要还是异性恋的,对于像健美家那样体魄类型的人,我会觉得兴奋,但是我从来没想过对着一个男人的相片手淫。"

我问到了他的父母。"我妈妈是个态度冷淡的人,按照她认为是正确的方式生活,非常保守。她从法国移民过来嫁给我爸爸,我爸爸在公司的巴黎分部呆过。我是她最喜欢的孩子,因为我在学校表现很好,很守规矩。我的爸爸是个很柔和的人,友好、幽默、善谈而且亲切。我对他有一种夸大的形象,这种形象抑制了我对他的愤怒,因为他没有给我那些指导。他是一个大型公司的税务律师,有很多西海岸的客户,而且经常旅行。"伊维斯继续谈到要拿到的一份作为神学学生在欧洲学习的草拟延期,"如果我参军了,我肯

---

*吗哪是《圣经》故事中古以色列人经过荒野时所得的天赐食物。——译者注

定已经杀了人。我不愿意戴帽子或者朝某人敬礼，我不把事情当真——职业或者是我自己。我只是会攫取那些消逝的热情的星星点点。"这让我想到伊维斯对他的父母有非常危险的怒气，他把这些怒气都转向自己。他之前的治疗，个别、团体和精神（宗教）的治疗都没触动这个点。我问他对于高强度的个别治疗感觉如何。

"像精神分析？是啊，很沉重。有什么好处呢？我永远得不到帮助。看看西尔玛——她就在崇拜自己的治疗，这我可受不了。大的改变在哪里？我猜我自己不是一个充满希望的人。"

西尔玛的个别会面

会面刚开始时，西尔玛告诉我，她感觉是多么需要帮助，自己是多么贪婪，但是她认为伊维斯也在闹着从我这里想要获得什么。不管怎么说，现在她独自在这里了，她想告诉我一些关于她的更多的事情，但是她害怕她告诉我太多东西，而我将会被淹没掉。她带来了几样东西——一张她家庭的照片：她的父母正愉快地分享野餐，而她的两个兄弟在一边，在池塘边兴高采烈地钓着鱼。我注意到西尔玛的母亲比她身型小巧也圆润很多。在单独的油画小像中，仍旧是青年人的母亲看上去悲伤而保持距离，而西尔玛的面部表情和处在同一个岁数的母亲的表情类似，看上去同样不快乐。当我看这些东西的时候，西尔玛告诉我，她的母亲是个戏剧化的女人，自我贬低而且自我毁灭。她的父亲也有自杀倾向，曾经带着枪把自己锁在阁楼里。他不可靠而且不成功。她的父母好像憎恨彼此，经常发生可怕的争吵打架，而有些是很危险的。当西尔玛还是孩子的时候，她曾有一次把警察叫来，而在警察来之前，她的父母已经不吵了，并且说是西尔玛搞错了。她从来没见过自己的父母像照片上那样开心。对于那张她母亲和她自己的画作，她说："我觉得受母亲摆布。我照镜子看到她的脸、她纤细的金发。我不喜欢我看上去的样子，我的脸好像不是我自己的，而且我觉得自己太高了。"

她曾经由于自己是母亲不得不活着的理由而遭到责备。西尔玛认同了母亲的自杀毁灭，也认同了她要活着的需求，但是通过治疗，她可以从当下持续的情感和不去自我毁灭的努力中解脱出来。

然后西尔玛给我看了一张玩具熊的照片，玩具熊穿着帆布围裙，戴着厨师帽子。这看上去一点都不像个整洁而惬意的动物。它很奇怪地僵硬着，很可怕地只有一个眼睛，垫子一样的皮毛，肮脏的填充物从开裂的缝线处鼓了出来。她把它打坏了。西尔玛说，"从另一个方面看，我会说这是我自己的代表——凌乱不堪。"我说，"如果不是从另外的角度看，你会怎么说？"

她说，"我会说，它觉得很僵硬，很冷，而且不被关心。我觉得很僵硬而且自己觉察得到。在这，我写了这个音乐。"

我开始觉得，就像她预测得一样，我被淹没了。我说，"你想给我的太多了，太多东西，我认为这些东西是为了防止我不想要你，所以用来取代你的。"

"我想要给你一张我的图片。我母亲就没有，我的治疗师有。你谈到了支持的重要性。我有一个幻想，她和你的说话融合成了你，而对我来说你不是她，这很不和谐。"

这是一个幻想，希望西尔玛的治疗师和我能够经历发生在西尔玛和她的母亲之间的事情。对于那个幻想更进一步的观点也许是，她的治疗师和我将会延伸出一个共享的支持能力，并由我们个体的不同来分别贡献这种能力，就像父亲和母亲为了他们的孩子而为其提供一个共享的背景一样。

伴侣会面

在下一个伴侣会面中，我用到了她渴望被支持的这种感觉。西尔玛提到一个梦，在这个梦中，她在寻找一组积木，并且忘记那组积木在我的办公室里。我帮她回忆起在会面以前她的第一个梦，梦中和我一起玩谜语的小男孩，我说，"你希望在这里做一个孩子。"

她带着安慰地哭了，觉得我理解并允许她那样。

伊维斯也有一个梦。

我总是对那些可以把我们带到更深层理解的梦充满感激。但是在这里有太多的梦了，好像有一些在伊维斯和西尔玛之间竞争的因素，两个人想争着带来一些我将重视的东西。

伊维斯用现在时的语气描述了他的梦，如下：

"在我的梦中，我和爸爸都在。我看他拿了一对老虎钳。他躲在餐具室，想要和他们杀死他的女儿。我警告她不要进去，因为她会被杀死的。之后她成了一个女人，圆的漂亮的脸，很高的伊丽莎白式的前额，裹得很严实。"

我在想，这个有着很高前额的英国女人对我来讲代表什么。

"我看到我的妈妈从小路中走来。我假定要和她见面并且吃晚饭。我跑出去在大街上和她碰头。我们要去一个餐馆，现在有六个或者八个人。这是一个很好的餐馆，有白色的桌布。突然我爸爸来了。我说，'爸爸，你在这做什么？这是给妈妈的晚餐。'一个穿着内衣的服务生帮助我们找了一个更大的桌子；我们试了一个，然后另一个，而且我提议增加一个活动桌面。然后他打开另外一个桌子。一个吉他手在谈吉他，而且讲着外国话。这个梦里面没有很多的感情色彩。我醒了，想了一会这个梦。"

伊维斯继续联想："我喜欢悲剧元素，这让我想到了哈姆雷特。还有其他一些传说——是的！在陀斯妥耶夫斯基（Dostoevsky）的一本书里，中间的那个儿子用棒槌杀了他的父亲和一个仆人！在我的梦里，是老虎钳的谋杀！"

我对这对伴侣的梦进行工作时，我想要听到他们两个对这个梦的联想。我并没有寄希望可以得到像在个体心理分析或治疗当中的对个体内心情况的彻底理解。作为代替的是，我努力把揭示出来的内心同我面前的人际关系情形联结起来。这一次，我没有主动要求他们做联想。

西尔玛说，"第一次你说是一个小女孩，然后是个成人。"

伊维斯回答说，"是的，是他的女儿，然后是个女人。而且这个梦有内部/外部的维度，而且身份令人困惑，就像在莎士比亚戏剧中一样。我上周看了《仲夏夜之梦》。哦！我爱它的实质、复杂性、情感主义、吹嘘得有点过的浪漫主义、幽默和精彩的写作。"

我自己寻思，"为什么这个男人在卖房子？"

西尔玛，把他的梦返回到家庭事务方面，继续说，"我刚才在想在桌子上多放一个活动桌面和我们的关系有关，而且打开桌子听上去有性的含义，好像是分开我的腿。"

"嗯"，伊维斯说，"晚餐只是为了我和妈妈，当爸爸进来时我很惊奇并且需要一个更大的桌子。"

西尔玛继续说，"我还是对那个将要被谋杀的小女孩和女人不能释怀。我曾经想过杀掉在我内心里的那个小女孩，但是你要杀掉我的小希拉，这让人觉得很恐怖。"

"什么？它对我来说不是希拉。"

"那么它是谁？"

"我不知道。一个低一级角色的女人，在年轻男人和父亲之间的竞争者。"

"她是怎么样的一个竞争者呢？"我问，充满迷惑。

"他们两个为争夺她的爱而竞争"他回答道。

我开始感觉到，这个梦中的女孩/女人对伊维斯和西尔玛来说，有一个共享的意义，即代表着一个想要偷窃这份记忆并由于这种内疚而应该被杀掉的俄狄浦斯情结的孩子。对伊维斯来说，我认为这个女孩应该被老虎钳所谋杀，所以这个男孩就不用被杀害或者被阉割，而是知道父亲正被其他事情所占据的情况下，和母亲一起自由地出逃。

伊维斯继续说，当西尔玛插嘴说希拉在梦中被杀害的时候，他记得他有骚扰小女孩的幻想。他对一个可爱的、赤裸的小小的两岁女孩感到性兴奋。伊维斯和西尔玛一致认为，他们共同着迷于无毛的女性阴户。然后伊维斯惊慌失措并且变得僵硬。很快，他继续讲。他谈到"当面对着肛门的时候"，他有很危险的幻想。我想到他用这些危险的幻想来抵御乱伦和其他不被接受的性幻想。

之后西尔玛报告了另外一个梦，在梦中，我去医院生另外一个婴儿，所以不在那里。我的丈夫让西尔玛来照看我们大一点的孩子，他去医院来看我和新的婴儿。她对这个婴儿被留给一个不认识的人而感到难过，她也对留在我的冰箱里的一个羊排感到难过，因为羊排很贵，她就让它那么烂掉了，并且它正在毒害污染我的冰箱。

西尔玛讲了比这个多得多的大量细节，伊维斯并没有解释。西尔玛现在也许快讲完了。"在这个梦的最后部分"，西尔玛说，"我的挪威朋友布瑞特在那儿。我提到你的名字，她说，'沙夫，也是个挪威人吗？'"西尔玛继续联想："但是我知道那是德国人。这就是为什么我叫你而不是你的丈夫，因为我知道你是苏格兰人。羊排，上帝的羔羊，逾越节里羔羊的鲜血阻止了天使们杀害头胎的孩子，我是头胎的孩子。我对大屠杀很了解。纳粹是我梦境的很大一部分，而且——"

我冒险以移情的名义打断她。"沙夫确实是一个德国名字。这和犹太人或者纳粹哪一方有关呢?"

"和纳粹一方",她毫不犹豫地立刻回答。"苏格兰人保卫了犹太人。我们家在苏格兰的山里徒步旅行过暑假。我爱苏格兰——那儿的花和人民,我在那儿感到安全。为了安全,我假装我不是犹太人。我的头发是金色的,没人猜得出。我从来没有过一个犹太人的男朋友。伊维斯不是犹太人。"

我问伊维斯他是否有什么评论。"没有",他回答,"我在想工作的事。"回到此刻的互动,他说,"嗯,沙夫这个名字我听上去很锐利、聪明,就像个武器一样。"

"我也有那样的联想。"西尔玛同时说。

所以伊维斯对于西尔玛的梦并没有像西尔玛给他的梦那样多的注意力。她很担心那个被抛弃的婴儿、中毒的食物供应和她自己的谋杀。我注意到她通过把我的"沙夫品质(Scharffness)"分裂进我的丈夫,来把我作为好的部分保留,而我、安全的苏格兰人和布瑞特,被认同是她的朋友和同胞,虽然我被他们两个认为是可以用洞察力来穿透或者杀害他们的人。在他的梦中,伊维斯自己没有被谋杀;取而代之的是,一些女孩要被杀死。在西尔玛对于伊维斯和她自己梦境的解读中,这就是西尔玛希望发生在她身上的。

形式和推荐

也许伊维斯和西尔玛分享了他们的问题,即和母亲而非父亲关系特殊,因为西尔玛通过长相和母亲相似而满足她的母亲,而伊维斯则凭着学校的成功来取悦自己的母亲。他们两个人都有一个被蔑视的父亲,西尔玛的父亲不可靠而且不能很好地提供养家所需,而伊维斯的父亲则是由于为人过于和蔼而失去权威。他们作为俄狄浦斯情结的胜利者,出于对父亲的愧疚,西尔玛无法要求自己作为女人的生活,而伊维斯只有当一个女人成为他受害的代替品时才能够生存。即使这样,他和受害者如此认同,所以无法在性生活或者职业上要求他的男性角色,并变得和他的父亲一样,一个和蔼可亲的工人,几乎没有一点个人的权利感。西尔玛通过认为自己是被救赎的头胎孩子获得存活,而这令她的女性气质妥协。这种无意识的相配对他们来说曾经是完美的。但是在经历了一段时期的个体治疗之后,西尔玛现在对自己有更多期望,这给伊维斯带来压力。当他通过变得更加具有性的特征来回应的时候,他们两个人都感到恐惧,但是那个时候揭示出她对插入的恐惧和他对在她身体内的恐惧。他们无法在性交中创造出一个相爱的性伴侣关系,大概是由于所共享的对父母的幻想,即父母绝对不会是这样的伴侣。

我用这些想法,和问卷的结果作为形式的基础。我告诉他们,我认为有三个层次的问题。

性关系

在第一个层次,他们的关系受到他们自己和对方在性上面假设的牵制,这种假设是有意识和无意识的。两个人都对自己和伴侣的同性恋因素很清楚。这些都被原谅接受但从未被强调过。他们两个都用手淫作为性的释放。西尔玛的手淫令她的幻想得以长久存在,然而伊维斯认为自己没有幻想,虽然他用了色情的材料。他们两个都对性的频率有相似的期望,他们都希望一周一次或两次。他对于她在性形式上的控制有某种不被承认的不满,这种不满令他停止不再前行。她认为他不喜欢亲吻或者拥抱,这种念头阻止了她发展出性欲被唤醒的更广阔空间。但是西尔玛认为伊维斯不喜欢他的乳房受刺激是正确的,然而伊维斯认为西尔玛不喜欢她的乳房受刺激却是错误的。

在性交过程中,他们两个相互避免刺激对方的乳房和她的阴蒂,而这些动作和唤起阶段相分离。更进一步的复杂假设是伊维斯认为西尔玛喜欢性交持续2～3分钟即可,而她则认为10～20分钟会好。我告诉他们对大多数女人来讲,1～3分钟是不够的。他们两个都认为为得到更长时间的性交而一起工作是充满乐趣的。

我说,他们提出把性关系作为主要问题,而且我已经和他们聚焦在那上面。如果在我们结束最后一次咨询会面时，他们仍旧认为性是主要的问题，那么确实有一些需要在专门的性治疗中以行为的形式来强调的问题了。

之后我继续谈到第二个层次。

伴侣关系

我说，"我觉得你们带着性的问题来寻求帮助，就好像你们带着自己的梦或音乐一样——就好像这是你们能够给出的自己可以被接受的部分一样。这需要做心理工作而不是在伴侣关系中不去面对这些问题"他们都松了一口气。西尔玛说她很感激，我注意到了。我说，"你需要帮助，来交流你的愿望和想法，以发展和现阶段的生活相适合的共享目标。我认为你可以肯定地下决心不要孩子，并把它作为一个令你满意的正面决定。从另外一方面来说，我期望在你的冲突上面的工作会使你获得自由，让你来考虑拥有房子和做家长都是可以通过深思熟虑而被制定或拒绝的选择，而不是可怕的、不能企及的可能。你们两个都拒绝从你们的父母那里继承来的婚姻模型，而在阻止你们超越那个模型去发展这方面，你们需要帮助。"我总结说，"为避免焦虑和侵略，你们每个人都在阻碍对方的发展。这在伴侣治疗中会得到强调，而在伴侣治疗中，也会对个体对所分享的这种阻碍作出的那个部分进行工作，但也许不会达到伊维斯需要的程度。"

之后我继续到第三个层次。

个体

我很清楚地认识到他们每个人都有个体的问题，这些问题妨碍了他们像一个解决现实和责任问题的成年人一样去感受。西尔玛在个别治疗时已经强调了这些，而且已经在放弃自杀倾向问题上取得了相当大的进步。然而，她的个体治疗停滞不前，因为除非进行伴侣关系的治疗，否则她不能把自己从乱伦的幻想中释放出来。我强烈地要求伊维斯考虑进行高强度的个别治疗，要么现在开始，要么就在之后当伴侣治疗无法充分到达他的个体所压抑的部分时。我认为由于阉割焦虑，和他自己男性认同的衰退，以及之前强度不高的治疗没能够帮助他，他会很有可能需要高强度的个别治疗。

这对伴侣选择继续和我进行伴侣治疗，将包括讨论他们的性问题。之后如果性困扰仍旧存在,我会把他们转介到性治疗那里或者我自己会同他们转化为行为的性治疗形式,然后继续伴侣治疗。伊维斯同意再好好考虑一下个别治疗的建议,而西尔玛看上去很惊奇而愉快,就好像是秘密的愿望获得了实现。

后咨询会面

作为开场白,西尔玛说伊维斯自从上次会面之后一直生气和抑郁。

"我一坐到车里,就感到了"他说,"我感觉非常难受,而且我开始通过向后退缩来折磨她。我几个小时不讲话。最后我对她说,'我就是想让你不好过。'之后我走开,开始哭,因为之前我感觉很温暖而且充满爱意。她努力想和我谈一下这个,我说,'我不会变的。他妈的!我要保持和现在一样。如果你试得太努力,我会伤害你的。'"

我说,"你在把这些东西发泄在她身上。但是我认为你是对我发狂了,你感觉是我在要求你变化。"

"强迫我。"他反击。

"而且我感觉你非常绝望地在要求我给你指明道路。"我回答。

"哈,哈",他微笑着,承认了,"一旦我表达了我的愤怒,我自己也那么想。"之后他很生气,"我就是恨自己扇自己的耳光。我想,'哦,我们又重新来过。我不得不对付那些男人的东西。'"

立刻,他变成了那个有魅力的小丑,告诉我银行会如何拒绝承认他的身份。我指出他把愤怒变成了玩笑,而我情愿听他多讲一些他所感觉到的愤怒。

"我生西尔玛的气。我想要拿圆钉钉进她的拇指里,把她固定住。"带着试图那么做的表情,伊维斯伸出拇指,清晰地表达了他的愤怒。"我觉得在我身体内部，有一个很冷的杀手——这是个幻想——当我性兴奋的时候。我不想改变我生活中的大部分事情。我有一个小小的保护圈，如果我从里面迈出一步，我觉得不好。我愿意你、西尔玛想让我改变。"他看上去极端愤怒、冷淡、吝啬和固执，这是一种我所体验的挫败之后有力并且主动的方式，而且我相当欣赏这种方式。在他和蔼可亲的小丑状之后，这种情形的到来令人欣慰"。

西尔玛在哭，"当你变成这个样子的时候，我觉得没有希望。我很想拿这本书打你。每次我说我想要我们两个一起变化，你就缩回去，这让我非常气愤，我觉得这很令人讨厌。我对这种情况很不高兴。"她可以在表达愤怒上更加直接，这是我从前没有看到的。"我已经等了而且我并没有强迫你。我觉得你就是一个乳臭未干的小孩！"

"去你妈"，他还击，"我没有让你改变。这些期望是什么？我不会变的。这不是我他妈的本质。"

她一边哭，一边继续，"当你这么做的时候，我觉得自己被你关在外面，而且我不相信你，我就是相信你被吓坏了。我听上去对你有那么多要求，我不喜欢这样。你想让我鼓励你，你就是否认你也许想要改变。"

我说伊维斯正在把他内心的关于变化的冲突转移到我和他之间，以及他和西尔玛之间。伊维斯回答道，"我就是想说'不'，但是我确实想谈一下我们做爱的经历。"

伊维斯很好地利用了伴侣治疗来发泄他所有关于不想要治疗的抗议。所以我想他主要是对离开那个圈子、独自走出来而感到焦虑。自我独立的恐惧会伴随着固执和后退的连接方式，以及在从他所身处的相爱和给予状态中的退行一起到来，而在那种状态中，他是焦虑的。

当伊维斯和西尔玛开始谈论他们的性经历时，我意识到这点。

伊维斯不能达到高潮，但是可以告诉西尔玛他喜欢自己的阴茎如何被碰触。她高兴这么做，但是感觉被分隔开。之后，当想到可以持续20分钟的性交时，她感觉到欲望，并幻想伊维斯的阴茎碰到自己的阴道，这是一种持续的愉悦感受。伊维斯和西尔玛两个人都曾经焦虑，但是两个人都可以通过阴茎连接起来。在西尔玛的情况中，被插入的幻想与被碰触和被侮辱的幻想相比是很大的转化。但是西尔玛的原发幻想仍旧控制着伊维斯。他说他的阴茎在西尔玛的阴道内，而且他失去信心。"这是一种心理上的阻碍，"他解释说，"所以我停下来，亲了她一下。我想，'我想做一个女人而不是男人？'我开始亲吻她而不是和她做爱，这让我放松。西尔玛，你说我就像一个女人，因为当你碰我的时候，我的腿是分开的。"

"他让我苦恼，"西尔玛说，"还有我曾经不把你当男人一样对待的这个念头也同样令人难过。"

"到现在为止"，我说，"在你们把对方当成是不完全的男性或女性的幻想和你们如何生活的观念之间有一个很好的配对。但是现在事情在发生变化了，你担心如果你们不一起变化的话……"

西尔玛接过了我的话。"我们将会分手。我不想让它就此结束，而这就是我还没有提出来的原因。这样感觉安全，但是我已经感觉太受限制了。"

既然这样，这对伴侣对于治疗的阻抗从伴侣治疗中分离出来，并且通过伊维斯对进行个别治疗的勉强得以表现。当侵略性以愤怒、金钱、野心和生活目标的形式突显出来的时候，这种阻抗也集中体现在他们所聚焦的性的问题上。对于很多伴侣来说，对于治疗的阻抗是通过处理性的材料勉强表现的。伊维斯和西尔玛在治疗如此早的时期就如此清晰地表达出阻抗是不同寻常的。然而这种阻抗不仅仅是对其他材料的阻抗，而且还是他们急迫要去处理被干扰的性关系的需求的证据。他们在持续的伴侣治疗中，继续带着承诺进行。几个月以后，伊维斯和一个同事开始了精神分析性心理治疗，并在那年的年底进入精神分析。

在后继治疗中间阶段评估形式的确认和延展

在治疗的几个月之内，西尔玛和伊维斯体验了他们对于性和婚姻承诺的恐惧。这些恐惧在最尖锐时就以移情的形式出现，那时西尔玛会恐惧我将迟到、错过会面或取消会面，而伊维斯则做梦，梦到因为多刺的灌木丛挡住了车道所以不能来我的办公室。通过个别的沟通，他们告诉我他们所分享的愿望，即被我拥抱并进入我的身体，以及他们害怕我难以接近或者完全是阉割的。对移情的理解工作令他们可以更接近亲密和性。作为结束，我们展现一个中间阶段的会谈，在这个会谈中，成功的性和爱相连接，至少是有那么一刻，驱散了关于已经死亡的内部伴侣的压抑幻想。

这对伴侣谈到一个他们共同经历的美好一天。当他们回家的时候，他们很自然地做爱，虽然床上没有床单，而性爱很美妙。

"我感觉到了从未有过的激情，"西尔玛充满热情地说。"伊维斯碰触我的阴蒂这让我很兴奋，但是兴奋主要来自于亲吻和碰触他的阴茎。当他进入的时候，我像往常一样很不舒服，但是当我要他慢下来的时候他可以慢下来，然后我就感觉非常好。我非常享受那种激情，还有他停下来和开始的方式。"

"嗯，我需要记住慢下来，比慢还要再慢一些。没问题，我也非常享受。之后我有一个有趣的体验：我想到说'我爱你'……"

"你有吗？"西尔玛散发出光芒。"我不记得那个了。"

"是的，我想过的，但是我说不出来。哦，我第二天说了——而且这就是我感觉到的——但是在那个时候我就是不能，就好像是由于后果的关系，说出来就很可怕。"

我重复了一次伊维斯所有爱的感觉以及被这种感觉所惊吓。"由于什么样的后果？"我问。伊维斯纠正我，"不是，我没有那种感觉，我只是那样想了。我感觉到的是有些东西缺失了，那个在脑子里出来的想法'我爱你'将会把那个空隙填满。你看，性和爱在我头脑里并不是在一起的。"

我回答，"我相信你把它变成了一个想法，因为你害怕去感觉它。第二天你确实想到了它、说了出来并感觉到它，当它不是被躯体的感觉所放大的时候。所以，回到后果的问题上来。"

伊维斯立刻回答，"我中圈套了。它会有某种含义：爱、婚姻、家庭——要求、要求、要求。我忽然想到另外一个想法——我父亲的建议。他的性对话是：'我假设你已经注意到男人和女人长得不一样？'就是这样！之后他说，'伊维斯，女人将会发现你有魅力，不要让她们的钩子把你勾住。"

"就在那一刻，他用自己的钩子勾住了你。"我用一种比我估计得有力得多的方式说。"自从那以后，你就遵循着那条线生活。"伊维斯看上去吃了一惊。西尔玛看上去非常聚精会神。

"我的评论击中了你，力量相当重"我说。

"是的，确实如此。"伊维斯说。"我一直被那个建议所控制。我想他感觉中了他自己婚姻的圈套。"

"你一直都是遵照他的建议生活的，或者你是代表他生活的。"我说。

"哦"，他叹了一口气。在很长的停顿之后，他说，"我真的被击中了。代表他，不被圈套所困。有一个传闻——不，我想说一段记忆——妈妈说如果不是为了苏茜那个错误，他们就离婚了。这让我想起了那个梦，梦里面的女人抽着雪茄走开，说：'如果这个家庭分开了，别责怪我。'"

我说，"如果苏茜，在你之后的那个孩子，令他们在一起，会不会让你觉得焦虑，因为你会是让他们分开的原因？"

"如果不是因为我是他们最喜欢的孩子，就会是那样。"伊维斯重新加入到谈话中来。突然他抱住了自己的头。

"哦，多么好的一个掩盖啊！"

"说到掩盖"，西尔玛补充说，"我曾经想过我想要结婚而且有一个房子，但是伊维斯8年都不想和我结婚，而且仍旧不买房子，所以在这个关系中一定有适合我的地方。对我来说，婚姻意味着毁灭。我的父母在杀死对方。伊维斯父亲的线是'不要让她的钩子钩住你。'我母亲的线是'你不能靠着爱生活。'但是我感觉我真的结婚了。我从来不会有任何外遇，我很希望我的婚姻对孩子来说是好的，但是我就是无法那样想象。"

西尔玛和伊维斯两个都想要一个和他们的父母关系所不同的爱情关系。他们担心如果他们有了一个房子或孩子，那他们将会重新创造出他们父母的婚姻。他们不能够享受性，是因为性交带来了重新创造出已经死亡的内部伴侣的幻想。西尔玛担心伊维斯将永远不会给她她所想要但是恐惧的承诺，伊维斯担心女人将会用钩子钩住他，然后把他和她捆绑起来。在他的幻想中，钩子存在于阴道里，它们将会占有并且毁坏阴茎。伊维斯的幻想出现在移情中，即他对那些挡在我车道上带刺的灌木丛产生恐惧，而一旦对伊维斯的幻想做工作，这对伴侣就可以带着愉悦做爱。这就提供了一个治愈的体验，帮助他们从已死亡的内部伴侣的掌控中解脱出来。

第六章
伴侣治疗的技巧

客体关系伴侣治疗是一种基于技巧原则上的工作方式,这些技巧原则是由客体关系理论应用于二元情境(dyad)的小团体过程和心理性发展所决定的。我们的焦点是在关系上。我们主要通过注意伴侣和我们打交道的方式来观察它,但也会去注意配偶如何同对方互动。我们不仅关注他们结合的意识方面,而且也关注在伴侣的无意识中,通过交互性投射性认同过程而运作的内部客体关系。

为保持这个焦点,我们的技巧使用无方向性倾听来引导无意识主题出现,继而引导情绪出现,分析伴侣两个人提供的梦和幻想的材料及联想,并研究每个配偶的家庭历史,因为这种历史同当下的伴侣关系相关联。我们指出倾向于再次发生的互动模式,并寻找驱动这些重复循环的无意识力量,逐渐对这些重复循环的防御方面感到熟悉。我们一遍一遍这样做,覆盖相同的土地,袭击进入被防御的领地,这些领地会在伴侣的移情激发出反移情的反应时变得特别容易进入,此时,我们能够意识到伴侣的脆弱性。当信任建立起来的时候,我们能够帮助伴侣们领会到并面对在防御之后的无名焦虑。我们的帮助以解释阻抗、防御和冲突的形式出现,这些阻抗、防御和冲突被概念化为通过无意识的客体关系系统来运作,而无意识的客体关系系统会支持或者破坏婚姻。在反移情的新陈代谢之后,这些解释才会被给予发生。解释会引导出洞察力,而这种洞察会在伴侣的无意识客体关系中产生变化,或者导致对无意识冲突增加的阻抗。当我们修通婚姻的防御结构,直到它不再干扰伴侣,令他们可以把彼此作为生活的伙伴,相互爱对方,结合好和坏的两面,并可以通过婚姻的发展生命周期来自由发展并建设亲密感和性的关系，而贯穿整个过程，进步和衰退会在循环中不断超过对方。

在实践中这都意味着什么？我们的技巧可以通过它的组成部分来研究，如表6-1所总结的那样。

表 6-1 客体关系伴侣治疗的任务

1. 设置框架
2. 保持中立的位置和参与公平（involved impartiality）
3. 创造心理空间
4. 使用治疗师的自体：负性能力
5. 移情和反移情
6. 解释防御、焦虑、幻想以及内部客体关系：因为的句式
7. 修通（work through）
8. 结束

客体关系伴侣治疗的任务

设置框架

我们第一个要优先处理的问题是为治疗设置框架（Langs，1976）。这提供了"一个安全和连续的环境，在这个环境中，高度敏感和隐私的感觉与幻想可以被表达和研究，而不会受到所恐惧的后果发生的威胁"（Zinner，1989, in J.Scharff，1989, p.321）。伴侣努力要冲破框架来实现无意识愿望，但是他们的努力却在坚持设置的咨询师那里受到挫折。这种冲突为咨询带来了分隔开婚姻的种种问题。

框架是如何首先被设置起来的呢？是通过明确安排和坚持所同意的治疗形式。例如，我们给一对伴侣一种推荐或者一种治疗形式的选择，然后通过双方同意来确立一个计划。之后我们向其解释对这个计划的坚持政策，除非未来的经历指示出一种转变，而这种转变也只有在深入讨论和双方同意的基础上才能得到承认。所以框架是被确立的，但是保持灵活性。

之后我们勾勒出其他的政策，如费用、休假和付账。付账是在每个月的月末进行，在每个月的 10 号之前收到伴侣的支票。我们这样做是因为它帮助我们记住账单呈递的时间，而且聚焦于伴侣是如何处理被承诺的财务方面的。我们售出我们的时间，并不只是通过服务的项目，而是长期的承诺，所以我们期望伴侣们能按照所计划的那样如约前来。如果他们不得不缺席，在这个星期之内，我们愿意来重新定时间，但是如果不能，我们就会坚持让他们来为时间负责。不像我们的家庭工作，在那样的工作中，我们和一个家庭见面，而一个家庭成员可能会不在现场，在伴侣治疗中，除非伴侣两个人都在场，否则我们不工作。突然与一个配偶进行个别治疗会对治疗师的中立和帮助这对伴侣的能力造成威胁。当然，保持着灵活的框架，个别会面可以按照计划和双方同意来定时间，但是不能够被当做治疗缺席的填充物来安排。

在从评估到治疗移动的时候，伴侣会被给到机会，去接受框架或者接受转介到另一个条件看上去更好的治疗师那里。这里是此种情况的一个例子。

> 梅尔维尔先生和夫人两个人都曾经进行过个别治疗，现在想要和我 [J.S.S] 进行婚姻治疗的工作。他是一个成功的组织顾问，他热爱自己的工作、享受食物、运动和性，自我感觉极佳，除了在婚姻中，他感觉自己不被爱。她是一个很好的居家主妇，三个小孩子的母亲，经营着珠宝生意。她感觉精疲力竭，一事无成，并且对性提不起兴趣。两个人都有过度消费的倾向，因此短期资金流短缺的问题除了给他们的婚姻带来压力，还带来财务的压力。
>
> 我告诉他们我的费用，他们表示可以接受。他们对于我的付款时间表没有异议，但是对于支付错过的会面却有不同意见。
>
> "你是想说这也将应用于我的商务旅行？"梅尔维尔先生问。
>
> "如果是在那周之内并且我的能力也许可，我乐意来重新安排时间。"我答道，"但是当我不能那么做的时候，我就不得不要你来

为时间负责,如果我们将按照我推荐的方式每周见面,而且我们都同意的话。"

"但是我非常守时,从来不会错过一次约会。"他抗议说,"我之前的治疗师会告诉你这些,而且她从来不要求我付费,因为她知道我不是在付诸行动。这种商务旅行在我的控制之外。"

梅尔维尔夫人所关心的问题是不同的。"如果你在休假,我是不是也要休假呢?你什么时候离开呢?"她很想知道。我想她对于和我的计划捆绑在一起感到不满,但是我并没有说出我的想法,而是回答了她的问题。

"我一般会在8月份休三个星期的假,有时在圣诞节一次,有时在三月末一次。"我回答道。

"哦,太好了!"她惊叹道,"这也是我的做法,所以不是问题。对他来讲,旅行更不成问题。"

我说,"我注意到你们对我的规矩反应不同。你,梅尔维尔先生,感觉既然你是个好的、负责任的人,你就不应该被要求付费,因为这对你来说感觉好像是受惩罚,而且是对你价值的否认。你,梅尔维尔夫人,对被困在和我的关系中感到害怕。我假设这些感觉也会在你们处理婚姻承诺时,出现在你们中间。"

"哦,是的。"梅尔维尔夫人接过我的话音很急地回答,"我觉得困在婚姻中太深了。我需要自己的空间,特别是我自己的钱,但是他感觉被那些所惩罚。"

"我当然这么感觉。"梅尔维尔先生说,"你的第一个丈夫让你感觉到贫困,这让我感觉受到惩罚。我不是那样的。我坚持和你分享我的遗产,虽然你坚持你的遗产要直接给孩子们。""那是真的。"她同意,"你对你的第一个妻子很公平,但你就是不理解想到要把我们账户合并起来我感觉多古怪。我感觉我在失去我自己,我再也不愿意感觉财政上和情感上的缺乏,就像在我的第一次婚姻破裂时我所经历的一样。"

"我经历过离婚，而且如果再次发生离婚，我会把所有的东西都给她，但是我仍旧知道我还是可以再重新来过。"他说。

她说，"但是我很害怕，我不能。"

他说，"但是我不是你的第一个丈夫。"

梅尔维尔夫人很安静地说，"你就是不知道对于失去我自己，我是多么害怕。"

在早期对于框架的移情反应中，梅尔维尔夫妇揭示出他们的最根本的问题。他的自我价值是和他的收入能力联结在一起的，而不是和被爱联结，因为前者比后者更可靠。他积极自动地为她提供生活所需并没有减轻她的不安全感，因为这强调了他对于她的独立和对爱的抵御。怎么可能会有人如此自信地了解她对于依赖的恐惧和对于走投无路的害怕呢？一个如此慷慨的人怎么会和一个对她而言他的慷慨没有任何意义的人结婚呢？答案一定存在于他们对于给予他的好的、丰富的、滋养的、经历充沛的乳房（他们两个都和他父亲有特殊的经历，这是我后面知道的），以及对被他们注入到她身上的贫困所耗尽的、干瘪的、没有补给的乳房（从他们共享的母亲的观点中得来的形象）的交互性投射性认同中。作为期待被付钱的治疗师，我是那个他们不得不以伙伴的方式来参与补给的乳房，也是一种威胁到他们的希望，这对他们每个人来说都不同，而对两个人来说则反映了他们的客体关系群。

倾听无意识

在意识层面，我们倾听伴侣说的话，哪一个配偶在说什么，以什么样的顺序，并带着什么样的情绪。我们努力地仔细倾听沉默和身体姿态的非语言沟通。但是这种仔细倾听并不像我们的描述听上去那么有意识的全神贯注。相反，我们经历一种思想的游离状态，在一个程度上的互动，甚至是提出问题然后听答案，在另一个程度上则不去专门地听任何事。弗洛伊德（Freud，1912b）把这种状态描述为"均匀注意"，治疗师转变"他自己的无意识，就像是一个传输患者无意识的接受器官一样"（pp.111-115）。我们在最深的沟通层次上收听伴侣的无意识信号，这些信号向我们发射，它们是从联想和沉默中浮现的主题，经由梦和幻想而放大，并以反移情体验的形式在治疗师的无意识中共振。从这样的体验中，我们能够分享并重构伴侣的无意识客体关系。

中立位置

我们保持中立的位置，对一个或另外一个配偶，对生活方式，或者对治疗结果没有倾向性。我们的注意力均匀地分布在每个配偶的心理维度，他们的人际过程，和他们同我们的互动中。虽然我们把婚姻当做是一种制度而重视，但我们对于婚姻的持续或者离婚不存偏见。我们在成长和发展的可能性上与伴侣一起工作，但不想在伴侣的成就上投入工作。我们坚持一种被描述为"参与公平"（involved impartiality）（Stierlin, 1977）的态度，任何一种从那种态度方向上的偏离对每个伴侣而言都是独一无二的。从回顾施加在我们身上每种特殊的牵引力量，我们了解到伴侣的无意识客体关系。

创造心理空间

这种和一个人的经历工作的意愿展示出重视过程和回顾的态度。它提供给伴侣一种自体检验和私人分享的模型，并创造出了伴侣可以移动进入的心理空间，并在那里发展出成长的可能。

我们提供一种治疗环境，在那个环境中，伴侣可以体验这种环境同治疗师的关系。我们治疗的姿态来自于两种概念的结合：比昂（Bion, 1962）的容器－内容物的概念（container-contained）和温尼科特（Winnicott, 1960a）抱持性环境的概念，他们观点的不同之处已在第三章有所阐述。在这里，我们直接来呈现我们对这两种观点的结合。同治疗师的关系创造出一个过渡空间，在这个空间中，伴侣可以描绘、反映它当下的运行方式，学习并改造它的投射认同系统，并创造出一种新的存在方式。通过临床体验、培训、督导和大量的个别心理治疗或心理分析，治疗师发展出一种抱持的能力，通过包容来承受无意识材料出现时的焦虑和情绪，并通过内部投射性认同的过程来改造它。治疗师把这种能力贡献到心理空间中，心理空间因此被转换成扩大的可以来理解的心理空间。然后伴侣接受这个空间，并在其中的关系中，获得处理当下和未来的焦虑的能力。一旦这些发生，实际的治疗关系就可以终止，因为治疗的功能已经被内化了。

自体的应用

很清楚地，治疗师自体的应用对我们的技巧来说，处在重要的中央位置。学习应用这种我们自己的方式，要求一种从经验中学习的开放态度，以及培训和督导的滋养。在临床的设置中完全使用自体，我们需要在心理分析或大量的心理治疗，包括伴侣或家庭治疗中，获得理解我们自己家庭的历史和客体关系的私人经验，即使我们的隐私生活并不主动要求那些分析或治疗。这提供了治疗师自我认知的必须基础，来校准自体成为一个诊断和治疗的工具。它持续的精炼是一个终生的任务，主要是通过在临床情境和与同事讨论的过程与回顾，以及教学和写作来完成的。

负性能力

一旦治疗师的自体清理好，可以作为一种接收的设备和一个可以容纳伴侣经历的空间，治疗师就可以了解到伴侣的无意识，而不需要主动去探寻了解，努力找到观察领域的歪曲。相反，我们推荐一种没有方向的、没有聚焦的接收态度，这种态度被最恰当地描述成负性能力，这个词汇是诗人济慈（Keats）发明的，用来形容莎士比亚作为一个诗人的，可以在"在不确定、神秘的、怀疑中存在，而不急于谋求事实和原因"的能力（Murray, 1955, P.261）。比昂（Bion, 1970）延伸了济慈的词汇，要求治疗师"在自己身上施加一种避开欲望记忆的正面纪律"，(p.31)，就是说，放弃要去了解和强加意义的需求。然而，负性能力是一种理想状态，我们并不急于提倡达到那种状态。相反，它是一种要投入进去的状态，最佳的获得方式是不干涉太多和允许理解从我们自己的经验中发生。

移情和反移情

负性能力培养了我们应对伴侣移情的能力。移情引起了在我们的反移情当中出现的意见、感觉或行为。就像海曼（Heimann, 1950）所指出的，"治疗师的反移情是一种到达来访者无意识的工具"（p.81）。分析师一定要重视和研究他（她）的反移情，因为"在他内部被激发的情绪比他（她）的推理更接近事情的中心"（P.82）。这种对于反移情的详细解释强调了对于正常的反移情及其偏离思想的理解，而非强调治疗师反应的病理学含义。

在心理分析、心理治疗和伴侣与家庭治疗中，研究我们对于无意识材料的反应，我们发现我们的反移情经验倾向于分成两类，同两种类型的移情有关联。这两种类型的移情分别是背景性移情和聚焦移情（Shcarff and Shcarff, 1987）。

背景性反移情是指治疗师对于来访者的背景性移情的反应，也就是来访者对于治疗环境的反应，通过对治疗框架的态度、总体的无意识阻抗，特殊的意识感觉，以及对治疗师作为一个提供抱持性情境的客体的态度来显现。

聚焦反移情是对于聚焦移情的反应，也就是来访者把治疗师当做是亲密连接的客体，将反应转移到治疗师身上的感觉。通常，背景性移情－反移情在个别治疗的开始和结束阶段，以及家庭治疗的整个过程中占支配地位。在伴侣治疗中，快速的摆动经常出现在这两极当中。

朗达·克拉克夫人，一个个子很高、体型很大的女人，一头勃艮第酒红色成锥形的短发，在她的丈夫面前咆哮。她的丈夫，克拉克医生，一个个子很矮的、圆脸、相貌和气的男人。虽然已经50岁了，她却穿着样式很显眼的黑皮短裤和缀满装饰钉的夹克，并把夹克扔到沙发上。他则温顺地把自己的羊皮外衣放下，期待地看着她，他的眼镜是那种传统的有边框的眼镜，但却是出人意料的明亮紫色，我想，这对于一个外科医生是很奇怪的选择。她则放射着敌意，拒绝说话。

我问他们是否在等我来开始。他说她今天差点不能来。

我说，"怎么会呢？你，克拉克夫人，是那个给我打电话并定下安排的人。"

"我气疯了，今天，对他，这个大人物，上帝医生。你不是上帝！

我就是想'有什么用呢？'他总是指责和轻视我。他的护士不尊重我，他说，那是胡说。她们看上去不尊重我，因为他不尊重我。"

"唉，你在半个小时之内，打电话给外科中心三次，她们就变得很警惕了。"他回答道。"我确实责备她这么容易被激怒，让我们的生活和我的办公室一团糟。我所要的一切就是一个快乐的环境，有体面的性生活并且没有混乱。我的朋友认为我应该离开，但是我想要为了孩子们留下。最小的那个孩子还要四年才能念完高中。"

"他就是自私。为什么当他拒绝我的时候，我还要在性上满足他？我是一个好人。我有朋友，都是他不好，把所有的屎都泼在我的身上，让我听上去像一个大傻瓜。"

我感觉对克拉克夫人有一些反感。我想她看上去或她的行为实在不像一个医生的妻子，我对自己的念头感到有些惭愧，我同情这个外表平静、通情达理而且要求甚少的医生。但是从经验看来，这些想法并不是一种观点，只是一个暂时的反应，并不针对她，而是把他们作为一对伴侣来看。当这对伴侣跨越界限进入到治疗空间中来的时候，由于某种原因，克拉克夫人看上去专横、令人困扰而且粗鲁。

我说，"我看得出，克拉克夫人，你感觉治疗不会有用，所以非常生气，但是我想也许你对治疗的结果也感到焦虑吧？"

"是的"，克拉克医生回答，"她总是用这种焦虑的方式行动。"

我说，"克拉克夫人是唯一一个焦虑的人吗，或者你也有问题？"

"不，我不焦虑，但是，是的，我确实有问题。我想要了解你是在哪儿上的学。"

我告诉他我的职业背景，他很高兴地知道我是 1967 年从医科学校毕业的。他曾经认为我是一个心理学家（他不喜欢）并且我看上去太年轻。我作为被认证的精神科医师已经工作了 15 年，对此他感到欣慰。

我说我很高兴听到他的担心，因为直到那一刻，事情表现得就好像是克拉克夫人是那个对治疗没用没有感觉的人。我说我有一种印象，即她通过生气来表达自己的焦虑，而他则通过她来表达。现在，很有效地，他承认了自己的焦虑。他们两个由于各自的原因并且用他们各自的方式来对治疗和他们的婚姻感到焦虑。

在我的反移情当中，我体验到了一种从"参与公平"（Stierlin，1977）的偏离，并且意识到克拉克夫人表达了一种对于作为医生的我（和她的丈夫是同一种职业）的聚焦移情，那是一种对于伴侣所分享的背景性移情，即在治疗情境中的不信任的掩盖。我的任务是和他们强调背景性移情，让医生和克拉克夫人作为一对伴侣，可以改造他们对于开始治疗的勉强。

在一个评估面试中，我们不会故意聚焦于个别移情的细节。确实，它们会贯穿整个婚姻治疗中保持对于共享的移情的从属地位，但更经常发生的是，它们不时地出现。然而这个例子说明的是另外一个观点，这个观点对我们对聚焦移情的反应有帮助，也就是拉克尔（Racker）的协调性和补充性移情。

拉克尔（Racker，1968）把反移情描述成一种基本的条件，即接收来访者的投射并容忍它们在他的内部作为投射性认同而存在。在治疗师用自己的经验来处理和回顾之前，他对于投射的接收是无意识的，超出他的认识之外。在拉克尔的观点中，反移情是理解来访者内部世界的基本方法，这也是我们分享的看法。

拉克尔进一步指出，治疗师可能会和来访者的自体或客体的部分认同。和来访者的自体认同，他称之为一致性认同，和客体认同被称为互补性认同。作为婚姻治疗师，我们现在可以把治疗任务当做接收和澄清与伴侣的自体或客体的投射性认同，继而对发生这些的人际间情况进行分析。

在同克拉克夫妇的见面中，克拉克夫人把我当成是侮辱和拒绝的客体，就像是她投射进她丈夫中的客体一样，并且在我内部引发了一种不欢迎的意识状态，在此状态中，我对她感到轻蔑。我的反移情是对她的客体的一个互补性认同。克拉克大夫把我当成是毁坏名誉客体（denigrated object），就好像他投射进他妻子的客体一样，然后把我转变成他自己的一部分，英明的医师。对于他来说，我的反移情是一种和他自己部分的一致性认同。我没有体验到和他的毁坏名誉的客体的认同，也许因为我作为医师的身份保护了我，但是更有可能是因为我进入了一个内部过程，在此过程中，克拉克医生用他的理想客体来压抑他的拒绝客体，而在这个评估阶段，他把拒绝客体分裂开来，相比把拒绝客体投射进我，他可以更容易地把拒绝客体投射进克拉克夫人。

在中间阶段早期对于亲密感的防御和焦虑的解释

亚伦和菲利斯·罗宾森是一对看上去很相配的黑人夫妇，两个人都是商业白领，当他们快要离婚的时候来咨询我 [J.S.S]。他们拥有满意的婚姻已达 10 年——直到亚伦 16 岁的女儿苏茜搬来和他们同住。菲利斯照顾他们共同拥有的家庭，亚伦对此没有多少不满，而他们的两个岁数尚小的儿子和女儿也很听话。菲利斯觉得亚伦支持她去做一个有效率的母亲角色，她把家里整理得井井有条，而且在事业上是一个成功的股票经纪人。她觉得被他和依赖她的孩子们所爱，她的自尊状态良好，因为和她的母亲相比，她是一个好得多的母亲。

但是当苏茜搬过来住以后，麻烦开始了。对于什么对苏茜才是适当的这种问题，菲利斯有很坚定的想法，而形成对比的是，亚伦却极端纵容。于是，菲利斯成为了苏茜的憎恶对象。亚伦认为没有必要限制，而且他的确在菲利斯和苏茜之间没看到任何问题。菲利斯对亚伦变得越来越愤怒。他很坚韧地忍受这种情形，只偶尔面对这个问题。然后他就会说菲利斯眼光短浅和糟糕，因为她正在把她的嫉妒付诸行动并且"让他的孩子痛苦"。她对于那些在她自尊上的攻击感到愤怒，而且再也没有恢复过来。

他们去看了一个家庭咨询师，咨询师证实了16岁的孩子需要的限制，所以支持菲利斯的观点，并就取得亚伦的合作进行工作。亚伦转变了，在短期之内，他的女儿行为表现良好，而且菲利斯可以享受她的陪伴。到这一天，也就是他们婚姻的十年之后，菲利斯享受到她来访的乐趣。

这看上去是一个引人入胜的治疗成功。我问亚伦，他怎么样概念化这令人惊讶的转变。他说一旦治疗师把整个情况搞清楚，他就只是告诉他的女儿，"你做菲利斯让你做的事，否则你就出去。"但是菲利斯对于亚伦忽视她请求的愤怒在那个时候仍旧存在。虽然她仍旧享受和亚伦的性爱，菲利斯有几年在情感上出轨，这是对她感觉亚伦有几年也对她不忠的补偿。家庭咨询师用一种很有用的移走那些症状的处方，来治疗了家庭症状和它在这对夫妻身上的效果。但是她做得太快了，以至于婚姻中那些潜在的问题没有被认识到。聚焦在一个问题孩子身上对于亲密感问题的防御没有被强调出来，所以这个问题在他们第二次的治疗机会中再次出现。

亚伦最后通牒的力量，"做菲利斯让你做的事，否则你就出去"提示我，他自己就是在之前的十年中，按照同样的规则生活的。然而，在那时他开始挑战菲利斯的规矩，他表达出对于处理孩子问题的另外一种方法——这样做的后果可想而知。现在他们和苏茜曾经有过的同样的问题又出现在他们共有的15岁的大女儿身上。因为没有对他们的不同之处做任何工作，他们没有发展出一种共享的养育孩子的方法。现在亚伦在挑战菲利斯，他们对找到做所有事情的正确方法争吵不停，但是其他事情都不像争吵如何养育孩子这样令人痛苦。

菲利斯继续给出一个例子，但是却不是有关那个问题女儿的，而是他们11岁的儿子。他曾经在餐桌上问,"如果我带一个女孩出去约会,这是可以的吗?"菲利斯马上告诉他这是不合适的,因为他岁数还太小。亚伦立刻反对,"如果你想要带一个女孩去看电影,那是可以的,我会开车送你去。"菲利斯告诉我,她觉得自己的力量被亚伦暗地里削弱了。亚伦说他之所以说话,是因为他觉得菲利斯没有帮助到儿子的社会发展。我说我认为任何一种立场都可以被辩护,但是问题是他们没有通过讨论达成共享立场,来应对他们对11岁儿子正在萌芽的社会独立性的焦虑。

菲利斯一整天对我都极端愤怒。她感觉我不随和而且充满控制,但是让我惊讶的是,菲利斯令人赞扬地说,当她忽然意识到不是我正在做的事情,而是她带到这次会面中的东西的时候,她都不得不笑了。

"我对你所说的事情感到生气,但是那些话可以从我自己的嘴里说出来。"她惊呼道。

我意识到菲利斯正在移情中看我,就像亚伦在移情中看她,而我正在推测这种投射性移情的起源并欣赏她的洞察。

菲利斯返回到她的论点上。"我不认为每个决定都需要有一个你所提议的会议,沙夫医生。我不认为一个11岁孩子的约会是个可以讨论的题目,这就好像是一个孩子问,'我能把我的手砍掉吗?'我就说'我会去问你的父亲。'"

我有三种反应。我对不清楚一个11岁孩子的社会发展而感到羞愧。当我意识到他们来寻求帮助不是为了孩子的养育问题,而是为婚姻问题的时候,我感觉自己参与到他们孩子的斗争中去显得眼光短浅。我的第三个反应是关于约会的想法,约会意味着独立和亲密感,这也意味着严重的破坏与丧失。也许菲利斯感觉她需要她的儿子和她靠近,而且不能够面对和他分开。也许亚伦,在希望协助他儿子约会的同时,也在提供开车而和儿子靠得更近一些,或者可能代替地和亲密感的问题离得近一些。我也在想,是否约会成为性所导致的丧失的信号,但是也许不是那样,因为对他们来说,性相对来说没有什么冲突。所以我得出结论,他们所谈到的性被从亲密感中切断的丧失存在于关系的其他方面。

我说,"我不是真的在谈论一个11岁的孩子是否应该约会。我把你带到坚持另外一种立场的结果上,不要把它们混为一谈。"

在这里,我面质他们用一个孩子进行的防御,并描画出他们对于亲密感的冲突。亚伦说,"我在生活的每个方面都觉得被束缚得死死的。我根本不能说出我的感受,因为菲利斯是那么脆弱。"

菲利斯说,"我不想这样生活。我们现在在讨论我们同意的事情。这些模式是恶毒的,它们在杀死我们两个。我们不能分享自己的工作,因为我们每个人都在指导对方要怎么与它作对,我们甚至会争论如何往杂货店的购物袋里放东西。我说把薯条放在上面,他说把重的东西也一块放。我说,'好吧,按照你自己的方式做——你会拿到挤得粉碎的薯条!'"

我对他们说,"虽然你们争论什么才是正确的方式,你们实际上是在分享一种假设,即有一种正确的方式,而且如果你不正确地做,事情会变得粉碎。"

菲利斯说:"我把婚姻当成是一种破碎的无法被修补的东西,它是不能复原的。当事情变得让人痛苦的时候,我就离开。我现在正努力放弃那个念头。但是我不得不离开一次,和我的家庭离得远远的。我的妈妈是一个可怕的、干扰他人的人,而且我不快乐。为逃脱那些,我变得完美,成为一个成就超过预期的人。我很骄傲自己可以超越那种黑暗的背景而成功。我费了很多的努力不要像她那样邪恶,在所有这些努力完成之后,亚伦对我说我目光短浅而且邪恶,我觉得受到了非常大的威胁。我觉得真是大错特错,永远不要把我和她比较!"

现在我理解了自己感觉卑微和一无是处的反移情反应，因为我在反应着和菲利斯内部婚姻客体的互补性认同，还有同一时间发生的和菲利斯最压抑的她自体部分的协调性认同。应用菲利斯提出的解释，我可以做出一种结合她的话和我的反移情的解释。

我的解释说明了"因为句式"的应用（Ezriel，1952）。以色瑞尔（Ezriel）提到移情包括三个方面：(1) 一段所要求的关系，用来抵御 (2) 一段需要消除的关系，而两种关系对于 (3) 不幸来说都更为可取。我们发现在伴侣治疗中跟随他的解释模型非常有用，因为它把要消除的关系作为焦虑和防御带入到焦点中来。

我对菲利斯说，"现在我可以看到你从亚伦那里缩了回来，因为你希望保持你们的关系，就像在过去的和谐的婚姻，以及现在偶尔有愉快的性生活之后的那样。你在努力保护你自己和他，努力变得不要像那个生气的、干扰的并破坏关系的母亲那样可怕，否则就要面对不幸，不得不离开婚姻来把那部分的你抛在后面。"

亚伦还没有告诉我关于他自己的足够多的材料，来让我完成这个图画。很明显，菲利斯仍旧在使用投射，并为了让自己变得不可怕而在婚姻中过度使用投射。亚伦觉得像一个孩子一样被束缚，发现她的控制就是可怕的。在多数情况下，除了在没有理性的争斗中，他会克制自己的愤怒或者批评情绪，他也压抑了他的温暖的爱的感觉，除了在他和菲利斯做爱的时候。

在这个例子中，性的兴奋客体关系是"所要求的"关系，被用来压抑"需要消除"的拒绝客体群。亚伦有意识地压抑所感觉到的对菲利斯的拒绝，而菲利斯渴望得到反馈和情感的投入。亚伦最终爆发了对她的反抗，这导致她对他的注意、赞成和爱情变本加厉的追逐。需要消除的关系的出现释放了兴奋客体群的能量，因为它不再需要被压抑。当菲利斯从亚伦那里无法得到她所希望的东西的时候，她就压抑了她的愿望并且退缩。

115

现在拒绝的客体关系系统在压抑兴奋的系统,而当这些情况发生的时候,她表现得对亚伦很生气,于是他就退缩了。这个循环不断继续——他们对于亲密感的需求防御了他们的交互性投射性认同,同时也被这种认同所挫败。我看得到这种模式,但是却要等待从他那里出现的更多客体关系信息来澄清他所投入的部分。顺便说一下,我们不能总是可以在解释中达到相同的深度或者精确性,但是"因为从句"作为一种干预手段仍旧是有效的,当我们向理解靠近的时候,我们可以用这个从句来要求家庭的参与。

在中期同幻想和内部客体关系工作

与其在评估中应用一个家谱图,告诉伴侣们他们同自己的原生家庭之间的关系如何,我们宁愿通过对客体关系历史的关注,在充满情感的治疗瞬间来等待一段内部客体的鲜活历史的浮现。

克拉克医生和夫人同我工作已有一年了。我们对他的很多方面都进行了工作,包括他的被动性,以及无法赢得她的崇拜,无法让她把他当做一个成功的、有上进心同时又体贴的男人看待,还有他的把她和那些外科中心的护士比较从而贬低她的这种行为。我们也对她进行了工作,包括她激动的喋喋不休和暴怒的行为,这些都令她自己被他、他的办公室同事和他的家庭所孤立,而令她感觉遭到轻视。他们顽强的防御系统并没有对解释做丝毫让步,虽然克拉克夫人已经不再是那么脾气火爆了,而在他们的防御系统中,她被分配了过失的角色,而在系统中储存了发生在伴侣中的怒气、贪婪、野心和种种恶劣糟糕的东西。我可以在她反应的量和频率的减少,以及他的轻视程度的减轻上看到她的进步,但是基本的模式仍旧存在。

他们曾经讨论过他们对于十几岁孩子性行为的担心,在解释之后,他们意识到,这种担心其实是他们对于他们自己性关系焦虑的置换转移，而这种焦虑正逐渐成为焦点。

克拉克医生胆怯地像往常一样顾左右而言他，最终还是言归正传：

"现在，谈到事情的本质"，他开始说道，"关于我的性幻想：我告诉了我的治疗师，他一直不断地想要保证它们只是幻想，但是当我谈到它们的时候，他就坐在那儿，身体在动。"他叹了口气，"我的幻想好像是虐待和谋杀。我不是整天都会想到它们，只有在做爱的时候。"他补充说，好像那并不是那么糟糕。他对朗达说，"我们说过这些的，你记得的。"

"嗯－嗯"，她说，摇了摇头，"你从没告诉过我这个。"

"好吧"，他继续说，"幻想的客体是一些对我来说很坏的女人或者是真正的淫妇。偶尔，我会用一些我喜欢的女人。"

"比方说是谁？"朗达要求道。"因为你不喜欢我认识的任何一个女人，而且你也不太喜欢我。"

"你是作为一个客体出现的。"他回答道。

我开始为朗达感到不舒服，但是亚瑟后面说的话是很大的一个安慰。

"我会在虐待场景中途转换过来，并且说，'难道把你当做是一个爱的客体来用不好吗？'"

克拉克夫人笑了。"20年前，在我结婚以前，你曾经做过真的虐待的、古怪的事情。之后我们的性生活就变得正常了，好像当你结婚的时候，就不应该做狂野的事情了。"

克拉克医生问她那么说是什么意思，他们就用嘲弄的语气分享了有关冰箱的一些怀旧的故事。我根本不知道他们在说什么，感觉自己被排除在一些快乐和秘密的事情之外。后来才知道他们在回忆用冰箱来冷冻和挤压她的乳头。

"我不把那称为虐待"，克拉克夫人说，"当我想到虐待的时候，我想到刀和枪，而这是在控制之内。"

我意识到，这是亚瑟幻想生活的一个温和表达，而朗达对亚瑟的幻想是愉快且接受的。

"哦，她比我还喜欢呢。"他下结论，"因为（a）我害怕那样做，而且（b）它不像我幻想得那么好玩，没有那么好，那么虐待，那么有杀伤力。"

"也许那就是我们为什么停下来的原因。"克拉克夫人若有所思地说。

我注意到克拉克医生在回顾他的新发现。他的声音没有了以往的迟疑，而且他看上去更加确信了。

"是的，就是这让幻想开始的。"他说，"我希望我们有更多的爱抚和亲吻，但是我们的性生活总是用一种方式进行。朗达玩我的乳头，那让我兴奋，就好像是打开了一个开关，幻想开始了。它感觉很好，我们有性交。这就是结束，我翻了个身。昨晚的幻想是和先前租房子的一个女人，她让我变得不是那么苛刻。她已经结婚了，现在有了几个孩子。为了要强奸她，我把她6岁的女儿带了进来，强迫她同意。之后我把她外婆也带了进来，那样很好，我可以逼迫她。我之后做的事情是我让她们选择，替我口交或者和我性交，她们选择了口交，因为那样比和一个疯了的强奸者性交好。"

我感觉到非常不舒服，虽然我以前也曾经听到过诸如此类的幻想。我知道伴侣两个人一块进入这种幻想非常重要。但是我很担心克拉克夫人如何来应对这个幻想。我看向她。她听得很有兴致，看上去并不难过。

克拉克医生继续说，"当我到高潮了，我就把她们都杀了。"

"怎么杀的？"朗达很想知道。

"很疯狂的，这就是我的恐惧来源的地方。我幻想就好像是那个在纽约城用斧子砍人的不说话的年轻人一样。"他转向我，说，"你会理解那种恐惧。"

朗达被排除在外而且被拒绝，她反驳道，"你说她会理解，就好像我不能。"

"她是精神病医师，她以前听过这些，她会知道在真实的性生活中，我没有那样的冲动。"他回答。

朗达讲了一句很精辟的话："她怎么知道你不会把这些付诸行动？我怎么知道？你怎么知道？因为你看上去确实非常害怕。"

我说，"没有证据表明亚瑟会把这些杀戮形式的幻想付诸行动，但是确实有证据表示他很害怕那些幻想会不听控制。我们也有证据表明你们在这场关系中，对对方有虐待的行为，不再是躯体上的，但是是情感上的。你们把那称为'拒绝'。"

"就好像是刚刚在这里发生过的。"朗达惊呼，"当然她是经过训练的，但是我也能够理解。"

"我不会那样做的。"他提醒她。

"对的"，她回答，"那是你所感觉到的。亚瑟，我觉得如释重负，不仅仅是我。所有这些年，我都在承担破坏了这个婚姻的罪名。你知道吗，我觉得非常放松。终于，在这么多年之后，他也在承担责任了，终于。"

"但是我已经告诉了你我的虐待幻想。"他说。

"你从来没有。我不是说你以前从来没有谈过你的幻想，但是你从来没有深入到你真实的自我中，从来没这么具体过。你总是说，我是这样，我是那样，总是我。现在我看到在我们婚姻中，你的幻想完全挡了路。现在我可以把强奸看成是兴奋的，但是为什么你要想出谋杀？这真令人恐惧。而且想想如果我不和你做爱，你就把女儿放在我的头上。这对我太恐怖了。"

我说，"在某种程度上来说，这个幻想的胁迫部分对你们两个都是引起性兴奋的。但是到最后，亚瑟，你对于失去控制感到恐惧，而你，朗达，你对自己的生命感到担心。"他们若有所思地点了点头。我继续说,"我们在这里不是在谈拒绝,我们在谈释放,这些是强迫的和暴力的幻想。我注意到当你谈论它们的时候,亚瑟,你非常有力量地在谈,你不再是顾左右而言他,或者不知所云了。朗达,你对亚瑟的反应似乎是带有更多敬意和同情。我想你们两个都在被这种从口头虐待的形式中所渗透出来的暴力的力量所伤害。亚瑟,你很焦虑自己会爆发并对生活造成破坏,所以你在家庭和工作中都不再坚持自己的观点。"

朗达回答道,"我从来没有考虑到他的情况会影响到他的工作。但是为什么没有病人敲门进来找他?他是一流的手外科医生。亚瑟,你一定要对此进行工作。这对你和我们都是很大的一个干扰。这对我们就像是你说的突破。"

我觉得自己倾向于同意朗达的观点。亚瑟自己保留着那些幻想的时间越长,那个真实的他就会更加恐惧被发现,于是藏在里面却要求发出声音。并且,那个真实的他通过投射进朗达来发声,而朗达认同了:通过对亚瑟的愤怒和攻击,她表达出了那种攻击。与此同时,他包容了她的类似于灾难的死亡愿望,而这个愿望根源于对一个羡慕和仇恨的兄长的早期丧失。

在中期后半段的修通

在亚瑟对自己的幻想做揭示之后的一次会面中,朗达谈到对于丈夫和她分享自己的幻想,她心存感谢。虽然在性上面对他做出反应令她有点害怕和犹豫,她却感觉和他靠近了,并且更坚定地要解决他们之间的问题。夏天临近,她要像往常一样带孩子们探望在缅因州的家庭。之前,她总是把她每年的夏季旅行当做是逃开他的责备和性要求的机会,而这个夏天,第一次,她因为他们的分离而难过。

分享幻想是一段治愈的经历。这对夫妻现在可以离开偏执-分裂位的功能特点,朝着抑郁位移动了。在抑郁位,客体的丧失是得到承认,并被担心发生的。

假期之后,克拉克医生主导了会谈,他担心在治疗所协商好的合作会谈中,我会把他的幻想告诉他的前任个人治疗师。犹豫之后,他谈到了他的恐惧,他害怕两个治疗师会同时得出他是个傻瓜的结论。朗达为了两件事生气:一是她的丈夫不知所云,二是他满脑子都是他的治疗师和我,而不介意她想谈什么。

"你从来猜不到事情是怎么样的!"她叫道,"亚瑟上个星期又准备好起床出去了。"

我解释说,亚瑟的防御在两个治疗师身上创造出了一对审判的父母形象,来取代对于自己和朗达是一对夫妻的担忧,这个解释对他一无是处。他补充说,他认为我真的会问问另一个治疗师,和他在我的办公室工作是否安全,因为我的办公室和家很近,而且我还有孩子。现在我可以更好地了解他的担忧了。因为他的谋杀幻想和我及孩子们有关,他担心我由于恐惧而停止对他的治疗,以至于失去治疗的机会。我说,我认为亚瑟很害怕会这样,但是更害怕朗达会离开他。他谈到我和另一位治疗师,并不是像他的妻子认为的那样,是"根本就不理睬她",而是因为他害怕面对那个她会离开的想法。

"你说的每一样都对他充满同情",朗达抱怨说,"这和我看到的完全不一样。他⋯⋯"她忽然停了下来,转向亚瑟,"但是你想要处理和治疗师的事情。"

"不是的",他说,"结束了,继续。"

从他的反应中,我得出结论,他的防御成功地在移情中得到了解释,我们现在可以直接对这对夫妻的问题进行工作了。

朗达继续谈论着她对事情的看法,谈到在度假时她的想法和感觉。在上一次会谈中,她收获了很多东西,这些让她整整四周不停地思索。她回顾了自己和原生家庭的连接,意识到现在她正在和亚瑟,还有孩子们一起深深植根于现在的家庭中。她感觉能够体验那种"成长"的更完整的感觉。当亚瑟在电话中和她说话时,他一点都没表现出对她的情感,甚至都没有说他想念她。她觉得受到了伤害,但是不再像以前一样勃然大怒了。她意识到从某种程度上来说,他只是心不在焉罢了。他承认他知道她在说什么,他脑子里在想着其他一些事情。我提出他没有意识到自己生气了——朗达把他一个人丢下那么久——他就用令朗达伤心的办法来应对自己的感觉。

"对于她在缅因州,我有点生气,生活变得很无聊,无所事事。"亚瑟承认。

"他就把我砍死了。"朗达说。

我说,"嗯,又出现了杀死人的幻想了。"

"是的",朗达回答,"你明白了吗?亚瑟?你知道,我们为什么会在度假这件事上争论起来,是因为他和我讨论的时候,样子就好像是'我就在了,朗达!你能怎么样?'他意识不到一个女人想要和别人说话,或者他根本不愿意做爱。他说,只有当争论得疯狂了的时候,我们的性爱才美妙。这并不是由于我们在争论,而是由于在争论的时候,你是很直接的、诚实的,跟我讲话并且听我说话。于是那个时候我就感觉和你很近,然后我就可以把我自己 100% 给你。"朗达继续说,印证了我所看到的,"过去的这两个星期,我可以体会到成长的感觉,虽然他轻视我,但我没有继续停留在那个渺小感觉的世界里了。就像他回家来说,'为什么空调没打开?你知不知道外面有 30 多度啊?'我没有觉得要为自己辩护,或者感觉渺小和可憎。我没往心里去。我只是说,'天气很好,我很享受这里的新鲜空气和清风。'这对我是一个很大的变化。"

亚瑟揭示了他的谋杀幻想,释放了朗达的成长能力,这就确认了他在幻想中所表达的那些无意识的投射性认同,虽然发生作用时悄无声息,但是却对她极有杀伤力,并且扼杀了她的成长能力。

修通

当我们把压抑一层层剥掉的时候，我们所遭遇到的阻抗就会逐层增加。有的时候，感觉就好像是我们走得越远，就越被落在后面。这对伴侣在承受着客体关系的防御系统带来的痛苦，而他们的客体关系在婚姻系统里交互地以幼稚的方式彼此满足着。除非在系统内部，可以出现更成熟形式的满足，否则它就会拒绝改变。弗洛伊德（1914）用修通来表示治疗的努力，即不停地连续地对阻抗和冲突进行工作。在这个阶段的会谈会觉得沉重、缓慢、费力、重复和沉闷，缺乏灵感。清晰度零零散散地显现，直到一天看上去整个工作几乎完成了。

结案

在每一次时间有限的会谈里和由于疾病、工作或者度假带来的间隔中，这对伴侣都会体验为结案。我们按照这对伴侣所习惯的处理分离的方式来工作，来为最后的分开做准备。我们结案的标准在表 6-2 种所示：

表 6-2　结案

1. 伴侣已经内化了治疗空间，现在有了适度的安全支持能力
2. 伴侣每个人都认识到、担当并取回属于自己的无意识投射性认同
3. 伴侣两个人作为生活伙伴一起工作的能力得到修复
4. 亲密连接，性生活和谐，相互感到满意
5. 伴侣可以想象未来的发展，并为家庭提供所必需的支持环境
6. 伴侣可以区分出对方的需求，并给予满足
7. 或者，伴侣可以认识到婚姻选择的错误，理解无疑是客体关系的不相容性，伴侣在对悲伤进行工作之后分开，并可以保持对婚姻丧失的哀悼能力

这些结案的目标只是进步的标志。结案有很多不同的变化形式，在本书的最后一章中还会回顾其中的一些。有伴侣们来决定他们的目标是什么，

有的时候他们和我们关于完成的意见不谋而合,而有时不是。我们要允许自己变得多余,并容忍自己被抛弃。当我们和伴侣们一起哀悼治疗关系的丧失时,我们改写了之前所有的丧失并重奏出治疗的初期阶段。

第七章
治疗早期

在进行推荐和开始治疗计划之间，有一个潜在的空间，在这个空间里，新开始的对于治疗的承诺，由此带来的对婚姻的承诺，出现了新迹象。这令我们想到在关系中，当承诺出现的那一点时所发生的变化：只有在签署协议的时候，被压抑的坏客体才会为了被考虑到而出现。

在这个空间中，需要做一些工作以帮助伴侣来适应。有一些伴侣几乎没有任何停顿或者焦虑的痕迹，就通过了这个空间。他们需要帮助的要求明确清晰，如果治疗师的推荐适合，他们就同意一个计划，并迅速进行治疗。但不尽然。有些伴侣在接受治疗的推荐之后，就立刻表现出了突然增长的焦虑，而整个治疗项目也岌岌可危。对这些伴侣来说，在治疗和计划之间，有一个测验对治疗和治疗师的承诺的阶段。所以，这个初始调整的"之间"阶段有其自身的不连续的任务：同背景性移情中新再次出现的拒绝性客体一起工作，以促进伴侣对于治疗工作的适应。

所以，在这个开始阶段，可以概括性地总结一些能够做的事情。这并不是说所有早期的工作都是相同的，只是说需要某种特定任务的工作。有些时候，治疗师会有意识地强调这些任务，但有的时候事情进展得足够顺利，治疗师不费力气就完成了这些任务，所以它们就不会成为特殊的焦点。

在表 7-1 中，列出了开始阶段的任务。

在表 7-1 中所列出的任务有重叠的部分。伴侣对治疗师的背景性移情，以及治疗师作为反移情的接收和处理。

表 7-1 治疗初期的任务

进行的任务

1. 在背景性移情中处理阻抗
2. 确认和修改一致同意的任务
3. 接受新呈现出的压抑的坏客体，这些坏客体在评估的互动中被排除在外
4. 允许在移情中构建痛苦的投射性认同
5. 在背景性支持的基础上，构建治疗同盟
6. 扩大伴侣观察的视野
7. 测试保持投射性认同的防御模式和平衡，以了解伴侣在一起和单独时能够发展出怎样的灵活度
8. 测试伴侣和每个单独个体同连接和解释一起工作的能力。伴侣可以接受多少关于他们自己的解释并与之工作？又有多少关于他们每人个人的解释？
9. 探寻伴侣对于共享的困难所参与的成分，以理解个人的模式怎样通过交互性投射性认同相互锁定的？
10. 对潜在的、引起防御需求的伤害作出解释——"因为从句"
11. 再次进行重复的模式

关于治疗初期困难的例子

下面的例子有关性欲望的压抑，一对伴侣来寻求帮助，由于丈夫长期缺乏性欲，所以婚姻受到威胁，而妻子表现出很强的对婚姻进行治疗的决心。但是当治疗师对他们作出推荐以后，妻子表达出了严重的怀疑，并且第一次提到了她的不满，而这些反应立刻威胁到了治疗。

郝斯特和英格里德·布朗已经结婚 11 年了，他们是被另外一名伴侣治疗师转介到我这里来的，因为这对伴侣和他一起工作了三个

月,发现他们的性闭锁(sexual blockade)成了他们婚姻问题的焦点。布朗夫妇很少做爱,而在郝斯特经历过几次勃起困难之后就更没有什么性生活了。英格里德把他的冷淡理解成他没有兴趣,而没意识到他对于勃起的焦虑。

这是一对非常有魅力的夫妇。他们认识对方的时候,两个人的事业都很成功,而且社会生活也很丰富。郝斯特曾经是个快乐的单身汉,从没想过投身婚姻——可能是因为不想被束缚,而当他二十多岁的时候,他遇到了英格里德。她在故乡瑞典曾有过一段短暂的婚姻,她最终认为与那个男人结婚是个错误的选择——这个男人既不正直也没有上进心,但是却让她享受到强有力的性生活。她在婚姻的第一年就和他离了婚,虽然她一度感到伤心,但并不觉得遗憾。之后她就来了美国,开始是作为交换生,后来进了法学院。

在郝斯特和英格里德约会和同居的前两年,他们曾有过不错的性生活。起先郝斯特的勃起出现了问题,然后变得焦虑,但是后来,英格里德感觉到他只是对她失去了兴趣。虽然他不排斥她的身体,但再也不觉得她的身体充满吸引力了。但是,他说,他还爱她,只是他对她的躯体感觉消失了。他说不上为什么,也不明白是如何发生的。

尽管有性的困难,他们还是生了三个孩子,这从英格里德的角度看来,就更令人痛苦。郝斯特在生孩子的要求下做爱一点问题都没有,而每次英格里德总是立刻就受孕,他们有三个孩子,岁数分别是8岁、6岁和3岁。郝斯特是个好父亲,尽管他工作非常努力,以至于和家人呆在一起的时间不多。然而,孩子们都崇拜他。怀孕和流产占据了英格里德的生活,所以她都没有意识到不被郝斯特所爱的感觉。来治疗再次唤醒了她的伤痛,而她并不愿意感觉到这些。她已经把伤痛埋藏起来,她不知道是否可以承受那些伤痛重新被唤醒。

在评估当中，第一次见面是我和他们两个人，之后我就和他们分别见面，最后又和他们一起见面。两个人都没有过婚外情。虽然英格里德曾希望为了感受被爱而出轨，但是她还是坚持挽救这桩婚姻。他们两个都说对对方毫无保留，在一起时无话不说。

处理评估中的阻抗

然后郝斯特在他的个人会谈中讲了一些不同的东西。只有在那个时候，他才可以讲出他认为英格里德是如何控制他的。她知道自己是正确的，于是就坚持自己的立场。我觉得郝斯特对谈到自己的不满有阻抗。在鼓励之下，他逐渐承认自己确实有点不满。他的工作是一个计算机顾问，他需要接受命令，而不能随心所欲做事。他的父亲是一个德国的移民，在家里表现得易怒而独裁，在工作领域却受到尊重。郝斯特在父亲暴戾的德国式统治之下吃了不少苦，于是再也不想被那样对待。他说他并不是要英格里德为她的苛刻要求负责，因为就大体而言，她非常通情达理，如果让她难过，他会感觉很差。她很漂亮，也是个负责任的、可爱的人，她值得拥有比自己能给的更好的东西。偶尔，她要求苛刻，但是也不是什么大不了的事。当然他会拖延，也会反对。英格里德说他总是拖拖拉拉，她是对的。她会被激怒说，"那么好吧！我自己来！"她就自己做了。

从反移情的角度看，在最初，这对夫妻表现得令人迷惑。郝斯特断言英格里德是个完全令人满意的伴侣，甚至认为她对他的抱怨也有道理，所以他对她的丧失性欲表现得很含糊。对于他所呈现出来的画面，我感觉到很模糊，在我的挫败中，我开始感觉到英格里德所面临的局面。他所呈现的画面太好了，以至于不真实。我感觉他一定认为英格里德比他所说的更难对付，但是我要让他讲出他真正的想法。他的阻抗和拒绝面对令我感到挫败，这成了反移情中的第一个线索。英格里德抱怨说她找不到真正的他，我对此深有同感，而且我在他的性格中看到了被动的回避性，而我的经历让我对英格里德的愤怒和生气感到同情，感觉到这点，我觉得我自己正在摆向英格里德的一边。这个源自中立立场的线索让我暂时有了一个结论，他们两个都有某种共同的需要，即把英格里德当做是一个受害者（但实际上不是），而把坏客体投向了郝斯特，尽管表面的情况是，他表现得很合作，而她表现得绝望愤怒。他拒绝表达自己对英格里德的愤怒，这种阻抗代表了我之后可能会很快遭遇到的、来自于他们双方的共同的阻抗，我准备好面对这种可能性，即他们在背景性移情中，联合起来把我挡在外面。

确认-之后修改-一致同意的任务

在初始评估之后，这对夫妇就立刻同意我做出的性治疗的推荐。我认为在总体上他们两个对婚姻都还保持承诺。他们两个都压抑着自己的情感，我感到自己与他们情感的困难被分隔开，我由此做出猜测，郝斯特的退缩是出于某种固执，他不愿意屈服于被他认为是苛刻的英格里德。十年前的勃起困难不仅造成了郝斯特挥之不去的勃起焦虑，而导致他的退缩（通过丧失性欲所体现出来）的触发点是他认为英格里德是一个控制性客体。当他退缩的时候，她的焦虑也会见长，而且感觉被剥夺，这就让她变得更富有攻击性，因为她会变得非常绝望地想要得到他的反应。但是我的判断比以往都更有投机性，因为他们两个都讲不出有什么具体事件形成了他们之间的模式。在评估中，他们指认不出来任何有关的事件或创伤。

一致同意之后，我们就制定了一个时间表，来开始几个星期的治疗。郝斯特就立刻开始劝说我接受一个更有弹性的时间表。我通常会和伴侣们定一个双方都同意的每周两次的会面，并要求伴侣们按时参加。如果他们要求，我会重新安排时间，但是我不能保证我一定能够那么做——而且即使错过会面，我一样收取费用。郝斯特争论说，他的计算机咨询工作是由他人决定的。他为了工作不得不出差，所以他不能指望每次都到，他的工作义务超出了他的控制，如果他不得已错过会面，但还要为错过的会面付钱，那是不合情理的。我告诉他,我能够见他们的唯一时间就是那些我们一起安排好的时间。我承认那些在实际生活中的困难,但是这些困难也可以成为他做出承诺的障碍。如果他能够应对自己潜在的勉强问题,就会发现自己可以参加大部分的会面。我说,我当然更愿意看到他,而不是为了那些他错过的会面来收取他的费用,而且我发现在这样的安排之下,伴侣们很少会错过会面。

一旦伴侣同意了治疗,郝斯特的阻抗也逐渐增加。我现在感觉我们一致同意的任务遭到了攻击。我觉得自己正被推向英格里德的立场,不得不来证明自己的政策、收费和时间表是正确的。知道没有他们我也能活下去,这一点对治疗师是有帮助的。这样的攻击,旨在让治疗师感到内疚和怀疑,通常对经验不多的治疗师起作用更快(相比经验丰富的老兵而言),但是这些攻击一定要被理解成是对任务的攻击而非对治疗师个人的。不管怎么说,我感觉受到了攻击。怀疑和内疚(也许是关于治疗费用的,也许是因为我的僵化或者贪心的)的刺痛感立刻就让我觉得很脆弱。在这种轻微的受挫中,我一度没能注意到英格里德是如何悄无声息地回避去面质郝斯特的,而只是体验到她的愤怒并在战争中站到她的一边。在回顾中,我注意到郝斯特发动的阻抗战争中有部分是为了英格里德,而英格里德之所以留下我一人和郝斯特面对,是因为她觉得和郝斯特当面冲突不好。他们之间的战争形式已经在治疗和反移情当中被制定出来。我已经很接近英格里德所处的充满愤怒的阻抗位置了。在回顾中,又一次,我注意到了他们在我身上的投射性认同。通过攻击我们同意的治疗框架,他们验证了这样的假设,即在他们令人迷惑的平衡关系中,两个人都想去破坏对方,而他们的背景性支持已经不能包容这样的想法了。

第一次治疗会面

这对伴侣取消了第一次的治疗会面。英格里德约了一个对乳房肿块的组织切片检查,由于医生去度假,所以不得不改约我们安排的第一次会面时间。我提前几天就接受了取消,没对此发表任何意见,而且实际上也没打算要求他们付费,并重新确认了我们第二次会面的时间。

在我们约好的那天,他们两个来晚了,之前在车里打电话通知我。我是在另外一个办公室见他们,他们半途就迷了路。几乎一半的会面时间就没了。英格里德说她差点就没有来,但是她告诉我,她希望郝斯特和我一起工作,而她不参加。她被那些伴侣们要在我推荐的性治疗中做的事情吓坏了。

允许被压抑的坏客体的返回

英格里德说,"我可不想在那些练习中做任何人的娃娃。如果那个人不在乎我的身体,我是不会和他亲近的。"在我给这对伴侣的一份试卷中,郝斯特曾经说过,他感觉对她的身体"中立"——既不吸引他,但他也不觉得排斥。"我知道事实是这样的,"她说,"但是我感觉非常受伤,我没法忍受他这个想法。这种感觉不是第一次。我从前也像现在这样感觉受伤过,但是我后来熬过去了。我不会再重新揭开那块伤疤,所以我想让郝斯特自己一个人来看你,沙夫医生,来解决这个问题。然后如果你需要我,我会再回来。"

128

她的怒气和痛苦击中了我,但是我感觉最深刻的还是她的控制感,她告诉我要做什么,而且一厢情愿地认为我和郝斯特两个该按照她决定的事情行事。我知道我不愿意那样做,而且我隐约地觉得为什么那样做不是好主意,然而我还是觉得受到侵犯并被英格里德所虐待。

与此同时,郝斯特很顺从地坐在那儿。他说,"凡是需要做的事情我都会做。我很在意英格里德，我什么都能做。"除此之外，他就没话说了。

在移情和反移情中接受痛苦的投射性认同

现在我从被英格里德所控制的感觉移开，来想象被分配坐在一间房间里，和郝斯特坐在一起，那可是比死还难受。我想象自己没法让他开口，就好像和那些倔强的青春期孩子呆在一起发生的情景。我可不想那么做，我没有把自己的反应当成一个简单的事实，即我只是拒绝做英格里德让我做的事情。她也许是对的，也许是错的。我把自己的经历当成是他们的婚姻在无意识层面的一些线索。我感觉我立刻就感觉到郝斯特想努力告诉我的，当英格里德变得很有控制感的时候，他是怎么样挺起腰来拒绝她的。我能感觉到自己的脊柱变得僵硬：不会有人来告诉我该怎么做。我立刻领会到我所想象的画面：当她处于主控地位时，他就不愿意和她做爱。从另一方面说，当我去体会自己的感觉时，我逐渐缓慢地了解了英格里德的立场。郝斯特不止一次地要求她，一遍又一遍，请她接受他本来的样子——也就是，向他的情况屈服。她感觉重复地被侮辱和利用。她努力在这些年里适应接受他，她已经压抑了自己的不满，直到那些不满最终爆发。移到僵局的她这边，我可以看到当她感觉承受更多屈辱的时候，她就会变得更加有控制欲。

我现在感觉到我开始理解他们所共享的支持上的困难，以及他们一起造成的僵局。一旦英格里德积攒了超过她所能承受的怒气，郝斯特就会由于害怕她处在爆发的边缘而退缩。感觉到他增长的距离，她就会更努力地压抑怒火，但也会更接近爆发。这对伴侣共同认为治疗可以重新创造两个人的结合，所以她代表他们两个提出解决方案，即先溶解掉夫妻的关系，而把郝斯特一个人推给我。

通过背景性支持建立起治疗同盟

在我对自己的反移情做了一些工作之后,我尝试迈出第一步,即和这对夫妻重新建立同盟。我对英格里德说,"给自己找理由挽救不了你的婚姻。你有很多要说的话,而且你现在正在用一种新的方式表达不满——至少我这么觉得——这也是我需要和你一起工作并为你做的事情。我同意你的话,郝斯特讲话很费劲,而且他自己要来这里的动机还需要被讨论。他说他想要来这里,但是我感觉他从你那里借了很多感觉。最终让他来做个体治疗也许是个好主意,但是我不认为那是开始的方式。"我说,"然而,我们一定不会以性治疗开始的。'你的身体已经没感觉'了,是不能那样做的,但是我们需要你在这里才能开始。如果你不在,那么治疗的机会也就小了很多。"

他们走了,同意至少在下一次两人一起来。我们已经很大程度上改变了计划,经过一致同意,转变到在性治疗以前,先用婚姻治疗的形式来考虑要出现的种种问题。

讨论

很多伴侣来的时候都很勉强,而且两个人都有阻抗,但是评估的过程要解决这对伴侣所共有的阻抗问题。导致情况发生的部分原因是因为英格里德防御性地否认了她的阻抗——就是,把它在她自己内部压抑下去,并放到郝斯特身上。就像我们自己的所有部分一样,当它是放在别人身上的时候,它是不能被处理或改变的。对于郝斯特来说,否定满足了他的需求,把他的防御分离开以避免被他的客体所控制。他否认要去控制他人的需求,而且把这种需求放在英格里德身上,所以英格里德变得更加愤怒地想要控制并要求苛刻,结果就是我和他们之间的经历快速地发展和改变,而我变成了她的控制性怒气的受害者,就像和郝斯特感觉的一样,我被她告知要按照她的要求行事。

我知道任何要突破框架的突然要求都是个问题,而且我自己经常遭遇到的经验是，如果感觉被某个女人反移情地控制住，恰恰表明了这是因为她们害怕自己被控制和剥削——因为了解这些，我可以很快地抓住郝斯特和英格里德，来抵挡对治疗框架的攻击，并求助于他们所共享的情景。

第二次会面

第二次会面他们准时到了。

　　我并没有寄希望于见到他们，还正在捉摸会遇到什么样的对质。当我坐下来的时候，我意识到我对自己获得的一段历史不是很确定。郝斯特的勃起困难是怎样开始的，是他遇到勃起失败感觉受辱然后就退缩了？——或者，不是这样的？他的性冷淡有什么突然的起因吗？或者他对性和她身体的欲望只是消退了？这是一个很重要的问题，因为如果由于勃起失败而觉得受辱所以就退缩，这是为了避免在伴侣面前感到羞愧，而无法解释的性欲缺失将会代表着对另外一个伴侣的恐惧，这也可以预兆出整个事情的希望更小些。

　　实际上，我知道这两点经常是相互关联的，而且是不可分的，但是我在绞尽脑汁地考虑，我和这对伴侣的工作是不是还有希望。我这么做的时候，我和郝斯特高度认同起来，对英格里德和她上次会面时怒气的爆发都不满起来。在这个反移情一刻的影响下，我忘掉了评估的一些信息，并完全陷入到迷惑中。我所没有意识到的问题是和英格里德爆发之后我的退缩有关的。在反移情当中，我认同了郝斯特，失去了兴趣和对于他们的希望，并且在迷惑中丢掉了我治疗的"力量"，当我在会谈中意识到这些的时候，我知道自己通过内摄性认同吸收了他们的一些绝望情绪。从这个新角度出发，我感觉对这个治疗更有希望了，就是说，我可以提供更坚定的背景性支持，并且可以把他们所共享的投射性认同以改造过的形式返还给他们。

在治疗支持中扩大伴侣的观察视野

　　英格里德今天安静了许多。我问他们在上次见面之后的情况,他们说不太好。英格里德说她不得不告诉我她很不满意。当她的手快速掠过及肩的金色长发时,她的脸庞阴云密布,酝酿已久的怒气破坏了她的美貌。她开始言辞激烈的演说。

"你一定要明白,医生,郝斯特对我很差劲已经很久了。我忍着。我真的在想,如果这个治疗没用,我们也许就要离婚了,而如果我们什么都没做,我也就是这样子了,也不会再感觉到这种痛苦。

"很久以来,我都很有耐心,而且努力当一个好妻子,但是我做的一切都没什么区别。他不会忍受不打排球或踢足球这么久!那么他为什么不做爱可以忍这么久?每年也就一两次,而且只有当我提出来的时候!我们去年还去放松度假。他有胆量提出来在根本不可能的沙滩上做爱,但是当我们回到卧室的时候,他的兴致就没了。而且他不说话!这个男人就是不说话!你不知道对我来说那像什么,我感觉被抛弃了,而且甚至不知道自己到底做了什么。"

测试防御模式和平衡

这次我立刻就同情起英格里德。时间更充裕了一些,压力也减小了,而且她也放弃了她的那些命令(至少就我看到的而言),我接受了郝斯特的问题,我觉得自己可以带着同情来倾听她了。于是我转向郝斯特并询问他的想法,还有他对于此问题的理解。

郝斯特说,"这都是真的。我不知道为什么,但我就是对性提不起兴致。" 英格里德插了句嘴,"对他没什么大不了。他不会做这种事情——忽视我——对其他人。他就是不在乎。"

我看到郝斯特做了个鬼脸,所以希望他会给出一个从他那边来的有效回答,我示意他接着说。

"这不是真的",他说。"我的确在乎的。我很在乎,我不像英格里德那么情绪化,而且我也不会变成那样,但是我的确在乎的。这伤害了我,我会尽我所能在过程中不伤害她。"

刹那间，我想我找到了郝斯特的感觉，他正在从一些暗地里阻止了他的东西中去努力在乎英格里德，而这正是我想要探索的领域。但是在紧接着的几分钟之内，英格里德就又一次把他埋了起来，还有我。

"他不在乎"，她说，"而且他从来不说话。"

对伴侣的连接和解释的能力做初步测试

我想要对他们的防御系统做第一次的解释，就说："我猜郝斯特的退缩是要去保卫他自己。如果是这样，我们一定要知道他所保护自己远离的东西是什么。我有一种感觉，就好像是他藏在一个很深很黑暗的池子里，每一个他头脑中你抛向他的鹅卵石都给了他足够的理由呆在那里，所以他就呆在别人看不到的地方，和水面离得远远的。但麻烦的是，他在情感上的距离也很远，没有人知道那些抛向他的石子给他带来什么后果。他离得实在太远了，我们就是说不出来。"

"噢，是的！"他说。"我在防御。我就像河蚌一样紧闭着，我退缩并藏起来，但是她确实没做什么事情，值得我要那样做。"

"英格里德一定做了一些事情"，我说，"她一定做了一些事情让你如此反应，不管是不是值得。"

"嗯，是的。"他说，"她责备我，告诉我做这做那。"

英格里德打断他："我没有！"她尖声说。

"英格里德"，我说，"我想当郝斯特最终开始说话的时候，你就打断他。我可以理解你不喜欢他要说的，但是如果我们仔细听他说话，也许我们会了解他有所反应的东西。"

"不是，我没有打断他。"她抗议，"我在这件事上是对的。我真的没有责备他，而且我受不了他这么说。他就是不说话！"

郝斯特坐在那里，微笑着不发一言，又一次缩了回去。

我看到如果我在这个点上施加压力的话,我会失去英格里德,此刻她很固执地认为自己正确。我过高地估计了她所能承受的他的责备,她不得不转向郝斯特和我发脾气,因为她无法承受郝斯特的那些责备。她根本无法倾听他,这给我留下了很深的印象,而且我感觉我们已经接近她所能忍受的界限了。他坚持认为她没有做什么错的事情,这也是对她的不能容忍不同意见的一种适应。

"所以当他说这些事情的时候,你对他很生气?"

"我当然生气。"英格里德说。"我很生气,偶尔我也会对他发脾气。但这都开始于几年前,在那之前他说的是真的。他像这样很长一段时间以后,我才生气的。有很多年,我可以忽视这种情况。"

我开始感觉到她的易怒来自于一个想法,即他的任何行为都变成对她的攻击。我感觉如果我现在宣布说,每一个方面都表明在他的不满中她是有责任的,那她就会变得对我充满戒备。我接受了这个警告,觉得最好还是后退一点。

"我没有说你引起了他的后退,或者那是你的过错"我说。"我的问题是,你做了什么让他现在又缩了回去呢?"

我看得出,她不买我的账。我说的话也不完全是正确的。我开始不太喜欢英格里德,这种不喜欢是接受到的投射性认同的结果,因为它发生在一种设置里,在这种设置中,我觉得对她充满同情,她被锁在婚姻中,和一个沉默无语、不把她当回事并从她身边退缩的丈夫呆在一起——这自然也是另外一种投射性认同。

明确阻抗

现在我继续自己的推理,我撞上了第一个路障。从某种程度上,我看到它的出现，它让我看清了前面一个钟头的事情，也就是英格里德拒绝继续下去的那个时候。我说，"我正努力想听到郝斯特在对抗什么：他一定发现你做了一些令他困扰甚至是讨厌的事。我们知道那是真的，但是我们需要一些细节来了解它。"

"我想让他说话。"她说，"他不说。从来不！所以我想听他说，我没有打断他。我希望他说话。对不起，但是我没有做任何事情让他从我身边退缩回去。""你从来没有告诉过他，他做错了吗？"我问。

"没有。嗯——有些小的事情——但是我基本上都忍了下去。"

郝斯特又在做鬼脸。

"嗯？"我问他，"她有没有问过你在想什么？"

"哦，她非常固执，"他说。"她知道自己在想什么。但是没问题啊，我的意思是，那没什么，我可以容忍这些。她是这样好的一个人。"

郝斯特对着我微笑，努力想要说服我，告诉我互相矛盾的事情，不许我说出印证他的被指使和后退的感觉，而且和她有关的话。他也没准备要按照我希望的那样来讲真话！

我知道我现在有麻烦了，但同时也在和那个领域工作。但是我感觉自己对待英格里德太直接了一点，这样很快会后院起火。我可以想象得到她对于上一次会面的愤怒。我觉得我们就快到了她理智范围的极限了。

英格里德不断在防卫自己。"例如"，她说，"有的时候我让郝斯特做点事情，他就说，'现在不行。我会在20分钟之后做。'如果事情需要立刻做掉，我就不得不自己来完成。"

"确实有过那种情况。"郝斯特承认，"但如果是开车送孩子们到什么地方去，我就不会那么做——那样的事情我会立刻去做。确实经常发生这种情况，但是在重要的事情上我不会拖延。"

他在这个小时内,是多么随和啊,我想。他看上去完全是讲道理的——嗯,几乎是完全的了。

英格里德说,"嗯,就像是喂孩子。如果我让他帮忙,他说'我20分钟以后做。'但是一个3岁的孩子可不会等,所以我就自己去做了。"

研究每个伴侣的参与

"我不得不面对",郝斯特承认,"任何她想让我做的事情,我都不愿意。这都在很小的地方让她不舒服。这来自于我的拒绝性的父母。我总是跟他们作对,所以我也跟她过不去。这不是她的错,我对任何人都会那么做。"

我觉得松了一口气。郝斯特承认了,这也就令英格里德放松下来。

英格里德点了点头。她得到了维护。她说,"并不是从我的不满开始的。只是在他缩回去,并且10年和我没有性生活之后才开始。他先是对我失去了兴趣,我努力忍着。我想,'也许这就是我不得不忍受的,他很好。很多女人的经历比我还糟。'于是我就忍着。但是后来我很挫败,也很生气。当然了!现在我可以看清楚他是由于我的怒气而退缩。但并不是我让这一切开始的。他才是!"

我很清楚地感觉,英格里德需要我来理解这一切。如果我不能理解,她会觉得自己受到谴责。她的请求不仅仅只是要澄清事实,而是要求被理解,以保持她所仅剩下的一些自尊。我感觉自己可以说一些她可以听得进去的话了,我努力回溯到曾迷失并错误处理她的情况的地方。

我说，"我可以理解你说的话，英格里德。你被攻击和忽视了那么多年，你感觉自己的怒气现在来了。我听到了，我们会试着了解所有这一切是怎么开始的。但是现在，我们必须从现在的事情上出发——郝斯特从你身边缩了回去，而且你的怒气已经变成了一种模式——我们必须从这些地方开始。"

"是的。"她表示同意，"我看得出来，他现在又缩了回去，因为我要发怒了，但是我没法控制。"

移向解释和理解伤害——"因为从句"

到现在，我觉得更舒服了一些，我终于意识到，我要从英格里德那儿后退一下，并且不再去证明她无所不知，而且任何一个正常男人都会抗拒。这就让我的结论显得更加公平。

我接着说，"我想你的怒气经常朝向郝斯特。这怒气是由于挫败感，觉得被忽视而且不被注意。但是他觉得遭到攻击，就退缩得更厉害，藏到他的河蚌世界里。（我在这使用他的语言。）所以你们两个把事情发展成这个样子：英格里德是好的、对的、通情达理的，而郝斯特是坏的、不听话的男孩，总是用他的被动反应来抗拒。"

郝斯特点点头。"哦，我是被动的，这没错，这样就可以把我的怒气转嫁给她。"现在他的笑容有点孩子气的淘气，不再是封闭的了。

我说，"你们两个对这个看法有了新的理解：英格里德是好的、是受害者，而郝斯特是糟糕的，并引起麻烦——你们对此可以接受吗？"

他们都点了点头。

治疗师做出的更深刻的连接

"但是，我没有做什么伤害他的事情。"英格里德说，"或者至少是，我只有当他做一些让我生气的事情时，我才对他发脾气。"

我们重又回到了英格里德所防御的领域，而我又一次感觉到共享的投射性认同是多么强有力。

我说，"这和你一定要做个好角色的观点是一致的，否则，你们两个都会感到失去那些好的东西。如果英格里德变成了一个坏的角色，那好的地方就消失了，因为都同意那些好的东西可不在郝斯特身上。在你们的婚姻中想要保持一些好的东西，那种方式就一定要求郝斯特不得不感觉自己很糟糕。这让我想到了在郝斯特的河蚌里藏着什么。"

我有一个幻想，郝斯特是藏在牡蛎里的一颗珍珠，他被牡蛎的硬壳保护着，但是有可能被强制着从里面取出来。然后我想到珍珠就好像是射精开始时的一滴精液。英格里德想要他，想要他的种子、他的性爱，但是她努力想要得到珍珠的企图，让她变成了一个非常有攻击性的角色，并且把他从一个生产珍珠的牡蛎变成一个不再有珍珠，却只能紧紧抱持住自己的河蚌。

我继续说，"英格里德，你在他的壳里看到一颗珍珠。你不得不猛烈敲打他，来为你自己拿到一些宝贝，因为如果没有那些宝贝，你会觉得那个真实并且挚爱着的郝斯特不见了。他所能得到的自尊很少，而那个珍珠就是他存放那些自尊的地方，因为在你们两个人的安排中他是坏的角色。所以，既然他一定要保留些好的东西，他就不得不在那些所隐藏起来的性的感觉中来保持那些东西。然后你就追着珍珠，因为你也感觉不到好的东西，除非他愿意把珍珠拿出来和你分享。但是当你这么做的时候，他觉得受到了攻击，就好像你会把珍珠从他那里拿走似的，他就会更加防卫。所以你就感觉又一次被拒绝，而且那个循环不断持续，你一定要找到一个脱离开这个循环的方法，但是我们看到这个循环仍在继续。"

伴侣详细说明他们的防御模式

英格里德和郝斯特点点头，沉默了一会。然后英格里德说，"我来告诉你我们过去一直在争吵的真正事情：他的驾驶！他是个可怕的司机。他妈妈坐后排座，她可不会在他开车的时候坐到前面来。我过去常常朝他大声叫，也唠叨他。两个月前，他同意不再开快车，或者把车开得歪歪扭扭，拐弯还不肯减速——现在完全不同了。"

郝斯特做了姿势，把手掌翻过来朝上，以表明自己的无辜。

我说，"很明显，你不同意？"

郝斯特说，"我不同意说我现在开车和以前不同。但是她放松了，我就谢天谢地。"

"噢，上帝啊！"英格里德说，"我们以前说过，你同意了。自从那以后，情况确实不同。"

"从什么时候开始的？"我问。

"他开车总是这样。"英格里德说。"从我们开始约会的时候，曾经有一次我们还大吵了一架，我从车里出来，威胁要自己走回去，但也就那么一次。"

郝斯特说，"我那时候并不觉得很糟糕。"

"那个时候是不会。"我说。"你们需要掩藏起自己的一些怒气，热爱并理想化对方，这样才能结婚。每个人都这样，要不然就没人能结得了婚。"

我觉得有点狂躁，把我得到的所有结论都抛给他们。

郝斯特点点头。我继续说，"一旦你们结了婚，你们就被对方困住了。从你的角度讲，英格里德，你被他糟糕的开车困住了；而你，郝斯特，你被她告诉你要如何驾驶困住了。也就在那个时候，不满开始浮出水面。"

"这不是什么重要的事情。"郝斯特说，"我可以忍受这个，还有更大的问题。"

"不，这是生活里的事情，你们共同的生活。"我说，"就是这些小事——谁为孩子们做午饭，你开的车怎么样，那个就是'媒介'——可以说——对你的关系而言。"（现在英格里德在点头，而郝斯特看上去很怀疑。）"所以这就是要去推敲的那个地方。我想要听到更多关于开车和争吵的事情，还有家里的小事。现在我认为我开始对争吵有点了解了，这些争吵让你们都深受打击并觉得遭到误解，虽然你们都认为事情很小，不值一提。它们很重要，而且很深刻地重要。我希望通过研究这些来了解更大的问题，比如把好的一面分配给英格里德，而把坏的分配给郝斯特。"

时间到了，当我确认周末的预约时，郝斯特说他来不了。一个新客户给他压力，要在得梅因（Des Moines）的办公室见他。我就又提出了另外一个时间，但是他还不能接受。他给我压力，逼着我为那个小时找点别的事情做，这样他就不用付费。

我觉得在评估阶段的争论中，我曾经感受过这样的压力，现在我觉得有些东西笼罩在我的头上。我说我会努力把这个小时填满，但这不是我的规矩。毕竟，郝斯特曾经说过我的费用对他是值得的，而且咨询在他生活里非常重要。他说过如果咨询不起作用，他将要面临离婚。而且我知道这也正是英格里德早些曾提到过的痛苦：如果咨询没有作用，他们就会面临婚姻结束。但是，即使面临这样的状况，他仍旧迫使我要去适应他们，而不管我的不情愿。

我在口头上答应了郝斯特的请求。

会面之后，我认识到自己屈服于一种无意识的操控，这种操控令我不情愿地同意他们的要求，并引起我的不满。我想象除了把那个小时填满并且不收他们的费用外还有另外一种选择，就是忘掉我对他们说的话，我甚至想到了不诚实的行为，当我这么做的时候，我感觉到了束缚。逐渐地，我意识到，他们进入了我的内部，并以迂回巧妙的形式包围起治疗框架和我的标准工作方式，迫使我就范。当然，我对此不满。但是我认识到这种经历和他们的伴侣关系内部发生的事情相像。英格里德一直以来都在经历这些，被逼迫着忍耐自己的不满，并在回应时变得更加充满控制。对郝斯特来说，感觉到她要来控制自己的需要，于是拒绝所有她所提供的框架。我猜测这对伴侣的生活真的不容易。

我知道到现在为止，我们还没有完全扭转局面。我对自己感觉受到操控很心烦。就像那些真正有效的攻击一样，这次的攻击针对着治疗框架的脆弱点。我原本就怀疑如果错过预约，还收取费用是否有失公正，这次攻击则搅动了我的怀疑。我对此保持着一种"工作着的矛盾情感"。正是内部的开放性让我工作发挥得最好。我没有把时间填满，因为不想带着不满做事，但是我对这对受到压迫的伴侣感到同情，所以我努力对自己的矛盾情感进行再工作，而我的矛盾情感是对应着与每个来访者或者伴侣所产生的特殊移情发生的。我考虑到他们很热切地想要和我工作，而且知道我的规矩，即收取那些错过并无法改换时间的面谈费用。我感觉他们正联合起来打击这个框架——还有我对于这个框架的承诺——因为他们感到正是对方打击了他们婚姻的框架。

第三次会面：螺旋状进展——建立呼吁支持和理解的投射性认同

我们仍旧每两周做一次会面，而这个时间表是从进行性治疗的主意那儿得来的。然而，我觉得在这场危机中，这个时间表仍旧不错，而且也许可以进行长期治疗。我想到近来与杰克·格朗勒（Jack Graller）的一次讨论，他把每两周一次的伴侣治疗作为一种加强工作效果和增加移情影响的方法。但是，在上一次会面结束时我们约好，由于前一周我们没能进行第二次会面，于是这次会面就在距离上次一周之后的时间发生了。

再一次同阻抗工作

英格里德开始说话。"我就是要问一下——我是指也许你说不出来——但是我确实为钱担心。你认为这个治疗要进行多久？你能给我一些指导吗？"

我说，"在治疗初期，你会想要搞清楚，会面如何进行。我很想知道，只是关于钱吗？或者还有其他的问题，关于治疗会不会有帮助的问题？"

她回答，"我们在用自己的存款，而且我们已经和其他的治疗师这样做了 8 个月了，包括那个治疗师，他把我们转介给你做性方面的评估。"她一边说，一边哭着擦眼睛。"我们在这里做的事情对我很重要，但是我们现在用存款做这件事。我们没有任何的帮助，这是唯一付费的方式，我们没有保险。"

我说，"如果我能说出来，我会告诉你的。如果这是一个正式的性治疗形式，我会说将持续 3～8 个月，或者更长一点。在那之后，也许有其他工作要做，但那就是性治疗大概需要的时间。婚姻治疗没有定好的时间限制，在某种意义上，如果进行顺利，它会比进行不顺花更多的时间。"

英格里德说，"所以这是我的错误。如果我进行性治疗，那么我们会熬过去。我的要求是不是很无理啊？"

我说，"我没那样说。你只能从你所在的地方开始。凭着你对性治疗的感觉，你不可以那样'顺从'来做性治疗。有一些工作要先进行，但是像现在这样，我没法告诉你治疗将持续多久。也许之后我会有更好的感觉，而且我会很高兴和你一起就此事工作。你怎么想，郝斯特？"

郝斯特说,"我们的钱是不够,但治疗是最重要的。我想我们一定要做这件事,所以我不为钱担忧。但是即使这样,我也从来不发愁。"

"那是真的"英格里德说,"他什么都不发愁,他把烦恼都留给我。他对钱一点概念都没有。"

我说:"当你往前走的时候,你会知道治疗是不是有用。不是说你现在对治疗怎样进行一无所知,你就要不确定地同意签字。但是我可以对你说,在开始的几个月,当我们努力去理解问题的时候,把那些判断暂停下来很有用。然后我们就可以更主动地评估工作进行得怎么样,而且它正在往哪里走。"

伴侣的意见不一致

沉默。和很多的伴侣一样,由于治疗缺少可观察的结构,他们会在最初挣扎一下。他们不知道下一步往哪儿走。我让这种沉默持续了一会儿,然后决定给他们一些帮助。我问他们在上次的会面之后,他们之间出了什么事,和他们的感觉如何。

英格里德说,"什么都没有。我是说没有区别,我们离开这儿就好像什么都没发生过。我们还是像好舍友一样生活。"

郝斯特说,"这周有一件不同的事情,我在身体上和英格里德离得更近了。我试着和她靠得更近些,去触摸她。"

"什么时候?"英格里德要求知道。"告诉我'什么时候?'你和以往没有任何不同。"

"嗯,我在试着。我这周试了。"郝斯特说。

"给我个例子。这周你出去了三个晚上。我们看到你在早上读体育新闻,另外一个晚上在打保龄。"

"嗯,我试了。"郝斯特又说了一遍。"但是如果你感觉不到,那么我就没那么做过。我是说如果你不这么认为,那么它就没发生过,而且我错了。"

起先，我觉得认同了郝斯特，之后又认同了英格里德，觉得感觉不到他。我不肯定，即使我在场，郝斯特是不是可以做更多尝试，而且我也不能肯定，如果我在场，我是否会认同英格里德，觉得他根本不在身边。就好像是两个完全不同的故事在展开。但是，对于郝斯特退缩的方式我印象很深，我认定这意味着他正在克制自己的不满。

我说，"这不是解决的方法。如果你那么说，我不知道你是怎样处理自己的不满情绪的，而你肯定会有。我们看能不能找到你所说的不同。"

"你只需要告诉我一次你触摸了我的时间。"英格里德说，"就一次。"

"好。"郝斯特说。"昨天！昨天我和你坐在沙发上。"

"昨天我们只是看了电视，"她说。"那什么都不是。嗯，是的，你和我坐在一张沙发上，但是你没碰我。对不起，也许我应该对你坐在那儿充满感激，而不是坐在你经常坐的自己的椅子里，让我一个人呆着。"

"嗯，你看到了？"他对我说。"她感觉不到，那就这样了。什么都没发生。我认为我做了，但是我猜我没有。"

我说，"关于靠近的问题，它看上去是个很脆弱的领域。到现在为止，我所能讲的就是你们两个对此都很小心。"

"不"，英格里德说，"我想让他靠得更近些。我很渴望！我会很喜欢。但是他什么都没做。如果他做了什么就好了！但那要是他自发的，我不想因为我告诉他，他才做。我甚至不介意如果那很尴尬。他不太擅长那样，但是我不会介意的。"

我觉得我们又回到了英格里德的不讲道理的要求领域了。她需要他做一个动作，但是这个动作一定要正确，否则就不算数。

英格里德继续说，"我要求他给我送花，他过去常送花给我。我们第一次见面之后的两年，我几乎每天都收到新鲜的花。但是现在他再也不记得送花给我了，我给了他暗示。我说，'如果你能偶尔送我花，我会很高兴。'他所需要做的事就是在回家的路上在杂货店停一下，店就在他回家的路上，但是他没有。我已经很多年没收到过花了。"

郝斯特说，"在过去的三个月里，我送了你两次花。"

"给我讲讲！"她说。

"我让花店在你生日的时候送过来。"他说。

"但是就这样了：你让花店送过来，我不想要。那很贵！我告诉你我想要什么。我想你在回家的路上停下来，给我买几束花。你那样做了两年，真不可思议！但是现在你都不肯花点时间。"

"不是那样的。"他反对说。"我可以按照你想要的方式做。但是当我们第一次约会的时候，我们很穷，我给你在人行道上买花，而我从花店买的花要好看得多。我喜欢现在可以给你买一些更好的东西。"

"总之，你给我买花，只是因为你在给你的秘书买东西。"她转向我，对我解释，"她为我们做了一些好的事情，我告诉郝斯特他应该买花送给她。所以他总是要到花店去，也就顺便为我买了花。"

"不是那样的。"他反对，"我给我的秘书从杂货店里买花，但是我想那些花对你还不够好，所以我就打电话给花店。"

"我更喜欢那些杂货店的花。"英格里德反驳他。"而且我不想要你在我身上花太多钱。你看，沙夫医生，就是这样，他不做我想让他做的事，当他最终做点事情的时候，那完全不是我想要的！"

我觉得我们停滞在以前停过的地方。此时，我更同情郝斯特，而反对英格里德，但是我也不确信在这一周，他试着和英格里德更接近一些。虽然我也不认为每天送花是一种爱的表示，鲜花好像是他们之间一致同意的某种语言。很多年,他都没有满足她所经常提出的要求,即用一种特定的方式来表现他的关切,他甚至都没有假装他那么做了。但是当他做的时候,她说他做的方式错了。我自己是不太在意花的,所以我很容易感觉站在他的立场而且被困在那里。

我知道,我最初觉得英格里德的要求太过分。我想这种感觉来自于和郝斯特发生的暂时认同,并且和他的退缩紧密相关。我想强烈地要求他更加直接地表达他的反应,而这种反应我想象是某种形式的暴怒。我就开始对郝斯特提问。

再一次尝试:扩大观察视野并测试防御模式

"你什么感觉,郝斯特,当英格里德说你做错了的时候?你说你确实给了她花,即使只有几次,而她说,'但不是用正确的方式?'"

郝斯特转向我说,"我想花店送的花更漂亮,但是如果她想让我在杂货店排队,自己来选花,那么这就是她想要的事情,我就会那么做。"

"你不觉得生气,或者是有点苦恼吗?"我追问。

"不……嗯,也许有点。嗯,说不出来。英格里德不喜欢被批评。"他看着我,感觉很迷惑。"你想让我说出来吗?"

英格里德插了进来。"我从来不知道他在想什么,或者他感觉如何,他自己保留了很多东西。这是一个忍者先生!所以我从来不能和他说话。"

在这一刻,我对于英格里德有了不同的感觉。她总是打断郝斯特,否认他所说的一切,我对此充满挫败感,并已经发展出一种重复出现的不舒服感。从上一次的会面中我已经知道我不能一直面质她,说她打断他会带来否认。我已经有了一种感觉,郝斯特没法告诉她自己生气了,因为当他感觉生气的时候自己也不知道。现在我明白他潜抑了自己的怒火,还有英格里德没法承受的另外一个原因。从这对夫妻投射性认同的扭曲影响中解脱出来,我开始清晰地看到整个事件，我深入了他们潜在的动机，于是忽然想到了什么才是英格里德最恐惧的。是什么让她否认郝斯特的努力并一再坚持说他错了？我在内心问自己这个问题，这最终让我在过去三次会面中讲了些充满同情的话。

再次制造连接和建立同盟

"我想最让你沮丧的，英格里德，是想到郝斯特气得你发狂。当他不告诉你他怎么感觉的时候，你就会很挫败而且生气。他说得越少，你就越生气。"

英格里德带着泪水，停了一下。"是的，我想是这样的，我不喜欢当一个生气的人。我从前不是这样的，而且我讨厌这样。我不喜欢我变成的这个人。"她开始哭了起来。

自从她说，她不接受"我的计划"以来，第一次，我们终于在一个波段上了。我看到她放松了下去，她看着我就好像是我终于讲了一些正确的事情。我瞥了一眼郝斯特，他看上去并没有因为刚才所说的事情受到困扰。我觉得胆子更大了，想要继续说。

我说，"你好像被他侮辱——这让你非常愤怒，而这不是你认为自己的样子。他带走了你想要的那个你，让你觉得你只是个生气的人，而其他什么都不是，就好像是他抢劫了你，不仅仅是他的爱，还有你自己。"

"我不知道是不是侮辱，但是确实我非常愤怒，而我并不想那样，而且他什么都不说。就像你说的，'都是我。'"

我意识到她想要再次告诉我，我还是没有完全说对。然而，她的反对和以前相比，好像不是那么具有防御性了，更好像是一个来访者对我的话所做出的一般性的更正，会仔细考虑我的话并且决定是否合适。我觉得这是在一起工作的过程中所遇到的一个暂时性的意见不和。会面快到时间了,所以我觉得需要把郝斯特加到我说的话里面来。

我说,"英格里德,我接受你说的话,而且我想让你知道,这就是我为什么一直在鼓励郝斯特直接地多讲自己愤怒的原因。我们都认为他不能忍受有其他人来告诉他要怎么做,你对发生的事情有很多不满,有很多要告诉他的。但是他应对的方式就是拒不开口而且藏起来。所以你够不到他,或者够不到他那颗被藏起来的珍珠。这就是我们上个星期讲的事情。"

"从你这边说,郝斯特,你并没有说到的最重要的事情是你多么生气。你拒绝开口说话,好让英格里德知道你生气了,但是当你这么做的时候,你的行为带给了她愤怒。她对你们两个人都生气,但是那是因为,当你因为她不喜欢所以不敢说出来的时候——她确实不喜欢——她就变得更加愤怒了。"

"嗯,我就是认为我不应该说出来。"他说。"她是一个好人,所以她值得更好的东西。"

"看着,郝斯特,很多时候你都是生气的。"我强调,"当你看着我,用一种'我能做什么?'的方式看着我的时候,我看得到你在生气。但是你不说出来!而且你也没有什么其他要说的。"

"是的。"他说,"所以我应该怎么做?"

"是啊。"英格里德问,"我们应该怎么做?"

我说,"除了保持每两个星期来这里一次,至少是现在——我没有什么可以给你们的建议。在这里说出来会带给你们压力,你们会需要一个地方来处理问题,问题就不会再被埋在地下。所以,英格里德,我要你知道,我正在要求他把话说出来,并不是要无谓地伤害你,而是可以让你不至于自己说出每件事。"

这是段很长的发言,但是他们听进去了。我感觉我谈到了投射性系统的交互问题，让他们两个人都略感解脱。于是，我也觉得放松下来。而证明我的话是否成立，这要在后面的会面中得到印证。但是我把它当做是一个小的突破，我感觉现在正处在中间的领地上，理解他们两个人。这好像是一个困难治疗的较好的开端了。

"好的。"英格里德说，"我理解。如果能从他那听到些东西，那会令人很欣慰。"

"那么你呢，郝斯特？"我问。

"好的，我可以努力。"他说，"在这，我可以。但是可不是在家，不过我会试一下。这就是我们为什么在这里的原因。"

"星期五见。"我说。

"我们星期五见。"英格里德说，"如果到时候我们还活着！"

他们走出去的时候，脸上都带着微笑。我带着宽慰地想象着。

讨论

这个初始阶段三次治疗会面的例子表现出治疗师经常会失去平衡，应接不暇地处理反移情，其枯燥程度甚至超过之后治疗中的真实情况。在这个例子中，在伴侣和治疗师一起找到方向之前，我们可以看到最初的相互适应。这就好像是一个新生儿和母亲在开始的时候挣扎着，来找到她们之间的节奏和基本需求的自然信号一样，新开始进行治疗的伴侣一定要向他们的新治疗师发信号，告诉他（她）他们的需求和满足他们的最有效方式。

不是所有的伴侣在开始时都有这么明显的困难。有些伴侣看上去好像是做好了充足准备，不存在适应问题，也没有沟通问题——不会有反移情的不平衡，即让治疗师非常强烈地认同他们中的一个而反对另外一个。但是这种顺利的开始也许隐藏着一些困难的问题：一种过于适应的共享支持模式，伴侣会联合起来一起隐藏压抑的坏客体，而不让治疗师知道，这就避免了坏客体不被原谅。在这些情况里，治疗师经常会觉得他们很享受工作，甚至还会理想化这对伴侣，并无意识地与之共谋来压抑伴侣所共享的进攻性。

　　这些会面示范了治疗最初阶段的任务。它们开始于阻抗性的妻子强烈地表示她不接受工作的任务，或者是由治疗师推荐而且之前一致同意的工作方式。这些会面在这对伴侣的阻抗中进行，并对他们的防御模式进行了测试，直到他们之间出现了更大的灵活性，也就允许来检验他们的交互性投射性认同。

　　在过程中，伴侣和他们的治疗师都在他们共享的交互支持能力上得到了成长，通过缓慢地扩大观察和理解的视野，和之前压抑的坏客体被治疗空间所接受，一种增强的治疗联盟得以建立。每个伴侣都参与到逐渐扩大的研究中，而且他们对对方行为的容忍程度都有所增加，虽然只是很小的增加。虽然交互性投射性认同的模式已经在大体上被指认出来，我们也不应该就此认为这种最初的指认会一劳永逸地发挥好作用。我们还不知道在这之后会出现什么样的阻抗模式，但是我们可以肯定阻抗会一次又一次浮现上来。任何真实的修通还没有出现——这是治疗中期的特征：随着新的变化得到理解和工作，那些变得熟悉的模式就不停退缩。但是就在开始的这三次会面中，我们还是可以看到这个治疗中所出现的典型螺旋状：一样的问题一次又一次地出现。如果治疗进展得顺利，每个表现都会更多呈现以进行再一次工作，但是基本的模式是在早期就建立起来的。

　　这个例子也演示了在治疗第一个阶段里反移情的应用，以及投射性认同的强烈相互影响。由于伴侣两个共享对参加治疗的防御性勉强，他们联合起来面对治疗师，所以交换着做那个说出拒绝的角色，而治疗师则一直会跟随着所隐藏、压抑的情绪和客体关系的微妙提示。郝斯特潜抑了他所知道的不满，而压抑了更多的东西。英格里德知道自己的怒气，但是潜抑了她的受侮辱感。郝斯特的性欲是和他的愤怒一起被压抑的，英格里德几乎是有意识地压抑在治疗中威胁要醒过来的渴望的痛苦。防御中的忽然变化，以及表达这些线索的投射性和内摄性认同的模式，都集中到伴侣的背景性移情所共享的障碍中，而这种障碍在治疗初期就已经发挥作用了。一旦对治疗的承诺要求被兑现，评估过程中出现的合作和急切的姿态就变化了。

在赢得了治疗师之后，伴侣所共享的内部客体困难浮出水面，治疗关系不得不在新的立场上重新建立。

反移情是进行这个工作的领地，在这里，伴侣和治疗师可以真正地参与进来，伴侣可以进入治疗师，就像如果治疗有效的话，治疗师也必须进入他们一样。

在治疗早期，（治疗师）并没有做很多努力来评测那些阻抗，但是却进展得足够顺利。在那几次会面后，这对伴侣持续来了几周，但是在治疗师为期一个月的夏日假期之后就再没有来过。他们打电话过来说，他们的孩子们缺少临时保姆，他们会在找到新帮手之后再来。但他们再没有来。我想起英格里德自己曾经是一个临时保姆，而且我记得她说过，她会在没有帮助的情况下，重新那么做来负担治疗。但是没有出现其他连贯的无意识解释。

我们不知道这对伴侣停下来的确切原因。在治疗师不在场之后，治疗经常会被打断。但是从治疗一开始，这对伴侣就大声地表达出阻抗的问题。除了和他们一起工作，我们什么都做不了。这样早期的努力并不总是成功的。治疗师要严肃地处理早期浮现出的阻抗，并和他们一起工作，以达成对威胁工作的背景性支持不足的理解。如果进行得顺利，治疗师会在治疗中生存下来，伴侣会迈向中期的工作——虽然这经常发生，但有时却不尽然。

第八章
打破僵局：一对看起来没有希望的夫妻的治疗中期

婚姻治疗师迟早会被请求帮助一对看起来每一刻钟都在攻击婚姻的夫妻。从心理治疗的角度，我们知道在争吵下有一种渴望——把这样的夫妻维系在一起，但是在我们努力帮助他们的过程中，他们经常从互相攻击转而攻击我们提供心理治疗的能力。在这种情形下，它最后会成为夫妻关系存续的能量，提供治疗改变的可能性。这个工作经常是艰难的，但是它会提供极其有用的启示，虽然少数夫妻他们的关系完全是具有破坏性的，他们的移情仍然反映了对方呈现出来的问题。与这样的配偶工作，最主要的特征"僵局"和"不可能"，经常出现在这里阐明的反移情中。

哈维和安娜为他们之间不可挽回的局面寻求帮助。他是一位58岁的作家，在英格兰长大；她，42岁，是一位研究具体事物的科学家，声誉日隆。他们仅仅结婚18个月，但是婚姻从一开始就是一场风暴。哈维被邀请为一份杂志写一篇关于安娜的传记文章，从此之后，他们开始了一段长时间的恋爱。双方在当时都是已婚，但是实际上，双方都已协议离婚，经历了好几段恋爱并且很少考虑自己以前的配偶。哈维说他的第一任太太除了对他们的孩子（现在已经长大了）之外，总是阴沉沉的，没有什么反应。安娜是这样描述她的婚姻的，她嫁了一个很成功的建筑商，丈夫对于家庭很少有兴趣，经常把她单独留下来，和儿子、女儿在一起，让她爱怎么养孩子，就怎么养。两个人的第一次婚姻都很平静，波澜不惊，没有什么大吵。哈维在几年前就很冲动地离了婚，几年来，住在离妻子的房子很近的一个大楼的公寓里。安娜在运营自己的家庭方面已经采取了主动，以便在别的地方满足自己的情感需要。

他们的恋爱是在瞒着双方配偶的情况下进行的，一开始热情似火。他们彼此都说感到充满活力，这是从来没有过的，他们花上极大的精力计划约会。在他们罗曼史的最早阶段，当他们的幽会还是短暂也秘密的时候，性关系也不错。但是他们一公开恋情，自由约会，有更长时间相处时，哈维就开始出现勃起困难。他们双方都认为这起因于在不被允许的情况下，他们的关系承受很大的压力，但是行房困难的问题甚至在他们双方都可以自己约会的时候持续了下来。结婚之后，哈维的阳痿更严重了。

安娜说她愤怒的主要原因就是丈夫的阳痿。她已经无法面对自己结了婚，却不能过夫妻生活。日子太不如意了。她必须面对子女们带来的困难，他们不断地在学校惹事生非。对于此事，她感觉哈维根本不同情她，但是她还可以承受。毕竟她一直是独自抚养孩子。她不能面对的是，自己处理一切事务，却不能从他那儿得到一点性方面的安慰。对于这一点，她感受到一种特别强烈的被抛弃的感觉，觉得自己不受关爱，这种感觉与她还是一个5岁小孩子的时候体会到的情绪一样。那时她的腿和下半身在一次火灾中被严重烧伤，她觉得自己很丑，并且被遗弃了。她已经很难回忆起那场火灾了，她所能记起的是在医院度过漫长而孤独的日子。在那些日子里，她感觉被抛弃，没有人关心。这些可怕的感觉随着哈维的性拒绝又回来了。然而，这还不是全部。她觉得丈夫不关心她自己每天不得不忍受的许多问题。她的一个孩子得了厌食症，另一个，虽然很聪明，但是不断地挫败自己，当她努力去管教孩子们时，丈夫根本没心思在那儿。孩子们难管，此外，还怨恨哈维——这也不奇怪。他是个以自我为中心的人，不太关心他们，当他有时候转向关注孩子们的时候，他经常挑逗、戏弄他们，最后在孩子们的哭声中不欢而散。

有一次，当哈维伤到安娜的小男孩时，那个孩子还用武力攻击哈维。

安娜生起气来，圆脸胀得通红，而哈维脸色苍白，一动不动，他不动声色地静静地坐在那儿，陷在圈椅上，直到她发完火。然后，他挺起身开始为自己辩护。他悲痛的样子，似乎她是他最重要的人。在他的早年生活中，他也有过阳痿，但是从来没有像现在这样严重。对于她的问题，他觉得自己既不冷漠，也不是支持性的。

他冷静、理智，说话有条理，他的口音让人感觉出身高贵。他的举止中没有一点能够印证安娜对他的长篇控诉。他说他希望他们能尽快做点儿什么，以解决阳痿问题，他愿意给她带来幸福。

治疗

与哈维和安娜工作是我曾经做过的个案中，最困难、也是最令人沮丧的。在早期咨询过程中，安娜找到一种平衡方式，咨询开始的阶段，她拒绝说话。她在努力控制自己的愤怒，迫使他参与进来。一开始，她会说，"今天我不打算说话，哈维，你说！"这使咨询立即进入一种模式，丈夫看着我，开始从自己能想起的话说起——报告一周的活动，在来咨询之前发生的战斗，或者偶尔也会报告一下相对来说比较平和的一周生活。

或迟或早，安娜会插进来，对他的报告表示不同意。他没有正确地表达她这边的看法，她会说。或者他的报告太详细，但是这次没有像通常那样理解到她的时间。表面上呈现出来的这种模式其实是：虽然他在讲话，但是他讲的都不重要，只有等她插话。丈夫自己陈述是一种理性的记录方式，自从上次我见到他们以来，情况就是这样，大部分陈述都缺少感情色彩。

我时常感到我的中立立场发生严重偏移，我的工作并未因此变得轻松一点。我喜欢先生的高雅的智慧，他上层英国绅士的口音和他贵族式的演说，尽管他说话相对来说，不带感情。我发现太太尽管有些心理学的头脑，但是脾气像泼妇一样。总体来说，我感觉这对夫妻不断地把我从力图在他们之间保持中立立场的希望中拉出来。我挣扎着维护着自己的原则，在他们之间不断找回平衡的位置。我经常感到泄气，甚至希望他们一起在我面前消失。

治疗的第一个任务，一方面是帮助他们安稳下来，不至于关系破裂，另一方面，遏制激烈的肢体冲突，这已经是他们婚姻生活的一个特征了。双方在以前的关系中都没有打骂的现象，但是在过去的一年中，他们之间经常闹得天翻地覆。在咨询进程中，安娜火山爆发式的怒火引爆了战争，她怒气冲冲地向哈维尖叫，是我以前在做伴侣治疗时从没有听到过的，尽管我也曾与极端愤怒的夫妻一起工作过。怒火突然爆发的威胁弥漫在每一次面谈中，尽管每隔几星期这一出戏才会上演一回。应他们的要求，我现在每周见他们2～3次，当火药味越来越浓时，他们的怒火能在治疗时得到遏制。

一开始这对夫妻给我的印象是，他们彼此之间有大量的辱骂性的言辞。在他们觉得完全可以信任我之后，方告诉我更多情况。事情终于搞清楚了，双方之间实际上还有肢体上的伤害。我发现哈维在社交场合饮酒过量。我说，这会使他们之间本来已经失控的情况更加恶化，他很不情愿地承认了，我建议他停止喝酒，这也有助于消除酒精对阴茎勃起的抑制作用。我还说，他们两人必须同意停止肢体冲突。我很快就亮出了我的观点，双方必须停止殴打对方，基本的生存受到威胁，身体安全没有保证的情况下，我们无法工作。在接下来的几个月里，肢体冲突仅仅发生了几次，之后他们实际上已停止打架了。这给治疗注入了克服困难的力量。安娜以攻击的方式表明自己的不安，而哈维很有耐心，不过是个禁欲主义者。当他们和平共处时，他们表达爱意是通过互相取笑、讽刺的方式欣赏对方的智慧和博学。对人类的处境，以及彼此对人类共同的结局做出的贡献，他们互相冷嘲热讽地谈论着，对此，肖伯纳可能会为其写

第八章 打破僵局：一对看起来没有希望的夫妻的治疗中期

上几行诗。有人希望自己对于在温情社会中存在温情婚姻的可能性持乐观态度，这些人看到他们之间的关系会变得谦卑一些。

现在一种新的模式在治疗中发展起来了。无论说话的是我或者哈维，安娜会毫无征兆地说她已经受够了，她会开始哭，突然离开房间，用力摔门。第一次出现这种情况时，哈维留下来，我们试图搞清楚他做了什么导致太太离开，但是那个小时治疗之后，太太说丈夫留在治疗室，让她震怒，对我产生了严重的不信任。她只会认为丈夫和我要合谋算计她，如果这样的事情再次发生，她真的不会回来了。

这样的申明反倒给我一些希望，因为直到那时，我以为她离开咨询室几乎说明她放弃治疗了。她的最后通牒让我知道当她不说话的时候，会离开，但是她并没有终止治疗的意图。

从这以后，当安娜离开时，哈维会无精打采地动一动，对我点点头，向我招呼一下，示意一下，然后尾随太太一起出去。他们有时会在几分钟之后，有时会在下次咨询时再一起回来。在某些场合中，安娜中途离席是在表达究竟要不要继续治疗的过程中发生的。此时，哈维不得不离开，以防安娜认为我们在合谋算计她——我则会被单独留下来，经常有些心绪不宁。但是，通常来说，等他们在下一次咨询又来的时候，一切又像是什么也没发生过的一样。

当他们走出咨询室，不知道他们还会不会回来，我每次都会动摇，觉得被贬低，自己能力不足，被人不屑一顾。我觉得自己应对丈夫不够聪明，应对太太不够稳重。我开始恨他们，让我有这种感觉，所以，每次他们离开时，也感到松了一口气。我只能自己处理这种反移情，因为在讨论对我的移情中，我在试图用这种反移情，这一点让我心力交瘁。

当我跟他们谈论他们以这种方式让我动摇，让我怀疑还有没有明天，然后回来时就像每件事都进行得不错的样子，或者是说至少没有比平日里的阴沉、沮丧更坏，能指望安娜的就是向我数落哈维的失败和不可信赖。她向我保证说，他真的是个糟糕透顶的人，充满攻击性，对于每一个试图接近他的人来说都是克星，包括他的孩子和第一任太太，她对他的第一任太太充满同情，因为他是那么可怕。

我感觉在人性弱点上，我跟哈维也差不多，特别是以帮助他们是不是失败作为考量标准时。这话只是没有说出来罢了。我从安娜的情绪中已明确感觉到她对我的失望，我对自己也感到失望，因为我不能理解她落在他的手上，承受的无法言说的苦难是多么深重。

不过，在一些治疗时间里，安娜也会以哈维身上没有的能力投入治疗工作。她以前曾做过精神分析，她把目前的婚姻困难和自己在其中所扮演的角色这两者与自己早期童年经历和身为两个青春期孩子的母亲的焦虑联系在一起。她认为自己出于孤独，与孩子们联系过于紧密。在她前面一次空虚的婚姻生活中，当她退回到孩子中去的时候，她的前夫会很高兴她不再碍眼了。

在这个治疗中，我时时感到被安娜的愤怒以及接下来的冷漠所控制，我觉得像是一个被扇了耳光的、没有头脑的木偶一样，脑袋晃来晃去。我试图去厘清导致关系恶化的、双方都存在的真正原因（我一直相信，婚姻问题中双方都是有责任的），但是我经常觉得这只是说说而已，对于他们的婚姻困境我认为哈维是有责任的，但是我找不到，因为安娜的愤怒和苛刻是那么明显，我尝试与哈维一起工作，探讨他对太太的态度中有无潜在的问题，但总是被他满怀好意的肤浅的顺从弄得灰心丧气。

他会谈到自己的家庭历史，但总是很少带着感情。他说他的父亲是个高层次的失败者。

他父亲是个政治人物，早年曾有过很令人吃惊的成绩，后来失

第八章 打破僵局：一对看起来没有希望的夫妻的治疗中期

败了。虽然父亲最终成为一个赢得广泛尊敬的资深的政治家，但是和他在一起，总是有一种失败和失望的感觉，这些被哈维吸收到了。哈维的母亲在他青春期时，变成了个酒鬼，她堕落了，特别是当哈维18岁父亲去世之后。哈维有一个哥哥和妹妹。哥哥是父亲的最爱，但是与哈维的关系出现问题的却是妹妹，她在3岁时得了脑炎，因此全家的注意力从哈维身上移开了，哈维对妹妹既感到一份责任，又嫉妒妹妹夺走了父母的关注。

哈维可以做一些理性的连接。他会说安娜代表他那位永远不会满意或无法得到母爱的母亲，安娜让他觉得自己像受人尊敬但是失败的父亲。他也认为自己是在努力刺激太太对他有个好印象。但是我从未见到过他被深深打动的样子。他承认自己隔绝情感，对此他感到痛心，但也无力改变。

然而，事情开始慢慢有所好转，当两个人的日子变得可以容忍的时候，这对夫妻开始时不时报告一个平和的阶段。

之后，安娜再次提出，对于他们的性生活是不是该做点什么。缺少性的边缘化的婚姻远非她能承受。经过彻底检查，哈维的性无能并非是器质性的。哈维说他愿意改善他们之间的性关系，我们转向性治疗，我用第九章所列的表格给他们布置作业。他们在半信半疑中开始做功课，用他们典型的带着讽刺意味的智慧向我报告进程。然而，他们取得了进步，哈维开始有越来越多的真正的勃起。以前的性无能现在可以理解了。性无能是用来发泄对安娜的愤怒，安娜就像是控制欲很强的母亲，同时，一个入侵的阴茎代表着愤怒，性无能也是为了保护她。这项工作进行三个月后，他们不再"按规则"游戏了，在我认为还不太妥当之前，他就插入，进行完全的性交。他们告诉我，他们认为是我设定了"我的规则"，破坏规则就可以战胜我。

我觉得，有趣的是，他们以前习惯于互相攻击，现在两人站在一条战线上了，而我觉得受到威胁，建筑在我被伤害的感觉之后的

"起义"看起来可能是起了疗效。我告诉他们这件事，他们接受了我的面质，但却没有改变。在我治疗性的过程中，他们连续有一段时间成功性交，之后，当他们之间竞争性的愤怒再次浮出水面之后，性爱再一次消失了。

现在一个新的危机出现了，哈维与他们俩共同的一个朋友出去喝酒了，安娜感到自己遭到背叛。这个朋友是哈维以前的女友，安娜对她的存在一直耿耿于怀。哈维已经有效地戒酒达6个多月之久，他说他感觉身体好多了，情绪也平稳、放松多了。但是这次，面对朋友的不断劝酒，他放弃了。

哈维承认他尝一口的动机有部分是源于对安娜的不满，他通过喝酒表达自己想对她发怒的愿望。他无论怎么努力都不能使她满意，她离他远远的，几乎每次咨询都要训斥他。咨询应由他开始，这样无声的要求比以前更强烈，我的心理干预似乎越来越无法改变什么，因为无论哈维或者我说什么，她现在觉得任何落在她身上的关注，都是攻击她的武器。因为安娜的执拗，哈维总是犯了错误的样子，他的工作只是平息她的怒气。

在这种形势下，我所能做的只有公开讨论我的反移情。这对夫妻看起来是没救了，现在治疗似乎也无回天之力。我说我感觉自己没有能力改变什么，我认为安娜现在的意思是公开承认将结束这段婚姻。我说安娜引导的是一种我感觉为无情的毁灭感，这已经是他们婚姻的特点，在咨询之外，他们俩都在落实这种感觉。我已经有好多小时在感觉自己不能再提供些什么。在这种形势下，安娜会转过身对我说，"沙夫医生，为什么不说些什么呢？对于我们两个，你有什么看法？"

我会说，"我没有什么新想法。我不太确定有什么东西是我必须提供的，因为我不能说我是怎么想的。"说完这些之后，对于自己的想法，我无颜以对，这是安娜的控制欲在起作用，某些想法、某些感觉是被禁止的。我觉得自己像被人割断的腿腱，特别是被她，尽管她告诉我说，这恰恰是她最不愿意听到的。

过了一阵子，安娜被我的面质击中了。第一次我这么说的时候，毫不奇怪的是，她走出了咨询室。我主要的感受是"好多了"，因为我想与这对夫妻痛苦的工作看起来不久就要结束了。但是安娜在下一次咨询中又和哈维回来了，而且表现得好像一切正常的样子。我说过我肯定哈维对他们的婚姻存在问题完全负有责任的，安娜也这么认为。因为她对我思想的控制，我备受阻碍，从这个经验我知道，除非她把哈维从鱼钩上放下，否则哈维无法自由地投入到治疗当中。我提醒安娜说，尽管她说丈夫无药可救，这段婚姻无药可救，她还是妻子，还留在这个关系当中。我总结说，如果她真的想留在这儿，她必须停止破坏和阻挠治疗。否则的话，我们无法理解他对这段婚姻的责任到底是什么。出于我们已经理解的和许多我们不理解的原因，安娜的恐惧使她无法容忍哈维在咨询时真正不顾她的执拗，说出真心话，她认定很不安全，而这种认定正是控制事情发展的因素，不管我们喜欢还是不喜欢，安娜当然有权利结束婚姻。但是如果她不想结束，或者如果他确实想投资于治疗，她必须放哈维一马，她必须做此决定。

他们留下来了，接下来的四个月之后，事情有了转机。在几乎难以察觉的过程中，安娜软化下来，询问哈维是不是能站在她身边。经过我反复对质之后，在我说话时，她很少气得发抖，离开咨询室了。我可以说，情况有了起色。在这几个月当中，我们可以讨论那些把他们的关系推向悬崖的原因，这样我们不再受限于一次次从悬崖上掉下来。这种经历丝毫不能提高理解能力。

最后，安娜以一种令人同情的方式，开始讲述自己的故事。她从童年创伤恢复的过程中，经历了与病魔的长期较量，在此期间她感觉自己被父母抛弃。火灾发生在一个晚上，她睡着了。当她的床着火时，她尖叫着醒过来。实际上她还是很幸运的，只有下身被烧得比较厉害。但是她记忆最深刻的是此后在医院的时间。烧伤带来剧烈的痛苦，穿衣服、脱衣服都是极疼痛的过程。她发现自己火后余生的身体又疼痛，又丑陋，尽管留下来的伤疤并不大。对于她而言，最痛苦的是，感觉被父母遗弃在医院里。后来，在她病愈的过程中，她父亲告诉她说，她再也无法痊愈。她觉得自己接受医生、护士的治疗都是在父母不在场的情况下进行的。显然父母自己也害怕，也是心绪不宁，因此躲得远远的。这种感觉让她从心底里坚信，治疗本身就是创伤，伴侣治疗越焦灼，越提醒她烧伤时接受治疗时的恐惧和伤痛。

这次她提供的信息对安娜和哈维两个人来说都意义深远。尽管原因还没有彻底弄清楚，我想我很无助的话引发了她作为一个小孩子时的处境。我对她中途离席、当着哈维和我的面摔门的对质也许说出了她孩童时的愿望——当父母把她一个人留下时，她恨不得对他们尖叫。我现在理解了，当她中途离开咨询室时我那种摇摆不定的情绪正是代表着她的感受，那时她一个人被父母留在医院去面对医生、护士痛苦的"折磨"。

哈维想起他孩童时对他妹妹的关心，他妹妹因为身体原因同样也有痛苦的住院经历，哈维有一种愿望，希望能照顾安娜。现在他身处当年照顾妹妹时同样的困境中，一方面想照顾她，另一方面对她受到的关怀怀着无言的嫉妒，这种关怀甚至是来自于他自己。

一次咨询

最后，经过仅仅两年后，他们的防御机制改变了。在我后面将要描述的一天里，他们肩并肩地坐在一个沙发上，这是我起码在一年内从未见到过的场景。

虽然两个人在沙发中间仍然保留着一些空隙，但是哈维会时不时地戏谑地向安娜探探身，戳一戳安娜的肋骨。最后，安娜说戳她

第八章 打破僵局：一对看起来没有希望的夫妻的治疗中期

的感觉让她感觉不爽。哈维笑着说，他知道她其实是喜欢这样的，安娜向他伸伸舌头，含义不明地做了个可爱的鬼脸。哈维开始在某些场合，代替我的作用，虽然有些勉强。他们在异乎寻常的压力下度过了平和的一周，安娜的儿子被警察误抓，女儿出了交通事故，被送进了医院。虽然女儿安然无恙，但是刚开始的时候，情况并不明朗。此外，他们还招待了一屋子的客人，包括女儿的同居男友，不管怎么说，在哈维的支持下，安娜已经可以应对。安娜说她不十分清楚这样的进步是源于什么动力。

我现在又有了如履薄冰的感觉，我已经使出吃奶的劲儿，尝试过许多次，正是因为使了这么大劲儿，破坏了好感觉。对于迟来的成功，我感觉有点脸红，所以我决定了，用一种违背正确判断的方式，以积极的方式推进，很高兴今天看起来这一种新的治疗是可行的。

在两年多的治疗中，哈维第一次看起来有了响应。安娜开了个头，说哈维的儿子比尔最近向他们要求经济上的支持，以便进行心理治疗。哈维有意给他钱，但是一个30岁可以自食其力的男人向自己提出这样的要求，他有点儿被伤害的感觉。这使得安娜找哈维就其差劲的父子关系做了一番讨论。哈维同意说他们之间的关系很糟糕，但是他一向在理智上同意一切说法。就我的经验而言，对于他表示同意的事情，他在感情上总是无动于衷。他在家里很容易对安娜非理性地暴怒，但是这一点在咨询时并没有暴露出来，在咨询室，他即使生气，也显然相当理智。

但是今天，情况改变了。哈维说他认为自己对儿子有憎恨的感觉。因为，大多情况下，他愿意给儿子很多。当比尔打电话来时，哈维感觉处在自己的父亲的那个角色上；当他感到孤独、被拒绝时，他是多么渴望亲近父亲。比尔提出要求触动了哈维想给予他什么的冲动，正像他曾经那么想得到什么。另一方面，当他觉得他不应该满足比尔非理性的要求时，之后，潜在的被拒绝的感觉又阴森森地逼近自己。

但是另一个问题又出现了，就是与母亲的关系问题。他感觉母亲在某种程度上妨碍了他与父亲之间的关系，母亲是怎样隔在父子之间的呢？安娜插话说，是不是因为母亲酗酒。哈维认为可能不是喝酒的原因，可能是因为自己已经长到了十几岁了。但是与父亲的有些相处方式不太对劲儿，他努力识别，但未能如愿。

我说虽然他目前不能从记忆中提取那些信息，也许他可以从与安娜的互动中得到启发。在与太太之间无休止的无情的战争中，他是参与者，也是发起者，彼此都相当依附于这样的斗争关系。我回忆起我多次注意到，无论多么安静的事情，他们看起来都要一起闹出点动静来，平复焦虑的最快方式是战争。他们表达亲密的方式是经常刺激对方，就像上次咨询时，哈维用手指头戳安娜一样。

哈维，看起来在思考，似乎同意我的看法。我想他可能找到了线索，这些线索与他父母关系有关、与他很难亲近父亲的这一事情有关。我继续说道，哈维经常用言词"戳"安娜。安娜反对说她也不喜欢这样的刺激。虽然她是尖刻的智慧交锋中的伙伴，我认可她的表白，并且准备继续阐述我对他们之间关系的看法。但是安娜跑开了，她说无论这种不舒服的感觉有多强烈，这是她的一部分，她不想扯上任何人。她可以视之为表达一种怨恨，这种怨恨是我们之前经常谈到的情绪体验，源自于童年那段恢复期，那时，她是那么怨恨疼痛，尤其是伤害之外的羞辱，他父亲告诉她自从她有伤口、不再漂亮之后，她必须发展她的头脑，才能生存下去，这是她现在添加的一些内容。当哈维一直忙于"戳"她的时候，父亲才是她一直想亲近的人，尽管同时又怨恨他。但是，她注意到，在现在这次治疗中，我们又聚焦于她了，对此她很愤恨。她在一定程度上确信，因为她准备好再投入治疗中，并且被聚焦，哈维可以躲开了，对此她很是愤恨。

第八章 打破僵局：一对看起来没有希望的夫妻的治疗中期

我同意，我想这一个例子可以说明，正当哈维开始向治疗深入迈进时，他们两个会一起合作，将情感焦点从哈维身上挪开。我感觉到如果没有安娜的卷进来或者闯出去，那根将他们拴在一起治疗的细线可能会在我的手上被掐断，或者有可能我根本没有掌握这条细线，它还是在他们的手上。这条线像是缠绕在我身边，但是我不能去拉动它，只有他们可以扯动这条线，在整个进程中像结网一样，把我围在其中。在这里我今天感受到的是，他们开始一起合作时，我再一次体会到治疗性的无助感，我感觉到我离他们那熟悉的家庭漩涡中心，仅一步之遥。另一方面，我看到，安娜是对的，她将他们之间关系与和父母亲近的问题联系起来，对于她而言，是与父亲的关系以及通过移情之后表现在与我的关系上。

我现在十分怀疑哈维与安娜是怎样联合起来阻止哈维继续探索早期与父母之间的经历的。也许这是一种对两个人来说都很痛苦的事情，在此拐点上出现，很具威胁性，他们将此从哈维身上挪开。他还能再回到这儿吗？

哈维用他贯用的过于理性的方式表示他会努力。这是一种说不清楚的忧郁，但是他认为他的母亲一定对他要求过高，因此他觉得受压抑。很多时候，他的父亲总是在尽力抚慰母亲，这样他就无法得到父亲的关注。

我猜想，在与他母亲的早期关系中，事情比他想得更糟糕，证据是他与安娜之间的关系。他超乎寻常地小心翼翼，同时又总是在激惹她。他说他想和太太在一起，但是这种破坏性行为却是不间断的、反复出现的一种模式。安娜在椅子上一个劲地点头，准备自己出马讲点什么，挑战丈夫。我想象她可以更具侵略性地这样做，这样的话，我可以坚持自己的见解，继续与哈维直接工作，察看太太激惹他的方式，看看这个模式是怎么回事。

我的反移情使我经历了双向激惹，这是他们相处方式的一个特点，他们保持关系时很焦虑，对方不在或受拒绝时安静、平和。彼此互相激惹的方式是他们妥协性的彼此讨好，或者是一个不带威胁性的生活标志。我想要采取某些行动的高昂的动力，未被自己很好地察觉，我想用自己同情性的询问代替她侵略性的关系。

这种感觉让我提示哈维他的母亲可能比较难亲近，她在哈维四五岁的时候得了抑郁症，他努力把母亲拉回到生活中关注他时，他不得不用"戳"她的方式，而且可能他会很愿意这样做，甚至不惜激怒她。

"我想这是真的。"他说，"我记得她是很忧郁的。也许那时她就喝酒，也许比我喝得还要多，就像我经常喝得比我自己想的要多一样。当我们讨论这些的时候，我有一种很遥远的感觉，一种孤独，四面没有墙的冷清，这种感觉在我前面延伸开来，环绕在我周围，很怪异的感觉。这在某种程度上与我父亲有关，也与那种自己只要接近父亲，就能得到安慰的感觉有关。就算是现在，我仍有一种十分怀念父亲的感觉。但是他在哪儿呢？总有一种感觉他是个失败者。我可以与他在一起的唯一方式就是冒险把自己也变成一个失败者。但是我想，在这儿感觉到的失败不仅仅是他后几年感受到的失败，那时候的失败有很多。是的！"他的眼睛出人意料地充满了泪水，"在这里，我想这主要是一种不能帮助我母亲的失败，那种他也无法让她重现活力的伤感。"

治疗室十分安静，笼罩在一种出乎寻常的伤感之中，我感觉我们之间有什么东西诞生了。因为咨询时间已近尾声，我转向安娜，寻问她有什么反应。

安娜说她的心被打动了。在她的理解中，带着一种踌躇，也许是不情愿。但是她没有打断他，而是关切地看着哈维。她说，他总是"戳"她，这是有意义的，她就像那位抑郁的、总是拒绝孩子的母亲，他必须逗弄她，但他是在逗弄一个被逗弄后会打架的人。她无法看到这背后的孤独。直到今天，她从来没有感受到自己可以拨开拦在她和哈维之间的迷雾。在这层迷雾中，几乎每件事，他都在指责她。但是治疗帮助了他们。最后，她挑战性地补充说，她希望治疗次数更多一些。

讨论

我们选择讲述这个个案，因为它展现了在面对夫妻就治疗师的能力而产生冲突时治疗师内心的挣扎，并且提供了从破坏性极大的互动模式中产生治疗效果的过程。他们试图对自己和对方的恐惧进行补偿。对于安娜来说，她害怕会再被曾经烧伤她的火焰吞没，并且在毫无支持的情况下被抛弃、被刺痛。面对这样的恐惧，她拼命地控制着哈维和治疗师。哈维与抑郁的、后来变得反复无常的母亲以及缺席的父亲之间的经历让他变得坚硬，像被墙拦在众人之外一样。他这种自我控制很强的个性让安娜感觉不断地被拒绝，这会把安娜逼疯，所以他们在一起时总是用一种冲动性的侵略方式，让彼此感觉亲近。

我们大概讲述了反移情是如何反射出这对夫妻有问题的交往能力，在他们半信半疑的移情中，我向他们解释了我的反移情。他们两个都把自己值得羡慕的、但总是拒绝孩子的父母内化到自己身上，他们的父母既令人兴奋又拒人千里，从某种程度上说，哈维和安娜身上汇集了父母的情感。两人都重点描述他们的父亲是令人兴奋的角色。对于安娜，父亲同时也是总拒绝人的人，她对母亲几乎没有什么印象，从功能上讲，母亲好像不存在，安娜从母亲身上没有获得一个接受型母亲的榜样。对于哈维而言，在父亲和母亲之间，好与坏基本上是分裂开来的。对父亲认同的代价是将失败的父亲形象内化了——也许这也被母亲的责备强化了。对他们两个人来说，父母型夫妻都是令人失望的，也是被人嫉妒的。

在反移情中，治疗师经常沉浸在自己的困惑和作为治疗师的失败当中，这是一种日复一日的被视为无能、被开除的体验，与他自身的工作原则和自尊是相背离的，在感觉被吸引时加入他们其中，这给治疗师一种强烈的自我厌恶感。

通过自愿吸收这对夫妻的毁灭性，吸收他们的彼此败坏、彼此嫉妒，吸收他们的屈尊和蔑视，以及在很小的一方面变成一个自己不喜欢的人，治疗师能够理解清楚他们的内在体验，他们通过无休止的破坏感情的方式努力亲近对方。

这些破坏感情的方式使他们感到自己那被嫉妒的带有迫害性、从不让他们靠近的父母还在身边。在他们身上产生共鸣的是他们自己内在的拒绝性的配偶，对拒绝性配偶的投射性认同使这对夫妻彼此残酷折磨。

这个治疗比其他任何事情，都充分地显示了治疗师的生存力量。这里的支持与那种极力提供支持的体验丝毫没有母亲和孩子之间的温柔与亲密，而是直接面对反复扫射的自动步枪样的攻击，治疗师的责任是在这种侵略性的进攻中生存下来，就像父母必须活下来一样。胜利地生存下来才能治疗性，因为伴侣关系中做不到，直到他们来见治疗师。

同时，这也不好玩。这对夫妻之间的支持被完全破坏，而且十分情绪化，这种破坏是瞄准治疗师的，这种破坏在夫妻俩之间最终被收回之前，也许是在治疗师的内心深处被充分感知。没有这种工作，夫妻会像这样终其一生陷于无休止的战争中。他们中有些人会选择离婚，而其他人会继续过下去。当然，在治疗途中，看起来，他们还是分开比较好。治疗师在急风骤雨中会忍不住建议他们离了算了，但是我们不该做这样的选择。许多这样的治疗半途而废了，在这里描述的光明拐点出现之前；而有些治疗在柳暗花明之后呈现出不同的关系。

在此期间，我们也许会断定我们走不通了，但是我们是不能决定说这对夫妻不能再继续生活在一起了，除非个案出现持续的身体伤害或者死亡威胁，我们不能决定婚姻是不是该结束。这样的决定太重要了，不能由治疗师来决定，治疗师最终不会承担这种决定的后果。

对许多夫妻而言，这种治疗性改变是一段长期、缓慢的经历。治疗师会频繁地被无能为力的感觉压倒，改变的可能性微乎其微。但是，如果一个人愿意吸收并承受内在的客体和彼此的投射认同,然后慢慢从其中走出来,这样的夫妻才能抓住走出困境的要点。那些彼此仇恨的、侵略性的夫妻几乎放弃了被爱的希望,对于他们而言,这个过程是极其艰难的,他们只能把这样的困难带给我们。

僵局中的反移情

这个个案的转折点集中在治疗师吸收了这对夫妻那种不可能的感觉,——一种彻底的内摄性认同,这是经过了几个月的治疗积累起来的。治疗师向求助者分享自己的反移情,这并不是一个有意识的决定,而是被一种没有其他办法的感觉所驱使。只有那时,他们对治疗破坏才会被理解,咨询是建立在了解到他们共有的早期经历之上的,他们的父母都不可靠近,不关心孩子,非但不给予爱的支持,反而是发怒的支持。

对于我们而言,反移情中无能为力的体验并不少见。我们了解,这种感觉经常是那些存在大量分裂和压抑的夫妻的主要体验。他们以自己彼此败坏的方式,躲避对质,而这种反移情工作是无法被捏造出来的,治疗师不能解释它,除非他们在经手的个案中有这样的经历。他们一定是在目前的门诊经历中吸收到了,因为这样的解释必须是诚实而有效的。当治疗师面对难缠的夫妻或者伴侣治疗时遇到相类似的情况时,对于这样的反移情应保持警惕。

第三部分

性障碍的治疗

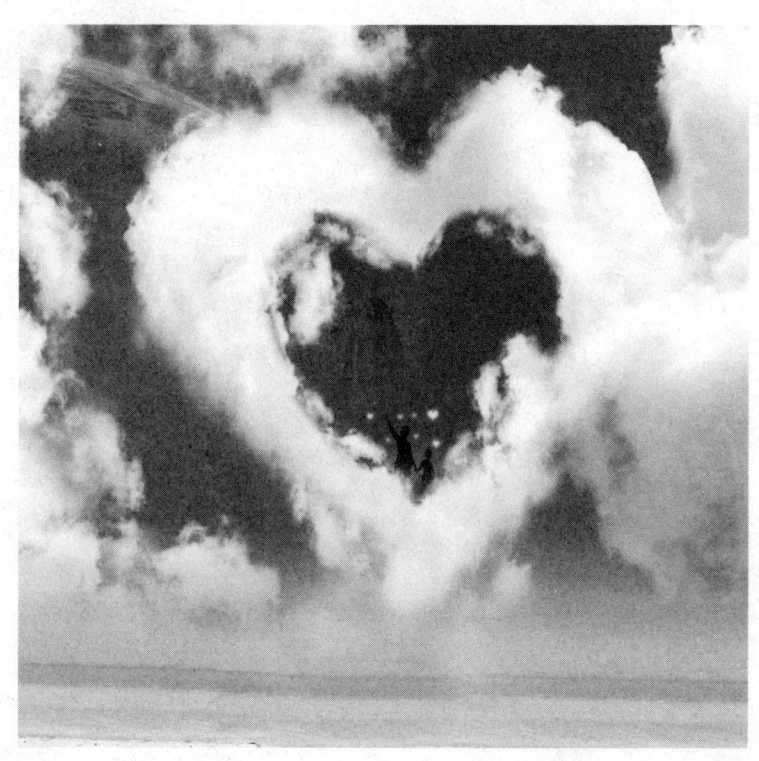

第三編

社會的行為法

第九章
性治疗技术

有如此多和性有关的问题呈现在婚姻治疗师面前,故对婚姻中性的作用有所领会对治疗师来说是至关重要的。戴维·沙夫以前的著作曾经深入探讨过这些问题(D.E.Scharff,1992),婚姻治疗师对于性治疗无需十分精通,当来访者需要性治疗时,婚姻治疗师可以转介给专门的治疗机构。在这儿,我们想列举一些性治疗的模式,在夫妻需要对他们身体的性互动进行直接指导的时候可以用到这些模式,这里并不是教大家治疗方法,而是作为一个背景资料介绍一下性治疗,以便大家能够更好地理解这些丰富我们的临床研究数据库的治疗。那些只想有个大概了解的人,只需看看第十章的总结。

性治疗的基本模式来源于圣路易斯的马斯特斯和约翰逊研究院的约翰逊(Masters and Johnson,1970)的工作。他们最早要求夫妻俩要住在圣路易斯两周,集中治疗,离开自己家庭环境和容易分神的事情。先用药物、心理测评和性评估,之后是解释性的圆桌咨询,给夫妻提供反馈意见及治疗建议。然后,给出医嘱,让夫妻按事先设计好的顺序做性互动的练习,两个人是在私下里遵照执行的。这种分等级的系列活动开始时,要求互动中不包括(触碰)阴茎和女人的乳房,并且限制语言交流。这一开始做的练习被称为愉悦性活动,而不是按摩,强调的是这项治疗的情感性而不是集中在身体上。两周之后再另外增加性关系的成分。然后,这些私底下进行的身体锻炼会在心理治疗时讲出来。

这种实际上对性互动的细细查究使配偶与治疗师检查出性困难和互动困难出现在什么地方,从而对那些根深蒂固的态度和防御方式进行质疑,这也提供了一个指导和教育的机会——这是大多精神分析师感到陌生的。马斯特斯和约翰逊原先是采用一男一女两个人组成的治疗合作团队，在他们开始治疗的阶段使用了许多性治疗程序。他们这么做的理由是：如果夫妻两个人面临困境时各自有一个与自己性别相同的治疗师，他们对问题的理解会更深入一些。戴维·沙夫于 20 世纪 70 年代在华盛顿的普莱特蒙，与他的治疗团队，也用过合作治疗的方式促进治疗，后来发现在婚姻治疗中，这是十分必要的。在这种情况下，我们认为联合式治疗是有用的，特别是教育与学习的环节，但是一般说来，这种治疗非常昂贵、奢侈。

戴维·沙夫使用的性治疗的基本模式建立在海伦·西格尔·卡普兰（Helen Singer Kaplan，1974）的方法之上。她在接下来的出版著作（1977、1979、1983、1987A、1987B）中做了修改和添加。她的方法的总体框架取自于马斯特斯和约翰逊（1970）原来的模式，依靠行为互动，但是经常用到行为动力学的解释。对于不同的个案，按其治疗次数的不同，在这个技术之上做不同调整，联合不同的治疗师时，有些倾向于精神动力学，而有些倾向于行为学派（Lieblum and Pervin 1980, LoPiccolo and LoPiccolo, 1978）。卡普兰和她的团队比我们更倾向于把注意力更严格地集中于性症状上，他们治疗次数更少，除非求助的夫妻表示需要更多帮助，他们不会深入婚姻生活中更广泛的问题。里夫（Lief, 1989）极有说服力地展示了各种方式的整合，以所有对治疗有贡献的因素为基础，先从教育和支持开始，使用特殊的行为方法矫治机能障碍，结合婚姻治疗解决人际互动中的冲突，将动力学的心理治疗或者精神分析用于处理我们谈到过的产生于客体关系的问题。

我们自己的倾向是假定大多数性失调是更大范围婚姻困难中的一部分，除非评估时证明情况并非如此。一些夫妻来求助于我们，认可这一假设，而另一些人不太愿意将他们的性关系解释为情感纽带的身体表现。我们使用的全面评估帮助我们确定在整个婚姻纽带中，身体上的性失调所起的作用。这样，在一个解释性的治疗中，我们可以说明我们对现状的理解，然后推荐性治疗、婚姻治疗、个别辅导或者是合并治疗。

我们目前的步骤是这样的。当一对夫妻来治疗，而性困难起了显著作用，除了整体婚姻诊断评估之外，还必须做一个性诊断评估。我们会出示一个调查性态度、性活动、性欲望的问卷，这份问卷特别注重性互动，着重了解其中一方对另一方的期望和经验的理解与评估（LoPiccolo and Steger, 1974）。治疗开始时我们先和夫妻两个人一起面谈一次或一次以上。我们也会与其中一方做单独的面谈，此时，每个人谈论某些特定话题，特别是婚外情会感觉自由一些。在评估的最后阶段，咨询师会与夫妻两人一起讨论评估结案和建议。但是在结案之前的过程中，咨询师也会对他们的经历有更多发现。

如果他们遇到的问题没有药物或身体的原因，推荐的治疗方法会很广，有正式的性治疗、不特别聚焦于性的婚姻辅导、个别辅导或者是精神分析。对于性高潮体验困难的妇女，可能会被推荐学习一个有关自慰的个体或集体的教育课程（LiPicollo and Lobitz, 1972；Herman and LiPiccolo, 1988；Barbach, 1974、1975、1980）。如果夫妻已离异，将不会推荐针对婚姻的治疗。

诊断的分类与推荐治疗有关，但不是一对一的对应关系。比如，发现性欲的障碍——据里夫（Lief, 1977）估计，40%的因为性困难寻求帮助的夫妻都存在性欲障碍——这可能进行个别心理治疗或精神分析更为合适，但是卡普兰（Kaplan, 1979）认为这些性欲障碍有些时候用整合式的性治疗更好。

这一点已经被我们的经验证实，正如在本书好几处图片所述。一本著作《性欲障碍》(*Disorders of Sexual Desire*)（Lieblum and Rosen, 1988）对于这种根深蒂固的综合征的性治疗有广泛深入的阐述。

我们采用了卡普兰（1974，1979）对性障碍的分类方法。她把在性场合中由于更直接或表层原因而引起的性失调称为"近焦虑"(proximal anxiety)；而把与客体关系有关的潜在因素引起的性失调称为"远焦虑"(distal anxiety)，她把这两者区分开来。根据性反应的三阶段把性障碍分为三类：(1) 性欲望；(2) 性兴奋；(3) 性高潮（请看表9-1）。

表 9-1　性障碍分类（卡普兰修改于 1979、1983、1987B）

阶段	男 M/ 女 F	障碍分类
I. 性欲望	1. M&F	性压抑（ISD）：兴趣很少或者根本没有兴趣
	2. M&F	对性唤起或性交的病态回避，包括恐惧障碍
	3. M&F	无性婚姻（unconsummated marriage）
	4. M&F	性欲亢进：比较少见，除非是因广泛性焦虑如强迫性冲动障碍引起的。
II. 性兴奋	5. M	勃起功能失调；全部或部分；彻底或情境性的；终生或最近发生
	6. F	一般性功能失调：缺少乐趣或者缺少欲望
	7. F	阴道疼痛
III. 性高潮	8. M	早泄
	9. M	射精被阻或无射精：彻底或情境性的，例如和某一性伴侣，仅在性交时出现
	10. M&F	完全快感缺乏（女性远多于男性）
	11. F	情境性的快感缺乏（与性伴侣和/或在性交中）
	12. M&F	与器质性有关或者是因生殖器肌肉痉挛引起的性厌恶

在采取性治疗之前，必须进行彻底评估。这部分的评估是如此专业，以致向性治疗师建议进一步评估是明智的。如无例外的话，除了我们的会

谈评估外，还应当包括：药物、泌尿、妇科检查。对于勃起困难，在睡眠状态下的 EEG（脑电图）并且进行夜间阴茎勃起试验是很重要的，这可以判定器质性疾病的影响。血管或者是荷尔蒙检测可能也是需要的，特别是对年老的患者。在某些个案中，也许药物评估是不必要的，比如说，未发现器质性原因的早泄，或者是情境性的性障碍。如果存在病理性器质问题，比如因神经－血管因素引起的阴茎勃起失调，以及存在心理病理问题，使用药物为最佳时，药物评估是不可忽视的（Kaplan, 1983）。卡普兰（1987B）就药物的使用以及针对出现在性障碍症状学中的厌恶、恐惧和惊恐障碍心理治疗，做了广泛的探讨。临床医生也应该考虑药物的作用，药物可能引起勃起障碍，导致性欲降低时的抑郁，降低绝经期妇女的荷尔蒙状态，使之性交困难或丧失性兴趣。药物治疗经常与本书所谈到的方法结合起来使用。

如果性治疗建议被采纳，做测评的咨询师如果受过有关培训，将转入性治疗的行为模式。如果没有的话，求助的夫妻将被转介进行性治疗，并且到治疗后期，如果有需要的话，婚姻治疗师会介入，进行婚姻治疗。在我们的实践中，戴维·沙夫会进入到性治疗模式中，而吉尔·沙夫将会转介给一位专门做性治疗的同事。下面讲的就是由戴维·沙夫发展并使用的性治疗方法。

求助的夫妻将被布置完成家庭练习的第一部分，这一系列的家庭作业是分等级的，第一阶段的目的是减少他们之间的性互动，从一种非威胁性的、生殖器外的活动开始。当他们掌握了每个步骤，再增加新的内容。会谈最好是一周两次，让求助者详细汇报治疗工作进展。在每次会谈期间，要求夫妻俩最少完成两次练习，这样就很清楚，夫妻俩需要花很多时间投入其中。和行为主义的方法不同，从客体关系角度考虑的性治疗，不会减少会面和治疗程序，因为它聚焦于夫妻间互动的完全性，而不仅仅是他们性生活的身体层面。

无论哪一级的练习无法顺利进行，就再重复。直到现在所处等级被掌握，不会增加新内容。治疗师从失败中获得总结，相应的，治疗师会鼓励这对夫妻从挫折中学习。鼓励、支持和直接的指导与我们的解释性方法同时使用，这些方法既聚焦于深层意义，也涉及表面形式，也就是说，既关注那些起因于表面问题的"近焦虑"，也关注那些与深层心理治疗有关的"远焦虑"。表层焦虑的一个例子叫"旁观焦虑"（spectator anxiety），所谓"旁观焦虑"出现在勃起困难中，男人在自己身体之外，从自身的肩膀上向下观看。(Masters and Johnson，1970，p11)

解释性工作经常处理的是投射认同和客体关系，这些解释当然取决于不那么容易意识到的材料。表层焦虑经常处于更深入的焦虑源之上，这两者总是联系在一起。解释性工作不但建立在练习报告的基础之上，同时也使用心理治疗的一些资源——言语交流、自由联想、梦境等，梦境先是由做梦者理解，然后是配偶，以及移情和反移情的经历。

移情和反移情

在许多有关性治疗的著作中，移情不被提及或者说被特意拒之于外，好像没有用似的。这也许来自于马斯特斯和约翰逊（1970），他们写道：

……从治疗过程的一开始，就得打下一基础，这一基础占据特殊地位，那就是：移情这一有疗效的技术在试图转变性障碍的症状以及建立、重寻或改进夫妻间交流的渠道的两周时间里是没有地位的。对治疗中夫妻在他们的时间里产生的正向互动出现负面影响的因素，治疗团队有责任分清并且立即取消或者忽略。对于有效重建婚姻成员的人际沟通，特别是当他们正在为性障碍问题而争吵时，与性萌动有关的正向移情会是，也经常是一种严重的阻碍性因素。(P.8)

他们也视其治疗过程来减少反移情发展的机会，对于反移情，他们也视为一种干扰。"经过设计，治疗合作团队间的互动将减少或消除特别的反移情因素，这在临床上对于婚姻关系和治疗的预后是有害的。"(P.29)

性治疗一开始就放弃使用反移情，不认为它是一种有用的分析工具，而认为是一种干扰，这与弗洛伊德早期视移情为治疗的干扰相呼应（1875，1905A，1912A，1912B）。虽然移情的使用有了理论上支持的声音，便是许多人并没有将使用细则讲清楚（Kaplan，1974；Lieblum and Pervin，1980；Schmidt and Lucas，1976）。其他人也就此问题有所论述，莱维（Levay）和他的同事们（1978，1979）写道，对于行为过程中的自我防御以及将性治疗与精神动力学的心理治疗相结合来说，无论是理解正向移情（或是兴奋）还是负向移情都很重要。迪凯斯（Dickes）和他的同事（Dickes and Strauss，1979；Dunn and Kickes，1977）论及觉察反移情——特别是那些引起兴奋和有性意味的移情的必要性。这些反移情被认为在疗效判断上是有干扰作用的。然而所有这些作者，没有一个人认为移情和反移情是起治疗作用的一整套装备中的重要辅助手段。当我们要帮助的夫妻带着越来越复杂的困难来求助时，我们想使用心理治疗的全套工具的需要越来越强烈了。在需要采取进一步的措施时，我们将移情与反移情的分析当做完整资料中最重要的技术（Scharff and Scharff，1987）。在整本书中，我们举例说明了这种技术。

练习过程以及夫妻在不同步骤中可能出现的问题如表9-2所示。早期布置的作业是标准化的，后面的练习可根据夫妻特殊的性障碍，以及呈现的不同问题，做相应的调整。有些治疗师在处理特定的综合征时，经常删掉早期的练习。但是最好还是从那些步骤开始，因为那些练习会勾起孩童早期与父母之间的安全体验以及相互作用的体验。这对夫妻来说经常是最困难的，也是收获最丰的，能提供大量信息，并对巩固治疗联盟提供机会。

这些过程结束时，治疗师会鼓励夫妻扩大性表达以及性互动的领域，尝试他们可能会喜欢的新体位和变化，发展彼此分享体验时，特别是性交时获得性高潮的能力。

性治疗的最后一个阶段，将处理对每个治疗都很重要的终结问题。求助者通常会出现对于治疗接近尾声的焦虑，会遏制对于性高潮的体验。他们意识到自己获得了用一种新方法进行全面性交的能力，这种获得意味着治疗将要结束，但对于停止治疗的焦虑也可能使症状重新回来。在其他一些治疗中，这提供了再复习与再治疗的机会。对于处理失去治疗这一支持性环境，此时也是一个辅导机会。在无治疗支持的情形下，夫妻会害怕不能提供安全的性环境，此时也是一个检验的机会。

在最后阶段，会谈会逐渐减少，为夫妻俩提供支持，使他们能在无治疗师的支持中，将自己已经学会的东西整合到日常生活中去。

表 9-2　性治疗练习的顺序

名称	方式	交流
1. 感官聚焦①：非生殖器	使用精油、乳液按摩或抚慰愉悦全身，不包括生殖器和女人的乳房	除非感觉疼痛，没有语言与非语言交流，集中于指向自身的体验，给自己愉悦
客体关系问题：另一方作为一个情境性的母亲，允许自我发展并"存在"，在被"怀抱"的情境中，发展自我愉悦感。		
2. 感官聚焦②：包括生殖器	传递愉悦的感觉，包括生殖器，性唤起不超过轻微状态	接受按摩或抚慰者用语言和非语言（手势）反馈，对方怎么做会更愉快，或不太愉快，集中于指向获得与给予愉悦感
客体关系问题：在安全感的环绕之中，自体与首要客体进行愉快的互动。夫妻现在在合作保持一种支持性的氛围，并建立自我与他人的形象。但是互动单元中，一次仅是一个方向，即，一方要给予快乐，而另一方在接受。这也使给予者进一步体会到给予的快乐。		
3. 生殖器和乳房的"临床检查"	仔细查看自己和配偶，提供窥镜和关于性生理解剖以及性反应循环方面的指导手册和教育手册	鼓励信息的全面交流与合作，在此不鼓励性唤起
客体关系问题：这是一个核心自我指向的练习，使夫妻之间对彼此的性反应和性解剖有一个基本的了解。破除性的神秘感，鼓励核心自我成长，并在核心自我中进行交流。		

续表

名称	方式	交流
4. 自慰和手淫（与其他练习同时进行）	每一位配偶，私下里自慰和手淫。可以给女人振动器，给男人润滑剂	与自己交流，理解自己的身体，提高与对方交流的能力
客体关系问题：了解自我，既包括核心自我，也包括自我中那个有兴奋感/有渴望的那一面，准备与另一方发展关系。更现实的自我认识会降低客体弥补其渴望的要求。与此同时，提高抓住重点以及给予别人的能力，从发展的眼光看，这是幼儿期和青春期对自身身体认识的基础，手淫是由自体向客体发展前的准备。		
5. 感官聚焦③：	现在仍然是全身，但聚焦于生殖器和乳房上的快感，并不要求有性唤起，但是鼓励性唤起到中等水平，不是性高潮	在身体被唤起到中等兴奋程度时，进行广泛的语言和非语言的交流
客体关系问题：这个练习是全面的亲密，扩展了合作性的客体联系，仍然没有出现插入和插入后的威胁。保持在安全和低焦虑的状态中。		
以下的练习根据性障碍的不同以及夫妻存在问题和所取得的进步不同，分别设计。总体方向是朝向完全性交，逐渐推进，持续不断地把重点放在整个身体和夫妻间整个人际关系之上。根据夫妻需要的不同，治疗师会采取部分或全部步骤。		
6A. 阴道痉挛	在妇女自慰时，插入手指或慢慢放入扩张器，然后在同样的位置放入阴茎	容忍自己的焦虑，衍化为对插入也能容忍，不感到受威胁
客体关系问题：害怕插入是建立在防御性自我包裹之上的，在生殖器上压抑坏的客体，用心因性的肌肉收缩保护自己和客体，防止被插入。建立安全感可以唤起解除包裹，释放坏的客体。		

续表

名称	方式	交流
6B. 早泄	塞曼斯（Semans）（1956）停止与开始技术：女性将男性挑逗到几乎到达高潮。在他的指示下，她停下来，直到性欲减退。重复2～3次，然后进行到高潮。 和/或 挤压技术（Masters & Johnson, 1970）：女性挑逗男性，唤起阴茎，之后用拇指与小指在阴茎头下挤捏，重复。	自我觉察，并就男性感知射精前兆以及如何控制进行交流。
客体关系问题：男性在焦虑与唤起时，害怕被客体吞没，害怕阴茎的有害的后果。这一练习厘清唤起与侵略之间的区别，将兴奋与为难自我和客体区分开来。		
6C. 勃起困难或者男性缺少兴趣或兴趣很低（ISD）	女性挑逗男性生殖器，然后移到别的地方，无论阴茎有无勃起，过一阵子再回来，直至阴茎被刺激起来	在两个人的场合，无任何要求地进行刺激，降低男性焦虑
客体关系问题：对于迫害客体的焦虑，对于有害的自我对女人的影响的焦虑，以及性压抑和许多勃起失调支配客体关系。无任何要求的情况使求助者熟悉坏的自我和客体，并驯服它们，提高核心客体关系。		
6D. 女性无唤起或无兴趣（ISD）；心理原因引起的性交困难；在两个人的场合中女性无高潮	男性变换刺激女性生殖器的方式，然后无任何要求地转到其他地方。将女性自己一人练习时学到的东西运用于两个人的场合	无要求地愉悦女性，降低女性焦虑，将个人学习到的东西转化到两个人的场景中

续表

名称	方式	交流
客体关系问题：拒绝和迫害性客体，以性压抑和心因性性交困难取得支配地位。无任何要求的刺激将缓和这些焦虑，使唤起变得可以接受，区分侵略与唤起。女性缺少性高潮通常中有一种对自我的认知问题，最好的治疗方法是自慰和指导。一些包括教育、支持和治疗的项目已被开发（Barbach，1974，Herman and Lopiccolo，1988）。从自慰得到快乐向夫妻共处的场景过渡需要减少对坏客体的恐惧，消除客体与自我的兴奋与侵略之间的混乱。		
以下步骤适用于大多形式的性障碍。		
7. 控制技术①：无运动	女性跨坐在男性身上，插入阴茎，保持不动，男性是被动的	插入后出现焦虑的情境中，彼此给对方信心。
8. 控制技术②：伴随着渐进的运动	一开始由女性缓慢运动，然后两个人动，性唤起渐渐加剧，直至高潮出现	双方控制，无要求。
客体关系问题：身体插入，在能接受的增加动作中，建立兴奋和信任的客体关系，朝向充分的合作与亲密迈进。		
9. 射精和性高潮障碍可选择的练习：女性用手对男性进行刺激，男性对女性刺激或两者自行刺激（桥式技术，Kaplan，1987a）	在进入之前和控制期间，由自己和/或他人进行刺激。在控制时，用手刺激时，可以调整位置	求助者相互交流合作，而不是要求
客体关系问题：全面的、整体的能容忍彼此需要的客体关系，建立在对另一方的关怀之上，使自己对客体关心的事情有信心，由于生殖器能充分体会快感，亲密和兴奋完全整合，并不以一个人自身身体部分或另一个人的身体为代价。		

性治疗通常耗时 3～8 个月，但没有固定期限。

值得注意的是，卡普兰的治疗方法很大程度上倚重于引入性幻想作为性治疗的助剂，可以是患者自己的幻想，也可以是由色情作品挑逗起来的（Kaplan，1974）。在客体关系基础上的性治疗中，处理一些个案时，性幻想和色情作品的引入被限定在一定程度上，主要焦点是围绕与一般的性幻想有关的主题开展精神动力学治疗。

性治疗之前或期间，求助的夫妻如果太天真或对性操作及在此过程中卷入的感情毫无所知，我们会建议他们读一些性生理解剖、性反应循环，以及性困扰方面的书。例如：莱温的《性并不简单》（*LEVINE, Sex is not simple*）（1988）、和康福特的《性之乐》（*COMFORT, The Joy of Sex*）经常作为辅助手段使用在各阶段的咨询过程中。

有三分之一到一半的求助夫妻一开始接受基本的性治疗，之后要求更深入的伴侣治疗或个体心理治疗，以处理性治疗中所遇到的死结，或者探索由于性治疗的成功引发的新领域。有一小部分会要求就其家庭问题做家庭治疗，因为他们从自身的婚姻关系中看到了家庭中的困境（Scharff，1982）。后期的心理治疗包括连续的婚姻治疗、家庭治疗、个体治疗，从几次治疗时数到精神分析。

性治疗的结果各有不同，部分取决于障碍的类型，部分取决于进行治疗的决心。马斯特斯和约翰逊（1970）最早报告说 80% 成功，五年后仅 5% 复发。这一报告在此领域一直未被认可（Zilbergeld and Evans，1980）。这些早期报告说明表面上看起来成功的案例跟踪下来，会发现复发率比想象的高得多（Levine and Agle，1978，Althof et al.，1988）。

卡普兰（1974，1979）有记录说，性高潮阶段的障碍——早泄和过早性高潮——治疗效果较好，而阳痿的疗效就各有不同，对于勃起困难来说，其中起源于较表面焦虑的一些个案，表现为兴奋障碍，成功率较高；而一些由深层焦虑引起的勃起困难，治疗起来则比较顽固。卡普兰（1987B）做出结论说，性压抑障碍是最难治的，大多经常需要密集的心理治疗或精神分析，这些个案中只有一小部分会出人意外地反应良好。带有惊恐或恐怖成分的性厌恶的障碍治疗过程很短,当结合药物进行心理治疗时,反应良好。

那些希望更全面熟悉行为疗法的性治疗实践技术临床工作者可以看卡普兰的原著《一种新的性治疗》(*The new sex therapy*)(1974)或者此书的简略版《性治疗图解手册》(*Illustrated Manual of Sex Therapy*)(1987A)。本章的目的是给读者一个全面的框架,以便于理解个案中使用的方法,在这些个案中,我们描述了性练习布置的例子以及随之而来的对这些练习进行咨询的过程。这是将性治疗的行为疗法与客体关系方法结合,将性与婚姻问题整合起来一起治疗的方案。

两个未结案的性治疗案例将说明行为主义和精神分析性心理治疗是如何通力合作的。

性治疗早期阶段的客体关系

耐特和辛西娅·奥斯坦(Nate and Cynthia Ornstein),在他们二十多岁时经过分分合合的恋爱之后结婚。他们与其他伴侣也尝试交往过,但总是回到彼此身边,他们是一对很有吸引力的配偶,运动型的、充满活力。只是辛西娅有点天生跛足,一条腿比另一条短一点。耐特对辛西娅已经丧失了性兴趣,退回到与性趣物手淫。他们到我们的一个学生那里寻求性治疗。这个学生经常成功地突破他们的阻抗,但是现在他们感到身处困境。

在第一阶段不触碰生殖器的练习中,辛西娅感觉特别无聊,她报告说,当她是按摩的主动方时,"我做的事,我希望他对我做同样的事。"听起来她像是努力给耐特传达一个信息。

治疗师说:"你没有集中注意力感受自己的体验,而是注意耐特的,只有当他以特定方式对待你时,你才能获得自己的享受,而你把精神花在试图示意他,这是不是提示当你还是个孩子的时候,你是如何被对待的?"

辛西娅沉思片刻,然后说,"我想我花了很多时间努力猜测我父母是怎么想的,对此我总是紧张不安,我会觉得除非他们同意,我不能享受什么东西，所以我做些事情都要得到他们的同意。这也许是我对待耐特的方式，我在看他是不是同意。"

在后面的过程中，辛西娅慢慢变得比较主动争取自己的利益，让快感在身体里面滋生。正如她所做的那样，耐特说他可以感受到她的放松，自己可以不像以前那样觉得有义务让她放心，比较自由地享受她为自己做的，不用对她的体验感觉有负担。

"这让我觉得自己脱钩了。"他说，"我妈妈以前总是看着我，我感觉自己有义务让她感觉好。当辛西娅转身之后，这是一种解脱。"

这里的练习揭示了双方强化的模式，辛西娅试图将她的需要表达出来，但是她的需要又因移情性接受耐特需要，而受到干扰。耐特体察辛西娅需要的能力被母亲要求他给予支持的防卫所阻碍。

尽管有所长进，但夫妻俩还在找借口。一星期之后，辛西娅还是觉得很无趣，不愿意做练习，虽然她还在继续。治疗师报告了他的反移情：辛西娅的厌倦使他觉得受拒绝，在整个过程中不断感觉受贬低。他丧失了所有的动力。他问了她更多曾经有过的自己享受快乐方面的困难。辛西娅描述了在她小时候，母亲怎样挫败她的主动性的。她想参加音乐课、体育课，学习戏剧，但之后都放弃了，因为没人鼓励她。

"但是我试着去鼓励她，告诉她我爱她，或告诉她，我喜欢她的样子。"耐特说。

"他总是打扰我，他盯着我看。"她突然很用力地说。

"盯着看是什么意思？"治疗师问道。

"因为我有缺陷，所以人们以前经常盯着我看。现在我几乎不会注意到跛足。"辛西娅说，"但是在跛足矫正之前，我很怕和别人在一起，我封闭自己。在最近的一个聚会上，一位矫形科住院大夫走到我面前，问我，我的一条腿是不是比另一只短一些。这勾起了我小时候所有的感受，好几天，我都坐立不安。人们注视我，陌生人、街上的行人、朋友们的父母……我父母很努力地想保护我，但他们没有完全做到。"

把自己完全暴露在耐特面前，在治疗时，向治疗师报告练习情况等同于被同龄人、陌生人、医生毫无保护地注视着，这是她曾经逃避的。性治疗——婚姻治疗也是——意味着被注视、被暴露。在督导中，我们鼓励这个学生，解释这样的联系，在治疗中着眼于消除积极参与治疗的阻抗。

在早期和后期的客体关系

第二对夫妻在性治疗的早期和后期均出现了被抑制的客体关系。

丽贝卡和昆汀，到戴维·沙夫这儿寻求性治疗，因为丽贝卡阴道痉挛且性厌恶。发展到后来，昆汀很难在她的阴道里射精。在正式的性治疗开始之前，昆汀要求先做一次个体咨询，他谈到自己一直在克服的性幻想，他怕会无可挽回地伤害到丽贝卡。当他们做爱时，他常会幻想自己在与她母亲的一个朋友性交，以此让自己射精。

但是最近，这种性幻想变成了丽贝卡的母亲。我（戴维）催促他说出这个性幻想，根据是这样的治疗原则：任何可能引起激烈反应的秘密会持续不断地施加颠覆性的影响，正如第十二章上所论及的。我建议在练习开始前这样做。昆汀犹犹豫豫地、抖抖索索地告诉了丽贝卡。丽贝卡说她真的感觉受到了伤害，但是，不会因此而离开。她意识到昆汀有一些问题需要处理，这使得她认为他需要个体治疗。

上述行动整理了在性治疗的第一个作业的气氛。现在清楚了，丽贝卡害怕在昆汀面前完全暴露身体，而昆汀也同样害怕暴露自己的肉体自我以及性幻想。当他说他爱她时，他对她做的每件事都横加指责。在成长过程中，他自己那位挑剔的母亲总是不断地批评他，就像拿着一把细长的剑一样瞄准他，就像他现在瞄准丽贝卡一样——说她做的事没有一样称他的心。这样的交流方式使他的母亲作为一个客体从压抑状态重新回来，困扰他，并在日常生活中困扰他们。丽贝卡接受了这些挑剔和指责，她这种退避三舍的生活状态来源于自己与那位侵入性的、命令性的母亲的经验。母亲占有丽贝卡的身体的驱动力体现在她对吃的强烈兴趣上。我们能很快理解丽贝卡的阴道痉挛是试图阻止昆汀——作为她的母亲——带着阴茎的母亲的侵入。

当昆汀从练习中认识到他对待丽贝卡就像她是自己那样总是说"不"、又令人兴奋的母亲一样，昆汀对丽贝卡母亲的性幻想很快就消失了，性治疗慢慢向前推进。他做梦梦到和我、丽贝卡做治疗——但是他的母亲也在那儿。之后，在治疗的影响之下，她变成了自己最喜爱的阿姨——他希望的母亲形象。他对父亲很生气，因为父亲没能更多地介入到自己和母亲中间来。无论是他，还是丽贝卡都承认，练习带来一种新的内心深处受侵入的感觉，我现在在将他们彼此的内在母亲隔离开来——当昆汀说在他的脑子里，母亲不再介入到自己和丽贝卡之间来了，他最后流下了眼泪。当他感受到这一点时，他第一次可以"体会"到在按摩中她对他所做的，以及他对她所做的，不再完全退缩到那种精神病样的和自恋性的沉迷中去了。

练习的进程在这对焦虑而病态的夫妻间慢慢递进。三个月之后，他们还处在感官体验第二步，互相抚慰，包括生殖器和乳房，只允许中等程度的性唤起。他们在做练习时也互相交流——告诉对方自己喜欢或不喜欢对方怎么做。他们的宽容和对彼此的欢娱随着对自己和对方的身体的接受而慢慢增长。丽贝卡做了一个梦："我们在一个老房子里等着见你。一个胖男人带着一群小孩子走过来，昆汀说，'那是一位治疗师。'我问道他是怎么知道的。他说：'所有的治疗师都是胖子。'一位母亲对她的孩子说，'洗手去'。我感觉自己很脏，因为我摸了昆汀的阴茎，没有洗手。"

"可怕的事情是"，丽贝卡继续说道，"在这个梦里我在做笔记，我把治疗师写成了'强奸者',我不知道,这个强奸的人是你还是昆汀。"

"那么你说会是谁呢?"治疗师问。

"可能是你们两个。"她说。

昆汀补充说,"对于这个说法,我联想到'恋童癖',丽贝卡向你谈论上次咨询的样子很让我生气。要求你修理我,就像一位老师要小孩守规矩一样。似乎你是一位'恋童癖',在观察申斥我们,变得很兴奋,我们在这儿就像一对小孩。"

移情在对梦境的联想中详细地表现了出来。这种移情使他们看到对暴露自己的警惕,而这种警惕又来源于本身观淫癖似的好奇和压抑的性攻击。到现在为止,他们一直联合起来指责昆汀的好攻击性,但是他们现在从对治疗师的移情中看到彼此在互相侵入。治疗师一直感觉自己在强行推动治疗,而这种治疗可能会伤害到丽贝卡。

三个月之后,练习有了进展。丽贝卡两腿跨坐在昆汀身上,将昆汀的阴茎头慢慢放进阴道。她还会感觉疼,但坐着不动时,疼痛会消失,她能够承受自己的焦虑了。在做这个练习时,她意识到自己会把昆汀的阴茎想象为一把剑,这让她联想到父亲,他是一个军人。她说,"我父亲是令人讨厌的,他为自己在部队里而自豪。我告诉过你,有段日子,他脱光衣服,只剩下背心和裤衩,佩上他的礼服佩剑,喝着啤酒。我尽量不去想他。"

她现在又想起关于治疗师的一个梦。"我们在华盛顿的公交车上,但是停在杰克森维尔——我的另一个家。那是在夏天,但是你穿着海尔蒙花呢夹克,看起来很帅,我很喜欢跟你聊天。我们从山上走下来,你把我留在我父母的房子前,然后继续走到你自己的房子那儿。"

夹克把治疗师和昆汀联系在一起,昆汀有一件这样的衣服。她认为治疗师很帅。这天之前,一位英俊可爱的邻居十分近距离地接近她,并在她颈脖上亲了一下。昆汀对她的梦感到不安,他感觉她没有把他看做是能够提供足够安全感的人。他认为这个梦是关于约会的，记起在年轻时，"BUS"（公交车）意思是"KISS"（亲吻）。丽贝卡反对。治疗师说这个梦确实表现出丽贝卡出现了与治疗师进行性爱的向往，但是海力蒙花呢夹克又把他和昆汀绑在了一起。治疗师正在为他们以前感觉不安全的、现在比较浪漫的新方式，提供安全感。

"这是真的。"丽贝卡说，"我正在想华盛顿和杰克森维尔是我的两个家。杰克森维尔是我成长的主要地方，在那儿，对于性，我感觉很不舒服——真的太热了。那件夹克——我现在认为它表示的意思是，那些以前因为太热不舒服的感觉，现在倒像是一件旧的却穿着舒适的外套。"

治疗师补充说，"与昆汀和我在一起时的新鲜的舒适感就像你的阴道和他的阴茎在一起时体会到的新的舒适感一样。它曾经是太热，以致不能承受，现在凉爽了，比较舒服了。"

通过练习，在一个稳定的进程中，呈现出一些性焦虑，性焦虑表现出来的复杂的情形在本案中得到了体现。精神分析治疗的一般方法——自由联想、梦境，人际互动的理解，移情与反移情——在理解内在客体关系时这些都十分有用。客体关系问题会在身体卷入与阴茎插入时表现在投射屏幕上。从客体关系角度进行的性治疗强调伴侣关系中的身心失调，为重新理解与治疗铺平道路。

第十章
一对进行性治疗的同时合并个体和家庭治疗的伴侣

本章和下一章讲述的个案让我们查看一个从广度和深度上都非同寻常的治疗过程。从中我们学习到如何将个体、伴侣和家庭治疗过程结合在一起，体会三种治疗方法是如何互相影响的。本章详细介绍了对伴侣与家庭的评估，之后描述了伴侣治疗的过程。下一章讲述家庭治疗的过程，说明伴侣的性困扰是如何影响他们的孩子们的。

拉斯和薇莉亚·辛普森在第二章已经很简短地介绍过，来向我咨询（戴维），几年前的一个冬天，12月，为他们的性生活寻求帮助。咨询从薇莉亚戏剧话的宣言开始："我憎恨性，就是这样，你还想了解什么？"

拉斯补充说，"我早泄。"

"能持续多长时间呢？"我问道。

"2~3分钟。"他回答。

我转身问薇莉亚，"这是你憎恨性的原因吗？拉斯持续的时间不够长？"

没等她回答，拉期嘲讽地说："不是！4分钟对她来说都太长了。"

薇莉亚同时说："我就是不喜欢性，我从来没有喜欢过。"

实际上，她后来说，说她从来没有喜欢过，这种说法是十分不准确的。五年前，她有过短暂的时期体会过快感，那时她刚生下第二个孩子，因为抑郁接受治疗。在治疗的最后几个月，她发现自己有生以来第一次,也是唯一一次渴望性。性活动唤醒了她,但是没有性高潮的释放。所以,她的快感只带来令人痛苦的渴望,最后变成憎恨。当他们家搬到其他地方之后,她的治疗停了。薇莉亚对性的兴趣消失了,她觉得既失望,又解脱。

现在她只是勉强忍耐拉斯的性要求,"我能感觉到他的骚动。"她说,"我知道做爱是解决之道,但是我会发疯,有时候,我只能走下楼去,对着孩子或任何一个人尖叫。"

"在那些时候,什么让你愤怒?"我问。

"只是性",她说,"性这个事实就是一切。不是说拉斯做错了什么,只是因为我恨它。我屏住气,等着一切过去,他想要,我不能因此责备他。但是我真的受不了!"

薇莉亚可以很全面地讲述她的成长史。她的父亲辱骂孩子,偶尔也会对母亲动粗。他可能是酒鬼。她对母亲很生气,因为母亲不能保护孩子。为了寻求爱和和蔼的权威,她和哥哥们玩"医生游戏"。对这种身体游戏的模糊记忆提示:兄妹间的乱伦在那个时候就已发生。她确实能清楚地回忆起青春期之前,与哥哥们进行性互动的若干片段。在她的记忆中,部分是创伤性的,但也带给她更多爱,这是她在家里任何地方找不到的。性对她来说既是一种威胁,也有某种引诱的成分。

薇莉亚记得自己在青春期时对性有过迷惑:她贪婪地读小说,但是那种美好而浪漫的感情在哪里?慢慢地,她的希望和情感都消失了。19岁时,她遇到了拉斯,那时他们俩都报名参加了大学的一个夏日特别活动。他们的恋爱很短,两人不断地拥抱和抚摸,这对他们来说是新发现的乐趣。她也曾有过身体上的冲动和向往,但是他们同意推迟性交的时间,直到结婚。他们相遇三个月后结婚。

性从一开始就很困难。在薇莉亚接受处女膜切除术之前,插入是不可能的。这之后,可以插入了,但是拉斯早泄,性交后只能维持几秒钟到大约三分钟,之后就射精了。薇莉亚变得不愿意性交,尽管她还是在拉斯需要的时候给他。

拉斯开始后悔将自己的意愿强加在薇莉亚身上,在她感觉被侵入时,他更愿意去保护她。他觉得他的性需要对薇莉亚是一种攻击。当他第一次单独与我交谈时,拉斯问我硝酸钾是不是可以帮助他控制自己的性冲动,这样他可以保护她。他接受了我的建议,他们会在治疗中寻找答案。

拉斯自己的历史,正如第二章所述,比较简短。他不能详细讲述自己的童年经历,只记得他的父亲曾经因为同性恋拉客而被捕,接着与家里分开,那时他17岁。之后,他与父亲的关系变得很冷淡,尽管他还会继续看望母亲,觉得与她相对亲近一些。在高中,他没怎么约会,因些薇莉亚是他第一个认真恋爱过的爱人,也是他的第一个性伴侣。我再询问别的情况,非性方面的困难,拉斯回答说,回忆起来总是很困难,他认为这是"器质性"的问题,对这一点,他也想改进。

拉斯和薇莉亚都认为离婚是不可能的,即使他们在性上不能得到帮助,不管怎么样,他们还是会继续过下去。

孩子们对夫妻性关系的表述

在第一次夫妻评估的会谈中,拉斯和薇莉亚提到亚历克斯有些症状,亚历克斯是他们三个子女中的中间一个。他在家是个破坏分子,白天、晚上都会弄脏、弄湿衣服,从来没有干净过,他遗尿和大便失禁。他出生时,薇莉亚得了产后抑郁症,她接受心理治疗。她说她抑郁有两个原因。在亚历克斯出生后不久,她发现拉斯因为缺少性交而手淫,她为此感到内疚,有负罪感。另一个原因是她对于又生了个男孩感到失望。他们的第一个孩子,埃里克,现年7岁半,已经有自己的娱乐方式,行为表现良好。但是薇莉亚拼命想要一个女孩,当亚历克斯出生时,她感觉极其失望。现在他已经5岁半了,从一开始就难带,活动量过大,很难安抚。在他的成长过程中,一直都是个难缠的孩子。最近,他幼儿园的老师对他们说,他的活动水平太高,注意力不集中。

两年之后，他们的第三个孩子出生了，这是一个盼望很久的女孩，他们都认为这个女孩从一开始就给每个人的生活注入了阳光。珍尼特是一个令人愉快的小淘气，很自由地拥抱、亲吻别人，珍尼特很好，而亚历克斯很难带。

夫妻俩同意接受一次家庭评估面谈，这发生在几个星期之后，是在一月。他们的家庭面谈很有趣，因为孩子们能在游戏中表达他们对于父母性困难的理解和体会。父母对这个游戏持一种开放的态度，这使得我们更深入地理解了婚姻和性问题。

家庭评估面谈

在家庭评估，亚历克斯表现出高活动量加注意力缺陷的症状。大儿子，埃里克，7岁半，看起来是个普通的沉静的孩子。最小的珍尼特，3岁半，说话奶声奶气——在她这个年龄也无足为奇——在互动中有一种性特征。我想她在游戏中也和亚历克斯一样经常具有破坏性，但是她会暗暗地施展自己的魅力，像没事人一样走开。当亚历克斯很冲动、很自大时，她会很狡猾，很有魅力——但是有一样的破坏作用。与这个家庭坐在一起，我很快开始感受到珍尼特的个性是令人兴奋的，也是极具性别特征的，这使我想到父母性关系中被恐惧压抑的兴奋与性欲，由这个迷人的3岁孩子表现出来。看起来，这些被加在她身上的，父母也有可能是整个大家庭感觉到放在她那更安全，更容易对此做出反应。

家庭会谈一开始，拉斯和薇莉亚闪烁其词地以一种在孩子们面前比较适宜的方式谈到他们之间的性关系。薇莉亚说，"当拉斯想要发生结婚的人之间的关系，而我不想时，我们就会吵架。"拉斯尴尬地笑着，表示同意。他们说完，孩子们开始把他们讨论的问题演出来，很明确地要求不能互相交流。

首先，5岁大的亚历克斯拿起木制的积木，造了一个拉长的隧道，他说这是个消防站。珍尼特拿了一个消防车，消防车上带着一个有升降功能的楼梯，之后迅速将它推入消防站，结果把消防站推翻了。

我立即把孩子的这个游戏与父母对于关注于拉斯和薇莉亚的讨论并列在一起。薇莉亚回应说,"消防车损坏了隧道。我猜想这也是我看问题的方式。"此时拉斯的笑声似乎在说,"我想这正是他们的母亲害怕的,就像他们懂得这个一样。"当我问孩子们,家庭哪位司机会摧毁一些事情,7 岁的埃里克提出了一个观点,他的小妹妹总是制造麻烦,而亚历克斯,那个男孩车开得更有技术。

这个游戏对于我来说,似乎代表着孩子们的理解:阳物崇拜的性活动对薇莉亚来说是根本性的摧毁,所以应该避免,正像父母正在不惜代价地避免它。然而埃里克的评论暗示了另一个不同的观点:女孩在性上面比男孩更具毁灭性——这并没有被薇莉亚或拉斯意识到,但是这个观点与珍尼特的冲动、薇莉亚无法隐藏的愤怒、拉斯害怕侵入薇莉亚以及早期不断性交的习惯是一致的。

在本次会谈的后期,孩子玩出了一个解决方案。一个父亲玩偶以卧倒的方式开船,这是一种被动顺从的方式。他们对我解释说,这是控制船的最好方式,除非这位父亲玩偶立即被埋葬了,被装在木头盒子里。我什么都没问,拉斯做了个鬼脸,表示理解这个游戏中的情感信息。他说,虽然他很奋力地"开船",还是经常觉得自己被家里的事情埋葬了。有时他放弃,"卧倒在工作上面"。这时,特别像各种事务埋葬了他。过了一会儿,亚历克斯一边玩,一边把父亲玩偶放进水泥搅拌器中,搅拌它,最后毫无仪式地把它当做垃圾倒掉。

当所有这些活动都在地板中间进行时,埃里克静静地跪在游戏桌前,画星际大战的图画。在这张图上,好人在抵御"金银敌人"可怕的进攻。他继续评论着珍尼特和亚历克斯的游戏,直到我请他给我解释他的画。他说这些好人,"有一个巨大无比的基地",他们受到了"金银敌人"的攻击。他解释了防御这种突然袭击的各种战术,指出他们反攻击的发射台在敌人的船上,而船是从外太空来的。他向我保证,好人一定会赢。埃里克看起来是个好孩子,是个调教得不错的孩子。我意识到自己将他认同为对航空学感兴趣，对协调好坏有兴趣的长子。(一年后，我对这个最初印象特别感兴趣，那时的评估让我发现了埃里克的另一面。在那个场合，他的游戏对象是超人，而这个形象以牺牲无辜的人为代价带来了一场浩劫。在玩这个主题的游戏时，他表现出内在客体关系中，他的一部分自我是与被害客体认同的，而这些东西在一开始的时候很难观察到。)

珍尼特的主要兴趣是一个大的婴孩玩偶。她说这是妈妈。她拿出一些彩色积木，建造了一个舒适的宇宙飞船，这个飞船像个床。她把小父亲玩偶放在妈妈玩偶身边。妈妈看起来很安全，因为在宇宙飞船的床上，她的伙伴显得很矮。但是不久以后，亚历克斯走过来破坏了这个结构，打散了玩偶。珍尼特表示抗议，但还是把玩偶带到安全的地方，在房间的另一个地方继续玩去了。

用家庭信息阐述夫妻困境

从与这对夫妻的第一次会面，以及与他们每个人的单独会谈，我理解到，这对夫妻的性功能障碍是在重复各自成长史的最终结果。虽然薇莉亚的历史比较清楚，我猜想拉斯像薇莉亚一样成长在一个爱的希望被摧毁、取而代之的是侵略性的带有性意味的亲子关系的家庭。结果是，他们两人对性都存有恐惧，尽管两个人都希望有感情亲密、有相互支持的体面的性生活。薇莉亚公开承认害怕、憎恨性，而拉斯在潜意识里害怕性，两者还很匹配。为了保护太太，拉斯竭力除去自己的性欲望，通过投射性认同，竭力保护自己免受"坏父亲"的伤害。很显然，夫妻俩对性都很害怕，并且同有一种想法，母亲会被坏父亲伤害，特别是被他的阴茎伤害。对于拉斯内在的坏父亲的勾勒，我只能在以后的夫妻性治疗中直接从他那儿了解。

现在坏父亲的形象和夫妻关系中的危险在孩子们的游戏中表现得越来越清楚：表示阳物崇拜的消防车毁了代表阴道的消防站，破碎的父亲堆积起来，被亚历克斯的水泥搅拌器搅碎了，在此后的几年里，埃里克的超人形象充满邪恶。

与此相类似，这个家庭想保护母亲的想法在珍尼特的游戏中表达出来了。当她建造安全的宇宙飞船时，她用巨大的妈妈玩偶平衡小小的没有威胁性的父亲。尽管如此，亚历克斯过来破坏了这个游戏，象征性地，破坏了安全的空间，破坏了珍尼特为内在的父母安排的性关系。

家庭对夫妻性问题的内化

夫妻之间的性关系紧张影响了整个家庭。当孩子们一起为夫妻关系而焦虑时，每个人在各自的成长中都将父母困境中的不同要素表现出来了。孩子们经常吵架，在父母潜在的斗争中吸引他们的注意力。埃里克，老大，努力表现很乖，用与其发展阶段相适应的理性防御方式与家庭和宇宙中的邪恶势力抗衡，在他身上代表着家庭中的男性特征，对此他也是无意识认同。

亚历克斯，中间这个男孩，试图停在自己的发展阶段，不愿意长成一个败坏的男人，因为对侵犯无法忍受，这是从父母双方那儿学来的，使他一发怒就将大便拉在裤子上。我想他也有身体上的问题，这一点在后来的心理测量中得到了证实，他被诊断为"注意力缺陷多动症"，他还需要对其成熟进行专题性的干预。在他的整个发展过程中，他的表达方式一直退行在肛门期——要么把所有的放在身体里，要么侵略性地排出去——而不是进化到阳具崇拜期或俄狄浦斯期。这样他把自己对母亲的渴望和与父亲的竞争隐藏起来。他不是直接与父亲或哥哥竞争母亲的关注和关爱，他保留着一种无辜的孩子似的冲动和乱搞，以破坏性的举动攻击父母之间和整个家庭结构内的关系。

最后，珍尼特从一开始被看做是可以给予任何人的孩子。然而，她有一种早熟的、性感品质，就像埃里克注意到的，她经常搞破坏，但却不会像亚历克斯受到责备,亚历克斯受责备是出于男性化的鲁莽。是埃里克注意到这个家庭女性角色中的危险,他提醒我,在珍尼特的游戏中存在着对父母关系结构整体性的侵略性攻击。这是被这个家庭大大忽略的威胁。

以这种个别化的方式,根据他们所处的不同发展阶段,孩子们已经表现出了父母问题的方方面面。现在,反过来,他们在影响这个家庭。亚历克斯的性别引发了母亲原来的抑郁,强调了她的性退缩。珍尼特俄狄浦斯情结的发展带来了潜伏的危险,不管他们是多么害怕性,她在性化这个家庭。埃里克潜伏的防御很大程度上依赖于父母,他们试图让他来将家庭事务处理妥当,以补偿因为自己无能为力而产生的无望感。

这对夫妻的性困难出自于他们个人与结合起来的内部客体关系。彼此间的关系是个结果,为这个家庭组成抱持性背景,为客体关系提供了材料,这决定了孩子们的发展轨迹和面临的困扰。他们关系的赤字和脆弱性被孩子感知到了,在孩子们的发展过程中反映出来了,各人以不同的方式反映。这些因素之间的动力学联系在家庭评估中,以及后来的性治疗和家庭治疗中,表现并解释出来。对他们性生活的不满意,这个事实在家庭设置中可以看到,他们性障碍的详情不太适合孩子们在场的时候说明。

治疗过程

我一开始向辛普森家建议联合性的治疗方法。最理想的方式应该包括薇莉亚和亚历克斯的个别治疗,针对孩子们对家庭问题的内化而进行的家庭治疗、夫妻俩的性治疗。拉斯被转介去检查记忆困难,心理检查从神经上、从身体上都确定,拉斯的学习障碍不同于亚历克斯的问题。然而,要进行这些治疗的资源不够。薇莉亚认为自己最需要帮助,所以先开始密集的个人治疗。在一些过程中,她的治疗师,同时也是一位儿童心理学家,也评估了亚历克斯,并试图治疗他。他对"注意缺陷多动症"的诊断予以确认。

他开了兴奋性药物，亚历克斯在学校的行为有了迅速改进，但是遗尿和大便总是没有改进，他的幼稚、嫉妒或是破坏性行为也没有改进。经过尝试游戏治疗后，治疗师下结论说，亚历克斯没有动力，或者还不能特别胜任个别的游戏治疗。亚历克斯对治疗的持续性需要是一年后推荐进行家庭治疗的一个原因。

我们在此不会详细讲述薇莉亚个体治疗的过程，但是稍做了解是很有趣的。她的治疗师把这个个案描述为一次以急风暴雨似的摇摆为特征，蛮有成绩的、密集的、全身投入的治疗。他发现薇莉亚是一个动机很强的女性，与严重的抑郁抗争，她的抑郁带着显著的边界特征，薇莉亚在治疗中很努力，把治疗看做是一个潜在的挽救生活的机会。她抑郁的心情随着抗抑郁药物而摆动，药物使她保持能力投入于心理治疗中。她产生了十分深刻的依附性移情，治疗师变成了她生活的中心。和治疗师一起，她处理自己显著的依赖性，以及对父母的愤怒，特别是对她父亲的愤怒。很显然她转向哥哥寻求从别的其他地方找不到的爱与理解，甚至使用性的方式。治疗师感到自己受到连续的猛击，被抓、被打，好在他承受住了，胜利地走出了愤怒和爱的移情。

经过不到三个月的个体治疗，薇莉亚对拉斯产生了性兴趣。他们重新尝试过夫妻生活，但是她重新燃起的欲望很快受挫，因为拉斯的早泄是如此严重，以致薇莉亚只能痛苦地把欲望放起来，不能释放。她又退回到极度的痛苦中，好几天之后再冒险尝试一下。这种不能被满足的欲望使薇莉亚频繁地感到抑郁。拉斯也认为性交应该变得好一些，薇莉亚不再觉得性爱根本是一种战斗，拉斯对现在可能有性关系了感到兴奋紧张。

个体治疗进行一年后，薇莉亚再次要求治疗她的性功能失调，要求帮助亚历克斯。在她的治疗师的要求下，我再次评估了他们，既为夫妻也为这个家庭做了评估。我想随着薇莉亚取得的进步，性治疗成功的可能性应该大大提高了。家庭治疗的需要仍然是紧迫的，我对埃里克评估之后，觉得也许更紧迫了。亚历克斯，现在是6岁半，在兴奋性药物的影响下，可以更好地集中注意力，但是仍然是个破坏分子、幼稚、遗尿、大便失禁。他的行为经常把一个家弄得乱七八糟。珍尼特现在是4岁半，很积极地卖弄风情，她的发展已经变得越来越明显地具有性的意味。埃里克，现年8岁，仍然是善于表达，行为良好，但是已经表现出对那些伤害别人的残暴者的认同。

我每周提供性治疗和家庭治疗，这是个折衷的方案。我一般是每隔一周见家庭所有成员，每周给夫妻俩做两次性治疗，因为我发现如果没有更频繁的治疗次数作为支持，练习激起的焦虑强度很难让他们忍受整整一周。我向拉斯和薇莉亚解释，这样的安排会对他们忍受性治疗引起的焦虑提出更高的要求。然而，这是我所有能抽出来的时间。在提出这个建议时，我还是考虑到薇莉亚还在继续密集的个体治疗，每周去见治疗师3～4次。我想这会帮助她处理焦虑，提供一个地方，更彻底地处理夫妻、家庭治疗中产生的问题。拉斯也在看行为心理学家，处理记忆和学习方面的问题，这些会谈也会帮助他管理自己的焦虑。

一月份，家庭治疗毫无困难地开始了，但是拉斯和薇莉亚给出无数的理由解释他们那时还不能开始性治疗。拉斯觉得自己一周请假不能超过一次，他害怕。一次会谈之后，夫妻俩终止了性治疗，不过还在坚持家庭治疗。

六月，薇莉亚在一次家庭治疗中报告说，她的治疗师离开了，她必须住几天医院，因为他不在，她感觉特别地抑郁。在进医院之前，她下决心说："我会配合拉斯过夫妻生活，虽然我自己一点也不想。"对拉斯来说这是一个告别礼物。她想"他只是一下子插进去，不会烦扰到我。"产生这种想法之后，她坠入了更无望的抑郁。

这次短暂的住院，激励了她的个体治疗，夫妻俩看起来都强烈地认同了薇莉亚的想法，即崩溃不是答案。两人带着共同的坚毅，要求重新开始性治疗。他们觉得现在"起码可以忍受",治疗最后开始于夏末,在他们第一次来求助之后的一年半。

性治疗的技术:简单回顾

对拉斯和薇莉亚的性治疗遵循了戴维·沙夫修订的卡普兰(1974)的通常方法。第九章有详细描述。这对夫妻被安排做一系列的行为练习,每一步都严格参照性反应循环的阶段。这对夫妻的性关系被定义为"身心失调的伴侣关系"——这种关系像母亲与婴儿之间最早的关系,完全是肉体上的关系,同时也完全是心理上的关系(Winnicott,1971)。

夫妻俩被要求不要进行性交,也不要在身体接触上走得比他们达到的任务水平更远。先从第一个任务开始——轮换着按摩,给彼此快感,不碰阴茎和乳房——这对夫妻慢慢地扩大性互动的范围:先是摸一下乳房和阴茎,没有性唤起;然后用更聚焦的方式触摸乳房和阴茎;之后交替性唤起和放松;把阴茎"装在"阴道时不动;增加缓慢的、控制性的运动;增加手部对阴茎的刺激;特别关注女性;最后完全性交。

在这个过程中,补充了一个练习:私下里手淫;对他们自己和对方的生殖器进行"临床检查",以了解有关信息,去神秘化;在练习时,在练习之间,交流细节。在标准的治疗框架之外,也用了其他技术解决特定问题——在阴道里慢慢放入扩大器,自慰练习时用润滑油。女方的性兴奋比较难调动,为了启发性幻想,使用了书面的和视觉的色情资料。为了延迟射精使用了一些技术——"挤压"和"停止再开始"技术帮助推迟性高潮和射精——或是提高兴奋性和射精——"桥式技术"(Kaplan,1987a)。在这些过程中也推荐一些相关的体会,并给予了其他建议。

所有练习在他们家里私下进行,在下一次治疗时向治疗师口述。会谈时,重点关注他们遇到的困难。治疗的每一阶段聚焦于不同的发展水平。这样,体验非生殖器快感的早期阶段带出的问题可以被理解为投射出在基本的信任感、母婴关系间的包容性以及身体整合感上的困难。后期相互给予反馈,投射出母婴相互联结的情况,但也涉及分离与自主性的问题。用费尔贝恩的话来说，我们正在协调内部客体关系，将婴儿式的依附转变为两个完整的人之间成熟的依靠，这两个完整的人之间存在着生殖器之间的互动。在性治疗的中间过程中，从人为设计的性互动的活动，可以看出好的和坏的客体关系是如何协调的。

夫妻俩在家里努力完成练习，从体验，特别是挫败中得到理解时产生的情感对于治疗非常有帮助。我经常感觉到，在实施性治疗时出现的某些会谈产生的影响与特别感动人的精神分析会谈产生的影响是一样的。埋藏于深处的问题被身体互动产生的压力、被互动中的成功与失败，有力地推到表层。治疗中要求这对夫妻对这些事件进行自由联想，把治疗进程中发生的梦境带来，这是聚焦性的、加速度的心理治疗。治疗师从精神动力学角度向这对夫妻解释这些材料，使之充分理解。

性治疗中客体关系在改变

拉斯和薇莉亚的性治疗在很多方面非比寻常，我（戴维·沙夫）已经提到，我每周一次会见他们，我通常的做法是一周见求助伴侣两次。此外，这也是我治疗实践中唯一一例，将性治疗与家庭治疗和密集的精神分析式心理治疗同时进行的。第三，家庭治疗时一些部分被摄像，可以不断地被重放。出于以上原因，此外，也许因为薇莉亚在感情上很依赖，对移情的材料表达充分，有用的信息比通常的个案丰富得多。

当我们终于开始进行性治疗时，拉斯和薇莉亚对于有疗效的强化训练很配合。但是他们对于性治疗框架内的禁止事项深感痛苦。拉斯非常想打破"规定"，无视不准生殖器接触的禁令。甚至当他遵循医生吩咐的注意事项时，他渴望更多接触。

令人意外的是，薇莉亚也是这样！从一开始，双方高昂的性兴奋就出现在彼此面前。回溯这些情况，我可以看出在薇莉亚原来的性憎恨后面是赤裸裸的压抑，是一种熊熊燃烧的渴望，是被否认的兴奋。费尔贝恩的理论描述中说到，受拒绝的客体情感对于令人兴奋的客体和自我产生仇恨与攻击，深深地压抑了性兴奋。薇莉亚的表现正说明了这一点。薇莉亚一开始进行的心理治疗改变了她的内在平衡，使得现在她和拉斯得蒙眷顾，迎来了早先被无情压抑的兴奋性内在客体的回归，这么多年来他们一直把它隔离在外。

现在，尽管彼此愉悦性的按摩任务还是不包括性器官和乳房的接触，拉斯还是给了薇莉亚"法国式亲吻"。对于她来说，这仍像一种侵犯安全感的行为，但是同时，她迫切地渴望回应。这种由练习带来的渴望包含一种将面临进一步危险的感觉，拉斯和薇莉亚几乎不能忍受这种令人痛苦而且烦躁的极度兴奋状态，这种兴奋现在还不能释放。

此刻，我给他们布置了个人单独进行的练习。他们需要花上时间与自己的身体在一起，包括自慰等，这种练习可以让他们体会到个体的性释放，目前两人在一起的时候，性释放还是被禁止的。体会这种私密的快感，两个人都遇到了困难，原因各不相同。薇莉亚从来没有自慰过，从来没有性高潮。她要学习的东西还很多，与此同时，还要被挂在那儿的痛苦挣扎，这是她现在最害怕的。拉斯体会的是过去他因为手淫成瘾忍受的许多痛苦，手淫被他刻板地压抑着。他几乎不能承受再次尝试，因为他发现只是想想手淫就可能让他自我失控。

有成果的退行

在十月初，性治疗开始后的三个月，薇莉亚第二次住院，住了三天。有三个决定性的因素：(1) 在性治疗中重述青春期与哥哥的性活动，引起她的不安；(2) 在她的个体治疗中，她开始记起父亲对她的身体伤害，这引起她对父亲的愤恨；(3) 那一周我没有出席家庭治疗，她对此感到焦虑，并对我不满。

她对我缺席感到愤恨，并且需要住院医生照顾，这两点清理完之后，薇莉亚还是回到焦虑重重的状态，她为自己因寻求爱而投向哥哥而焦虑。在性治疗中,她重现了青春期时与一个兄长玩性游戏时被唤起性欲望的经历。她在不同的场合抚弄着他的阴茎,对阴茎充满渴望。她现在能够回忆起自己渴望阴茎的迫切心情,以及之后多年对性渴望的压抑和强烈的憎恶。她害怕拉斯对她的坦白会心生厌恶,但是拉斯很有耐心,充满同情。之后,她回忆起她13岁时,她的一个哥哥与她确实有过性交。在治疗中,她被唤醒了,也记起来了。但是她不太确定自己的性唤起是不是在13岁,她在自我暴露时伴随着许多羞辱感。

转折点

大约一个月之后,即十一月末,薇莉亚来了,穿着一件带荷叶边的衬衫,看上去一点也不抑郁。拉斯看起来也不压抑,甚至有点顽皮。给他们布置的作业是包括乳房和生殖器的按摩,但只能划过,不能在性唤起时有任何尝试。

在这个练习中,薇莉亚说,她感到一阵阵迫切的渴求,渴求更多地抚摸对方,更多地被抚摸。她说,"当他摸到我的阴户,然后又挪开时,里面感觉像要死了一样。"她极力忍住眼泪,很害怕的样子。当她说,"我们结束之后,我让拉斯双臂抱着我,因为我需要感到安全。"她体会着持续性的"乳房和生殖器的饥渴"。在接下来的三次治疗中,她在努力忍受这种强烈的情绪反应,之后,她感觉可以比较好地控制了。

但是,在接下来的练习中,拉斯把她的手放到自己的阴茎上,突然她"感到被撕成碎片"。

我问,"'撕成碎片'提醒你什么?"

她回答说,"提醒我在13岁时,与哥哥多次……。我们在他的房间里,他拉开拉链,把阴茎拿出来,让我摸。那种感觉一点也不好,它很硬,顶部看起来有弹性,还有一道沟,我不想摸它。"

我问,"你是不是也感到被它吸引?"

她说"不!"之后,停顿了一会儿说,"你知道,我不知道,这个'不'是我那时没有被吸引,还是我现在不想承认。我想这与其他事情有关。多年来,我不用回想这件事,我都能在每样东西上看到一个坚挺的阴茎,孤零零地,飘浮在空中,跟我哥哥的阴茎一样,从他的裤子里伸出来,没有睾丸。"

我问拉斯,"听到薇莉亚的叙述,你是什么感觉?"

拉斯苦恼地拉了拉眉毛,说:"她经历这些,我很伤心。但是当她这个星期在家里告诉我的时候,让我想起一些我以前不记得的事情。我父亲调戏我!"

对我来说,这完全是个新异刺激。他之前从没有提起过,虽然我为这对伴侣治疗了九个月,断断续续地了解他们有近两年的时间。

"说说看。"我说。

"这个星期我告诉了薇莉亚",他继续说,"在我十二三岁时,我父亲因为得了双重疝气,停止工作,他不能拿任何东西。这样,我母亲工作养活我们。我不知道是怎么达成这个方案的。一天在家,我记得我问父亲性爱是怎么回事,他说,'这儿,我让你看看。'他从我的肛门插入。这是唯一一次,但是后来,我跟我的兄弟说起这事。我抚弄着他的阴茎,当他睡着之后——或者是假装睡着之后,我在他身上做了两次。"

"就这些吗?还是说有更多?"我问道。

"后来,我们和父亲以及其他三个孩子坐车从童子军回来,当两个孩子到商店去之后,我告诉父亲,我对我兄弟干了什么。我父亲没有说,'这不对!'他只是说,'你说这样的事的时候,要当心一点!'那时车子的后座上还有另外一个孩子,所以我猜测我父亲和那个男孩也在一起性交过。"

"我是那么认真地以为这些事与我无关。我18岁时发现我父亲竟然是个同性恋,我要多震惊有多震惊。但是这一些也没让我想起以前的事情。在某种程度上我知道,但我就是从来不想。"

可以看得出来，拉斯谈论这件事十分不自在。他继续说，"要说我父亲与我有性关系，这是难以启齿的。有一次因为要出国，我接受了政府机关的安全检查，虽然他们不该问，但是还是有个人问我是否曾经和男人发生过性行为。我说，'没有，但是我父亲猥亵过我。'但是我十分不自在，没有再说下去。"

我说，"这与你一开始告诉我的事情大相径庭。你知道的第一件关于与父亲相处困难的事情是，父亲被捕。你认为你是一直在有意识地记住这些发生在父亲身上的事吗？"

"是的，我这样认为。"他说，"但是我一直不记得我和我哥哥之间的事情，直到薇莉亚告诉我她和哥哥之间的事。"

我简短地讨论了一下这些事件与拉斯的性困难、长期阻碍治疗的显著记忆问题之间的联系。为了解决记忆缺陷，他甚至接受了行为治疗。

我说，"你对整个童年的记忆丧失看起来是极力阻止自己知道这些痛苦的事情。通向你的记忆之门的代价太高了，正像你说的，你不知道你的性问题与你的父亲和父母离异有什么关系，你的思想和记忆之间出现的困难，也是出于这一模式。"

他的记忆能力迅速提高，不久之后，就能把这些事情与手淫联系起来了。

"我以前有个习惯，手淫时，把卫生间用的活塞顶端插入我的直肠。"他说，脸胀得通红，"一想起我曾经这样做，我就难为情！我想这种习惯来自于我与父亲和兄弟之间发生的事。"

"我也在想为什么你在手淫练习上有那么大的困难。"我说，"这些练习使你受到唤回这些记忆的威胁，同时对父亲和他的阴茎的渴望也被唤回了。"

现在我转向薇莉亚，问她对拉斯这段记忆的反应。她说，"用他的话来说，我为他感到伤心。这解释了他的性障碍，使我们现在多少可以理解那些性障碍。我们的某一部分自己感到对自己的行为在道德上是有责任的。但是我们对此有惊恐成分，很难想像会有人听到这些不斥责我们，因为我们自己在斥责自己！你怎么能指望告诉别人，而别人还看我们是体面的人？"

薇莉亚的脸红了，她重重地靠向沙发把手。她继续说，"我只要再问你那个问题，'你是否对哥哥的阴茎有所渴望。我知道答案是'是'！但是我不想回忆起它，因为……。我不知道为什么。"

我说："也许你真的知道'为什么'。"

"我不知道。"她厉声说道，"当我现在让自己想起来发生的事，我就能感受到那种渴望，此时我就想起那是谁的阴茎，我不想体会那种感觉，然后我就记不得了。"

我说，"记不得是有危险的，危险是你不得不持之以恒地与埋葬你的记忆做斗争。毕竟，当那些事发生时，你只是个孩子。"

她说，"我告诉我的医生，我曾经为了有个伴儿，有一次把自己当做妓女一样出卖了。"

我说，"你和你哥哥那时都是小孩。父母不能给你们安全感。你的父母在提供安全感和照顾你方面一定有所欠缺，这为事件的发生提供了舞台。你和拉斯仍然都需要安全感。当安全感缺乏时，你们俩都会感觉很糟，很害怕，之后你担心的渴望就会呈现出紧张的性形式。但是让你的性渴望立即得到满足，又会让你重回被强暴的不安全境地。"

他们点点头，拉斯半信半疑，半开玩笑地说，"那么你认为我的记忆问题也是源自于此？"

"我是这样认为的！"我平静地说，"你们两人的童年经历有一个共同的主题，就是阴茎侵入，阴茎侵入导致以痛苦的、令人兴奋的、色情的方式寻求爱。作为被猥亵的孩子，你们都有痛苦，带着这种痛苦，你们极力在帮助对方，又不知道怎么帮。"

薇莉亚说，"这对我很有意义。"

之后，我们尝试为下一次见面确定时间，拉斯很困惑，他摇着头说,"太烦人了,我的问题到处都是。"

下一次面询是在12月的第一周,拉斯和薇莉亚能够更详细地讨论性渴望的问题。他们做的练习现在已经澄清了薇莉亚到底怎么感到受威胁的。

她说,"你说回忆起这些事情是很重要的,因为他们还要造成困难。我现在能感受到性唤起和性渴望,以前我想这些是多么可怕,再次回忆起它是件危险的事。"

在一个练习中,拉斯作为主动按摩的一方时,他看了看钟,发现只剩下一分钟了。他对自己说,"轮到我享受了。"他开始兴奋地亲吻她。

她开始痛哭,她说,"我哭,是因为我无法克制自己的性唤起。那种回过头来亲他的冲动是那么强烈,我无法控制,尽管我想去亲他。"

我说,"你说你亲他是因为'你想',但是事实上你是被驱使,不得不做的。这是你曾经渴望哥哥做的。当你觉得没有人会爱你时,你转向你哥哥寻求一个温和的唤起,这是你无法控制的渴望。"

薇莉亚摇头说,"我没办法把它加入到记忆中。"

拉斯说,"上次治疗之后,你曾经向我提起,你说你并不是想去摸他的阴茎,你只是拼命地想有个人抚摸你。你记得吗?"

薇莉亚现在能够记得男孩子们要摸她的乳房的事情,以及自己又害怕又渴望的心情。她继续说虽然她不让他们那样做,但是就她所知,她跟哥哥中的一个做了这些事——互相抚摸,另一个哥哥也摸了她。当她说这些的时候,脸胀得像红萝卜一样。她说,"渴望被抚摸的感觉很熟悉,让我想起很久以前的事。"这样,薇莉亚将被抚摸的渴望与抚摸别人的渴望分开来了。

治疗进行到这儿,已经成了一场战争,这场战争的中心是吸引人的、两人都有的、性兴奋客体,这一客体受到原则性的伤害和侮辱。行为主义的性治疗以一种受保护的状态慢慢地一步步推进，其中一遍遍呈现出在性兴奋中隐含的威胁。挖掘对童年期侵略性的性事件的记忆代表着治疗的高潮，创建了彼此理解的新的基础。比如说，从中我们可以看到薇莉亚区别了被抚摸的渴望与抚摸他们的渴望，通过对于区分出对两个哥哥的感觉，克制了与一位兄弟在性上融为一体的冲动。拉斯的压抑是如此之深，以致破坏了他思考和将这一切联系起来的能力。拉斯渴望被抚摸的情结也得到了处理。

性治疗随后进程

接下来的几个星期，拉斯和薇莉亚仍在规定和限制之下挣扎，这些规定和限制是在他们彼此的渴求之外提供安全感。薇莉亚说，危险存在于她觉得她的渴望仍然会勾起那些痛苦的回忆，那些回忆是她不愿去想的。这种痛苦几乎是肉体上的，但是薇莉亚不能说这是一种真正意义肉体上的疼痛。

她说，"你强迫我想起童年往事，我对你很恼火。我不想谈论这些事，让我一个人呆着。"

我说她表现出来的愤怒与她对抚摸的渴望很相近。我在想她是否可以多谈谈她对我的怒火。她的记忆中有一种幻想，好像对我说了些很粗鲁的话，在她日常词汇中没有的话。拉斯问他是不是可以让他猜一猜，他猜测那个词是"滚蛋（FUCK OFF）"。薇莉亚说没有那么坏，只是"让我一个人呆会儿"。

我问她可能是对谁讲"让我一个人呆会儿"。

"是我的父亲！"她开始哭泣，说："我不知道是从什么时候开始的。"

"是一种渴望父亲——渴望他的抚摸的幻想吗？"我问道。

她轻轻地啜泣着，说："我只记得，当拉斯和我结婚时，他拥抱我，我感觉真好。他有个习惯，在我后背上拍我三下，然后停下来。问题的关健是，我会很恼火地想，'不要用你的手拍我的后背。'我不想让他停下来。如果以拥抱收场,我又会陷入孤独之中,没办法知道他是不是还爱我,因为我不能感受他的温情了。"

然后我说出在她的渴望和她多年孤独经历之间的联系。这使她害怕需要关注——身体上的关注。她害怕会消失得无影无踪。我想她也必须告诉我在移情中的渴望,但是此时我只是在出现置换的时候针对移情做了处理。

当我们这次治疗快结束时,拉斯随口说,"顺便提一下,我想你会想知道,我发现我可以为晋升考试学习并记忆新资料了。这是我有史以来第一次有这样的感觉。"

又过了几个星期,拉斯可以理解那种渴望与禁止相混合的情感。这些杂陈的情感既是针对手淫带来的刺激,也是对实施性骚扰的父亲压抑的幻想,同时也有对母亲能帮他一把的盼望。但是夫妻之间主要的挣扎是控制。拉斯倾向于承担侵略、入侵的客体,而薇莉亚倾向于如果设定明确的界限和指导方针,会感觉安全很多。当他能够克制时,看到他们彼此之间会有更安全的性唤起,薇莉亚就能允许性唤起被慢慢建立起来。然而,很明显,当这样的情况发生时,拉斯会觉得薇莉亚像一位拘谨的、总想控制别人的母亲。这种形象是拉斯不能在自己的母亲身上找到的,但是薇莉亚倒感觉十分符合这种形象。拉斯经常就是这样描述母亲的,这是一位很冷漠的妇人,拉斯从她身上感受不到温暖。当这些内在感受积累起来后,他们慢慢进展到一种兴奋水平,这种兴奋在他们之间慢慢生成,不是那么冲动、焦虑或者单方面,有了一种彼此都被唤起的安全感和控制感。

分离的危险

三月,在性治疗持续近8个月、家庭治疗近14个月之后,我告诉他们,我计划离开大学,在大学里我会见他们都是免费的。薇莉亚极为震惊,不管我怎么保证无论他们能不能支付治疗费,我还是会会见他们，她都不敢相信，我确实会愿意在他们支付极低费用时也会见他们。

所有在性上的进步都停止了，薇莉亚感觉心力交瘁。此时，他们正在迈向性治疗中的"包容"（containment）这一关口。在这一步中，薇莉亚将拉斯的阴茎放入阴道，控制着不动。不但拉斯射精很快，薇莉亚也发现很难经得住自己不断攀升的性唤起。他们一旦引入生殖器运动，拉斯的忍受时间就像以前一样短。他们在我会不会继续帮他们这个问题，以及这个问题与他们性退行之间的关系上挣扎。在这个阶段，我们从他们的荒废中可以看到，问题以熟悉的方式再次溢出到孩子们身上，这一点最近一段时间是没有发生过的。（家庭治疗会在下一章中详细描述，性问题变得特别突出，就是从这个阶段开始的）。当这对夫妻在与我的关系整合上重获信任时，开始感觉到为了他们我会留在那儿，拉斯慢慢地重建对性唤起的忍受能力，这样他开始可以维持好几分钟了。

最后阶段——处理移情

最后一个问题持续了整个夏天。薇莉亚还是不能达到高潮，无论是自慰或是在两个人的场合。她感到性现在真的是太麻烦了。她的憎恶又一次增长，并且担心自己再也不可能达到高潮，性治疗和夫妻间的功课永无尽头。我解释说，她害怕无法结束，是掩饰对释放性唤起的恐惧，而这一点与她害怕治疗就此结束有关。因为家庭治疗也一样进行顺利，治疗的终点近在眼前，成功的威胁比以前任何时候都更明确。处理过他们对结束所持的犹疑不定的态度以及对失去治疗关系的痛苦之后，他们又向前推进了，甚至第一次尝试了口交，发现两个人都很愉快。

最后，薇莉亚开始慢慢体验性高潮了。一开始，是在私下时的手淫中，她体会一种骨盆血管的扩张，一种缓慢的、渗透式的松弛。在手淫的持续人工刺激之下，她开始慢慢获得了一种更让人满意的高潮,这种感觉是又强烈又更令人愉快,慢慢地,更是变成扩散到骨盆的温暖的感觉。她还能在手淫时缩短达到高潮的时间,从40多分钟到15分钟左右。虽然薇莉亚仍然为不能在性交中体验高潮而苦恼,但是不断增加人工刺激,她现在能更愉快地被唤起,甚至是当拉斯与她分享自己的性幻想时——这些幻想,比如说在电梯里与一个女人性交。同时,他告诉太太这些也不那么难为情了。薇莉亚可以听得下去他对他们的女性朋友产生的性幻想。

鼓励他们共同分享性幻想,并不意味着强化他们。一般的性幻想伴侣有其他性伴侣代表着被隔离、被压抑的客体。就像一些被压抑的客体一样,当他们压抑或者甚至有意克制时,他们更容易施加潜意识的影响。通过彼此分享,他们的希望和恐惧更容易整合到核心的关系中去。

我认为这些性幻想,双方的幻想,部分代表着婚姻之外对理想化的关系的向往。谈论这些基于理想的、激动人心的形象之上的性幻想,可以把那些破碎的客体带入他们的性关系中,使他们在毫无生趣的两性关系中有可能更新这些客体,并使之重现生机。

薇莉亚现在说,自从他们能够彼此分享这些性幻想之后,她希望拉斯能够受得了她说自己对个体治疗师和我有性幻想。我们以前经常会隐晦地提到移情的问题,但是薇莉亚现在可以更公开地讲自己的情感了。

她说,"是的,性幻想中确实包含某些我在我们的关系中不能体验到的东西。有些是关于你的,沙夫医生,不是对情人或对丈夫。在现实中,这是一个缺失的因素,是我觉得我没有的。我理想的幻想是我可以更诱人一些,我能摆动、抚摸,表现是性感,而无需担心什么后果,不会发生什么坏事情。我告诉我的个体治疗师我有一种感觉'没有人会理解我为自己的性幻想感到很肮脏。'我很害怕,因为我肯定这一件事终究会暴露出来:每个人都会看我是多么肮脏。我就像我自己的控诉律师,有详尽的证据,会突然间威胁说要定我的罪，但是并没有什么证据。我的医生帮助我理解说，在我里面有一个充满幻想的性感的人。我很难承认我可以是那个性感的人，因为她又危险又肮脏。"

"有没有别的更具体的幻想？"我问。

"我真的不想告诉你。"她说，"但是，那些幻想是关于你的。我想像着和你发生性关系。"她的脸胀得通红，停顿半晌之后，继续说，"在我的幻想中，你会做一切我期望的事情，让我的身体以我期望的方式运作。"

我瞥了瞥拉斯，想知道他对此怎么想的。我感觉薇莉亚将注意力放在我身上看是否我可以接受她这种令人兴奋的幻想。她看起来忘记了拉斯，以一种令人窘迫的欲望盯着我。我感觉受到挑战，不是因为我在她的幻想中出现那么频繁——这样的色情幻想在性治疗中并不是不寻常的事——而是她告诉我时的样子，好像在要我答应。我觉得我们处在她兴奋客体的情感魔爪中，这是一个乱伦的要求。我想立即撤退，以此打击她——她已经把我塞进拒绝性客体中，这个拒绝性客体害怕她幻想中体现出来的性兴奋。在她炽热的兴奋中也同样埋藏着恐惧的种子，认识到这一点使我能够解释移情。

"你在担心这些幻想，薇莉亚，因为你感受到它们是那么急迫，所以你害怕我会像你幻想中那样行动，感觉它会失去控制，害怕会疏远拉斯。"

这次咨询结束时，我问拉斯，"你是什么感觉，听了薇莉亚对于我的性幻想？"

"没关系"，他说，"我知道她会有这些幻想的。我希望这些幻想是指向我，但是我知道她会对你有感觉。"

"薇莉亚有的这些急切的性感觉看起来是针对我"。我说。

"这些幻想中最重要的那部分不是那么个人化的，这体现出的是一种急切，急切地想找到一位支持性的、充满爱心的父母，但是性是唯一能得到的途径，没有别的办法行得通。拉斯，她也说出了你内心的真实体验。她这样做，是为你们两个做的，也是你想要从彼此之间得到的，但是你害怕性不能获得这些。"

在这次治疗中，薇莉亚和拉斯引出了他们共有的渴望，特别是通过薇莉亚集中体现的移情。这帮助我体会渗透在他们彼此支持中的急切的渴望与恐惧，让我从情感上加入到他们的经历中去。

现在已是九月。治疗的终止阶段已经开始，这个家庭将于十二月搬到西雅图去，因为那儿有特别好的工作机会，同时也为拉斯提供了一个机会。他们这样决定时，我也认为家庭治疗接近尾声，性治疗看起来也到可以结束的时候了。但是从那时起，薇莉亚越来越觉得抑郁，以致在性交时再也不能体验性高潮。

之后，九月中旬的一次治疗中，拉斯开门见山地说："我们唯一的问题就是性。"

薇莉亚说，"问题是：我不可能得到性满足，除非拉斯在我耳边一直悄悄地说一些性幻想。如果不得不这样做的话，又会让人心神不安。我俩在一起时还好些，当我一个人做练习时，要达到性高潮更困难。"

我愕然了，我以这种负面的方式，惊奇地发现她已取得的成绩。很快效果出现了。薇莉亚在性交中第一次完全体会到了性满足，他们增加了人工的和幻想的刺激。我对他们取得的进步表示祝贺，我知道我应该给他们更大的安慰，虽然他们在报告成功时就像是抱怨一样。

薇莉亚笑着说，"这是真的，我还是不能一个人做。我需要拉斯，并且，从某种程度上说，我需要他的性幻想。"但是，她略带苦恼地承认，"我想我最终还是成功地得到了我一直想得到的东西。"

第十章 一对进行性治疗的同时合并个体和家庭治疗的伴侣

我说为了改善他们的性关系，仍然还有许多东西要学，但愿现在他们可以自己做了。在治疗结束的威胁下，最后的进步完成了，这体现了他们最后的成长和释放。

在接下来的两个月中，治疗进入最后阶段，此时性高潮变得更自由、更可靠，我们仍有许多焦虑，担心在离开治疗室之前他们是不是真的能将他们需要做的都做到。拉斯射精控制也有了显著进步。11月开始的时候，他们觉得他们的性关系在大多数时候都运行良好，仅仅是偶尔有些倒退，这些倒退是由生活中遇到的常见的困难引起的。

讨论

这个个案通过治疗的过程呈现了一对夫妻的客体关系历史中未完成的情结，表明行为主义的性治疗框架是如何通过关注移情解决这些问题中未了的心结的。

随着治疗的深入，我们可以看到客体认同的混合模式。薇莉亚承载着两个人身体上的脆弱，而拉斯承载的是力量和保护性的重担。性兴趣留在拉斯身上，他变成了两个人的坏的、迫害性客体。然后薇莉亚退缩在一旁保护自己，但是在很多场合，她变成愤怒的父亲，代替拉斯内心中更亲切的父亲形象，以此压抑并治疗自己。

唤醒他们的性生活对于他们两个来说是一种威胁，因为使他们两位的侵入性的坏父亲死里复活了，对于父爱，他们两个又都怀着渴望。他们原始的解决之道是共同克制两人之间实际发生的性行为。但是这样不可避免地引起被压抑的受拒感回潮，在这一点上，他们各人以不同的方式感受，拉斯的方式是早泄，薇莉亚的方式是对拉斯压抑的愤慨和持续的、周期性压力。她以急切但是未被意识的方式，忽略了自己渴望的身体的性需要和亲密感，那种亲密是她从来没有过的理想的父亲形象。

他们两个，以另外一种形式体现出不能保护他们的母亲。他们用夸张的方式保护对方，而两人也分担无能的角色——薇莉亚抑郁、非理性发怒且性无能，拉斯被动顺从，陷于职业困境中。这些残缺的角色看起来是把母亲具体化了，因为他们的母亲没有发挥照顾孩子的作用，但是他们对母亲的认同没有像对父亲的认同那样，充分讨论。

夫妻两人共同拥有一种渴望，渴望被好父母疼爱、照顾，这样的父母可以回应孩子的性兴趣，但是不会采取乱伦的行为。薇莉亚与治疗师交流她的性幻想，这种集中表现出来的移情是他们期望得到好父母的意愿的代表。当治疗师在反移情中亲身经历这种乱伦的不安时，他（她）就能够从自己内心体验到他们在支持中的情感缺乏，由此也理解了他们。治疗师在自己心里找到一块地方容纳他（她）的反移情的地方，可以为过渡期的共生关系创造出新的心理空间（Winer, 1989）。薇莉亚和拉斯的过渡性空间没有因为治疗师兴奋性的、拒绝性的、防御性的中立或利用性回应而被破坏。他们体验到自己在性上既令人感兴趣，自己也很有兴趣。这个治疗片断对于解决夫妻的性压抑起到了关健性作用。

性治疗成功地重建了夫妻之间功能性的、值得享受的性生活，并且提高了在婚姻生活中以及养育孩子方面彼此支持的能力。但是在治疗的最后，薇莉亚也知道她仍然需要继续个人治疗，她计划在西雅图寻找个人治疗师。

与性治疗和薇莉亚的个体治疗同时进行的是，辛普森一家的家庭治疗。在下一章，我们将描述他们家庭治疗最后一个阶段时的一次面询，这将表明父母之间的性关系是如何影响孩子们的成长的。

第十一章
性障碍的家庭治疗分支

在上一章里,我们跟踪了一对叫拉斯和薇莉亚的夫妻他们所面临的个人的、性关系上的以及婚姻上的困难。在本章,我们将从家庭治疗的面询中看到这些问题对孩子的影响。家庭治疗可能是伴侣治疗师关注的次要部分,但是伴侣治疗师从代际沟通中理解性和婚姻障碍的影响是很重要的。所以本章描述了这部分内容。

拉斯夫妇很愿意在治疗设置中重建他们的家庭生活。他们很关心自己的孩子,以不同寻常的能力看待他们两人自己的困难与孩子的问题之间的界面。

一次早期家庭治疗会面

在家庭治疗头几个月的一次咨询中,最年长的男孩,埃里克,现在8岁半,以一种克制的方式,在和弟弟妹妹玩一种叫做"不可思议的笨人"(Incredible Hulk)的游戏。拉斯和薇莉亚之间的气氛紧张起来,埃里克的"笨人"对其他人一下子失去了所有兴趣,不可控制地跑来跑去。薇莉亚立即失去了耐心,以言辞斥责埃里克,说当他有这样的表现时她很恨他。对于母亲的愤怒,埃里克在绝望中崩溃了,在我的询问下,薇莉亚说,他的举动让她想起了自己的父亲,不体贴,总是以愤怒伤害别人。但是当她如此这样斥责时,她恨自己,因为她变得像父亲那个样子。在这一事件中,埃里克一直在哭,但是拉斯会向他伸出援手,给他安慰,不过他任由薇莉亚从自己的角度解读埃里克的行为,让她内在坏父亲的力量暴露出来。

这种一再发生的客体认同是将埃里克推向一个坏的、强有力的男性认同的原因之一。这种认同也因为埃里克的父亲拉斯的软弱顺从而得到支持。拉斯的软弱也同样源于内在对强势男性的恐惧。拉斯比较被动，从性别和性格理论上来说，因为他也同样有一个内在的假设，即一个武断的男人一定是毁灭性的。埃里克承载了一个武断的男人的投射，他的母亲和父亲都希望他能成为这样一个男人，但是他们也开始内化他们确信的一件事，那就是：如果不变成父母害怕的、易怒的、自私的男人，他就不能成为父母都希望的武断的男人。

我们可以确信，薇莉亚对埃里克潜在的恶行产生的恐惧是一种客体认同，是她逃避内在父亲的坏品质的一种办法，通过埃里克的行为，她又感到回到过去。埃里克的这种行为开始是一种普通的儿童期侵略，兄弟姐妹之间吵吵架或是有点儿贪心。但是薇莉亚习惯性地理解为一定是她父亲的那种以自我为中心的、伤人的品质在儿子身上借尸还魂了。因为这种转世投胎的品质使她很愤怒，之后她就觉得自己变成了父亲，在埃里克身上伤害自己。这种循环困扰着她，然后她就很难容忍埃里克，仅仅因为他总是不断提醒着母亲的争战。

对于拉斯，薇莉亚的抑郁和愤怒也代表着压抑的回归。他希望通过拒绝成为一个侵略性的男人来照顾自己类似牺牲品的自我，结果对薇莉亚来说，正是侵略的重现。进一步来说，他潜意识里希望有一个和睦的家庭，通过他的儿子而不是自己的父亲，自己能做得更好，结果是事与愿违。当他看到埃里克和薇莉亚发生冲突时，他也为压抑的事件回归而备受折磨，他无能为力，不知道该向谁提供安慰。

在这次咨询中，薇莉亚在埃里克和她自己身上找到父亲的影子之后，可以表达内心极度的痛苦了。这使她重新表达了对埃里克的爱与关心，而拉斯作为一个父亲，帮上一点忙，对此，他也得到了安慰。他在向埃里克伸出援手的同时也安慰薇莉亚，不过相对来说话语少一些，见解也不太深刻。他让太太伤心，在特别悲伤的时刻，做了许多修复的工作。治疗师的做法是让拉斯提供支持，这是他以前不能做的，以此重建、修复母子之间的关系。在当时，这是这个家庭支持上出现缺陷的最显著症状。这件事处理完之后，这个家体验了一种修复、胜过仇恨的爱与原谅的感觉。

这次咨询刚报告完后不久，拉斯和薇莉亚开始了前一章描述过的性治疗。接下来几个月，这个家学会了如何在治疗中进步，这要归功于客体认同、增长的同情心和对彼此成长的支持。另外，把一个家庭经营好的感觉与日俱增。在早期治疗时，经常出现兄弟姐妹之间在游戏中发生争吵，彼此败坏，随着面询的顺利进行，孩子们之间的游戏更有序、更合作。现在这个家庭剩下的困难可以从游戏中、在拉斯和薇莉亚之间的谈话中，在他们与孩子之间可以看到、听到。

家庭治疗后期的一次会面

一年之后，在性治疗中，拉斯回忆起与父亲和兄弟肛交的片断，薇莉亚第一次记起她的父亲曾经在肉体上伤害过她和她的姐妹。作为家庭治疗，一切进展顺利。之后我（戴维）按计划离开了两周，度假去了。接下来的面询，即家庭治疗开始后第14个月，在我回来之后开始了。这次会面特别地显示出成人的性障碍与孩子的问题之间的关系。但是这次不是像治疗开始时那样，产生激烈的冲突，而是在治疗中出现退行。在这次治疗中，孩子们从第一次评估时算起，已经长了2岁，珍尼特5岁半，亚历克斯7岁，埃里克9岁半。

薇莉亚手托着头，先开口说，"我头痛，我觉得拉斯和我之间的性关系进行得不顺利。我觉得无力改变任何事情，我头痛得厉害。"

珍尼特，对她的母亲打了个手势，她做了一个能装下一个小纸飞机的房子，她要展示给妈妈看，她喊着说，"妈妈，看，我为它做了个防空洞。"

我一时不能说什么，但是后来，我想珍尼特是在引进一个消极的主题，但是她很珍视男性，而男性已消失（那个飞机），它必须要被抓住并藏起来。我被看做是消极的，但对我的出场又是满怀期待的。

我转向拉斯，问道，"你对这些事有什么感觉？"

珍尼特继续对妈妈说，非常大声，"没有人知道它藏的地方。"

拉斯回答我说，"我也有性方面的问题，可能比薇莉亚更多。"

亚历克斯在说话。我看过去，说，"你在担心珍尼特从你的船上拿起所有积木吗？亚历克斯？"

珍尼特说，"我不会拿起所有的积木！"

我转身对父母说，"我们这两周没有见面，所有的事情都变糟糕了吗？"

薇莉亚说，"是，他们是的。"

我气馁地注意到薇莉亚是那么抑郁，头发乱蓬蓬的，珍尼特在建造飞机的藏身之所。我问拉斯，"这段时间以来，对你来说，事情变糟了吗？"

"是的，变糟了。"他说。

薇莉亚继续说，"昨天晚上我们讨论了45分钟，刚才我也有这样感觉，他和我在性生活上不会有任何成果，除非我们下周与你见面，否则不会有任何进步，我又充满怨恨。这最后几天，我感觉事情像滚雪球一样，不受我控制了。我不知道这是什么原因。"她哭了，"我觉得我在拼命地踩刹车，我害怕极了。"

"只是你们的性生活，还是其他什么事？"我问。

"也有其他事。"她说，"我把我的个体治疗缩减了，变成一周两次。我觉得是时候了，但是自从我这样做了，我感觉糟透了。"

几分钟之后，这对夫妻告诉我说，在家里的性治疗练习有两次进行得不太好。他们认为性练习上的失败是因为没有清晰的语言交流,与家庭治疗不吻合。

我问,"在你们两个人经历那些失败之后,感觉更糟了,是吗?"

薇莉亚说,"我不知道,你会不会真的认为这是失败,经过一段时间的停滞不前之后,我感觉更糟了。"

亚历克斯和珍尼特在玩两个恐龙,这两个恐龙在彼此身上爬。这个游戏有一个性主题,但是我并没有中断这个主题的进展。三个孩子都安静地投入这个组织良好的游戏。埃里克现在占据了一个有利的地势,开始穿梭往来,轰炸珍尼特的恐龙。

"噢,不!"珍尼特尖叫。这个游戏继续下去,亚历克斯问道,"接下来怎么办,珍尼特?"

珍尼特说,"让我的恐龙被你的恐龙抓到吧!"

我从耳朵边上听到这些,听起来他们的游戏代表着成人性伴侣之间的关系被提炼后的回声。

薇莉亚继续说,"我觉得我是那么努力地学习,但是他却不能学他那部分的内容,结果什么事都没发生,我特别生气。"

我说,"你觉得兴致被调动起来了,却又被挂在那儿,干巴巴的?"我转过身对拉斯说,"但是你又觉得无能为力,是吗?"

拉斯点头说,"是的!"

我继续说,"你不想把这些困难与我的离开联系到一起,尽管三个星期之前,事情还进展顺利?"

拉斯说,"我是这样说过。"

我继续,"有些事情退步了。"

拉斯重复,"我是这样说过。"

我试着去引导他,"你想与哪些事联系在一起?"

拉斯大笑。埃里克拿着他的模型战斗机在空中飞向我。之后,孩子们开始玩一架飞机,互相追逐,嬉闹着。孩子们继续演示着夫妻之间的关系,但是,在埃里克的影响之下,这个游戏变得越来越具有侵略性。拉斯对我的询问做了回应,说,"你记不记得我在自己的自尊上有问题？看起来这是周期性的，这个问题又回来了。"

我问道，"这是只影响到性，还是所有事？"

拉斯说，"影响到所有事。"

几分钟之后，珍尼特和亚历克斯在一起玩。亚历克斯的直升飞机飞起了，珍尼特的玩偶喊着说，"再见！"之后她解释，"它在向直升飞机挥手。"

"你的两个玩偶在浴缸里干嘛？"我问道。

珍尼特纠正我说，"这不是浴缸。这是船！它在向直升机挥手，并且在划船。"

拉斯注意到珍尼特的裙子几乎在腰上面，拉斯说，"珍尼持，把你的裙子拉下来。"珍尼特笑了。我注意到这种对与性有关的问题的关注发生在特定的时刻，此时正是对分离与性产生焦虑的时刻。

埃里克在玩两个飞机，一架在混战中追赶另一架。他闯进亚历克斯和珍尼特的游戏中。

亚历克斯发牢骚说，"埃里克，我们不跟你玩！"

珍尼特喊道："再见，我们明天再会，我们回家后再见到你。"

此时，我被游戏吸引，我问，"埃里克，发生什么了，我看到你这小子把他们几个都打败了。"

埃里克点点头，"是！"

"他发疯了？"我问道。

没有回答。

"他怎么了？"没有回答。

飞机坠毁了。

"我看到它坠毁了。"他现在毁了那架之前被攻击的飞机。我有一种清晰的印象，他不喜欢我注意他的游戏，也许正像他的父亲不喜欢我注意他一样。我觉得这个游戏与成人间的对话正好对应。于是我转过身对拉斯说："你的自尊出现问题，但是你不愿意将此与我的离开联系在一起？"

拉斯说，"是的，我不觉得我的自尊问题与你的离开有关。"

埃里克重新捡起两架飞机，一架追着另一架，这对追着他父亲问，是一个十分贴切的隐喻。

我对拉斯说，"你只是觉得很空？但是我真的认为与这些事情有关，拉斯。对我而言，似乎我们都知道，你不愿将这些联系起来，这只是问题的其中之一。"

拉斯说，"是的！"

我继续追问下去，"您很难将这些联系到一起，让我们做个猜测看看。你和薇莉亚两个人都觉得我不在，而备受打击，你对此感觉丧失自我价值，失去性能力。我想这与你失去父亲的感觉有关。"我可以看出来，拉斯在点头，所以我继续说，"你没有从他那儿得到帮助，相反，不久之前，你说过，当你向他寻求帮助时，反而受到伤害。"我在想父亲对他实施的性侵害。

拉斯点头。他看起来与我站在同一个立场上。薇莉亚沮丧地低头看着地板。

突然，屋子对面的游戏桌上传来戏剧性的哼哼声。埃里克跪在桌子后面，我们看不见他，他把一个粉红色的猪木偶放在自己手上。

"呼、呼、呼"，他不断地发出这样的声音。

"怎么了，猪先生？"我问。

珍尼特立即加入说，"我们在玩木偶剧。"

"好"，我说，"请问一下猪，它在哼哼什么，好吗？"

埃里克纠正我说，"应该是'他'！这就是原因。"

珍尼特和亚历克斯也走到桌子跟前。埃里克的猪在吞食着桌上的魔术记分员，贪婪地咀嚼着它们。

我说，"它肯定是要把那些记分员全部吃掉，看起来它是一只饥饿的猪。"

埃里克说，竭力以深沉的嘟噜声说："我本来就是！"

薇莉亚被埃里克的木偶表演逗乐了。我继续采访这只猪。"是什么让你饿成这样？你就没有东西吃吗？"

"是的"，猪说，"我以前没有东西吃。"埃里克完全沉浸在一只被饿得要死的猪的角色中。

"没有东西吃，你会发疯的，是吗？"我问道。

"是的！"他宣称。

薇莉亚看起来不再郁闷了。她说，"埃里克的胃现在应该是空空如也，因为他一路到这儿，把胃都腾空了。"

我注意到拉斯也笑了。房子里整个气氛都改变了。

"他又晕车了。今天上午环城高速公路的交通让他的胃一点也不好受。"她继续说。

亚历克斯和珍尼特现在已经完全融入了这个游戏中。

珍尼特，手上拿着一个粉红色的兔子，对埃里克的猪说，"为什么你要吃我的食物？"

"呼、呼、呼"，猪说。

"他吃我的东西！"兔子说，"好！我就吃他的东西！"

亚历克斯，拿着一个紫色的大鼻子怪物木偶，说，"有汉堡包吗？有没有？"

猪看起来已经吃够了，说："我要休息一下。我吃累了。"

"你都吃些什么？"我问。

亚历克斯的怪物回答说，"胡萝卜，哪里有胡萝卜？"

珍尼特的兔子说，"我进房子里去看看能不能找到胡萝卜。"

"你们有什么想法，拉斯和薇莉亚？"我转过身来问道，"你们这两个星期是不是也如饥似渴地想从我这儿得到关注？"

薇莉亚说，"我回答'是'。"

"你无法回答，拉斯？"我问道。

亚历克斯的木偶的鼻子像按喇叭一样按着珍尼特的兔子。我想这是在评论我找拉斯的茬儿。

"不要按我的鼻子！"兔子说。

亚历克斯的怪物对埃里克说,"不要吃她的胡萝卜!"

拉斯回答我的问题说,"我第一印象是'你甚至不想想那么多'。"

我注意到他的言辞中的口误,看起来他真的是指向我的,而不是指向自己的。我说,"你的意思是说我没有想那么多?"

拉斯的眉头皱了皱。

薇莉亚纠正我说,"不,他的意思是'他'没有想那么多。"

"他不是那么说的。"我以一种滑稽的方式反驳说。我以玩笑的口吻使他们安心,并且直达主题。他们自己也经常是以这种方式对彼此、对我。看来这一招奏效了。

拉斯笑着对薇莉亚说,"我是那样想的。"

我重复他的话说,"你说的是,'你,指的是我,甚至不想多考虑一些什么。'"

"喏,喏,喏,喏!"薇莉亚的声调很单调,"你的那种弗洛伊德式的口误出卖了你。"

拉斯咧嘴笑了,拍拍他的大腿,友好地反驳说,"我没想那么多!"他重复着前面那一句话。

"这也是真的!"我回应道。

薇莉亚补充说,"但是你没有想到'他'也会想到。"薇莉亚知道如何通过拉斯的防线,她这样说也是配合治疗。

拉斯说,"我不懂这些,但是我知道我不懂。"

"但是",我说,"你的情绪低落,你无法进行下去。"

"这是真的。"拉斯承认,"要进行下去,我困难重重。"

"你觉得每况日下,但是你不把这种情况与自己的想法和情感联系起来。"

"是的。"他说。

此刻,埃里克走开了,走向其中一架摄像机。

亚历克斯喊道,"埃里克,你去哪儿?"

薇莉亚向他发出召唤:"埃里克,你在那儿想干什么?"

埃里克说，"我就是想看看，它们投射出来的是什么？"

我立即想到"投射性认同"这一双关语，但我没有做声。

薇莉亚厉声说，"请你不要站在那儿！"

拉斯用一种少有的洞察力说，"你只是想让我们不谈这个话题了，是吗？"对此，我很是欣赏。

现在珍尼特加入到这个转移注意力的活动中来了，"砰砰砰，砰砰砰"，她哼着《星球大战》主题曲的调子，把先前埃里克用的猪拿过来，在地毯上大步前进，环绕房间，她的鞋跟在治疗室硬硬的地板上有节奏地踢踏着。

"你认为埃里克是在努力分散我们的注意力？"我问拉斯。

拉斯回答，"整个上午，他都在这样做。"

埃里克嘟哝说，"我只是想看看它们会投影出什么东西来。"

珍尼特打断我们的谈话，对我说，"嗨！我想给你一些东西。"

珍尼特和亚历克斯拿了一些木偶给我，但我的注意力仍在埃里克身上，我问他，"这几个星期我们没见面，你是什么感觉？"

埃里克转了转眼珠，表现得一无所知的样子。他有一双大大的、很吸引人的蓝色眼睛，头发是亚麻色的。

"不要再学你父亲那样了"，薇莉亚说，"你肯定也知道。"

我把紫色的怪物木偶拿在手上，继续说，"你知道，埃里克，虽然你晕车，一路到这儿，漫长而辛苦，(此时埃里克有力地点了点头)，你还是很想来，对此我印象深刻。"

"嗯，嗯！"埃里克说，不断点头。

珍尼特现在拿了猪玩偶，突然大声地咯咯笑，吸引我的注意力。

"那只猪在笑什么？"我问。

珍尼特说，"它在咬鼻子。"她开始把我手上的怪物玩偶的鼻子放到她的猪嘴里，还不断地挤压它，说，"咬，咬！"

埃里克拿了另一个玩偶，很有决心似的加入到咬我玩偶鼻子的行列中来。

我看着拉斯和薇莉亚说,"也许这两个小家伙不是唯一想把我打倒的人?"

薇莉亚笑了,揉揉眼睛。珍尼特现在用两只手拧我玩偶的鼻子。

他们又拧又捏,简直是一场狂欢。

薇莉亚说,"我一想到如果小家伙们拧的是你的鼻子会怎么样,我就想笑。"

拉斯说,"这个想法让你很喜欢!"

我说,"对的。不仅仅是他们想这样做,对吗?"

薇莉亚笑了,把头抬起来,让我们想起了她的头痛。

拉斯温和地调侃薇莉亚说,"你为什么不过去,拧他的鼻子?把郁闷从你的胸口除去。"

"不!"我说,立即被防卫心理抓住了,感觉那一刻她真的会这样做。"为什么不谈谈这些感受呢?"我马上觉得自己很傻,好像她会加入这个侵犯性的游戏里似的。但这是一种迹象,投射性认同的力量捕获了我。待我回过神来,我说,"如果你愿意说出来,也许就不会头痛得这样厉害了。"

薇莉亚慢慢点点头说,"可能吧。"

珍尼特插话说,"哈!哈!哈!"她和埃里克更使劲地挤压我玩偶的鼻子,像是在疯狂折磨它一样。之后她拿起我的玩偶,迈着胜利的步伐绕房间踱步,还唱着,"都比,都比,都比!"她的脚步在地砖上又一次踢踏作响。她那得胜凯旋的正步结束之后,回到我这儿,给我塞了一个黄色的狗,是一只拿在手上玩的玩偶。

"嗨!"

"什么事?"我问,以我的新玩偶的口气说。

她说,"我在按某人的鼻子!"

"我听说了",我说,"你们为什么要这样做呢?"

珍尼特回答说,"因为它对我们很重要,所以我们对它也很重要!"

与此同时，埃里克再次问薇莉亚他可不可以玩一玩摄像机。我看着他说，"埃里克，你有很多困惑，想知道，我们此刻会投射出什么？对现在这儿发生的事情，你是什么看法，我想你今天坐立不安。我可以看出来，你的那些'坏人'在赢……"

就在此刻，拉斯抓住珍尼特的裙子，部分是为了防止她捣乱，部分是为了戏弄她。

"嗨！放开我的裙子！"她坚持。

我没有分心，继续问，"你知道别的一些什么是吗，埃里克？我想当你感觉不安、你妈妈和爸爸感觉不安时，你的那些坏人就赢了。"

"不！"埃里克说，"他们不会赢，好人才会赢。"

"我一开始就看到了。"我说，"但是后来你的两架绿飞机追赶亚历克斯和珍尼特的飞机，他们看起来发动攻击的时机不对。我想当人们在家里感到不安时会发生这样的情况。当你的父亲说他感觉不行，你妈妈感到什么也不想说时，不安的感觉又开始了。"我转身对薇莉亚说，"你对于拉斯，对于你个体治疗的次数减少，对于不能见到我，感觉很糟。"

薇莉亚说，"听起来很准确。"

我继续对薇莉亚说，"你也很清楚你会发火，如果你的情绪不变得如此低落的话！所以你开始大笑，让自己感觉轻松点，当孩子们拧我玩偶的鼻子时。"

"是的，是真的。"她大笑。

"拉斯"，我继续说，"你也一样。但是你不想把这些联系起来，也不想考虑这些。我们只听到你说，我不在时，你一下子没来由地变得很失败，你甚至不想知道你为什么生气或者为什么坐立不安。"

薇莉亚说，"一开始我没有意识到，现在我比拉斯更容易理解了。"

"是真的吗，拉斯？"我问。

"当然！"他肯定地说。

"在这个家庭里",我说,"你们俩后退了,让孩子们先发难。今天我们看到游戏的模式是,愤怒和坏人开始占据控制地位。这是你们每个人内心的情形,你们感觉被坏人掌控,以前这种情形是以孩子们乱成一团、打架表现出来,现在情况好多了,可以从游戏的故事中看到一大部分。"

亚历克斯在用积木搭房子,一架直升机在里面。这让我想起两年前第一次家庭治疗时那个消防车和防火房的游戏。当我跟这个家庭讲话时,他开始用积木轰炸这个房子。后来直升机出现了,飞走了。同时埃里克把玩具飞机扔在地上。

我对埃里克说,"孩子,我的飞机受到打击,它们散落了一地。埃里克,我确实觉得,你扔在地上的飞机是我的,真的！"

埃里克微笑着说:"是的。"

"你认为我的飞机活该被摧毁吗？"我问道,虽然我知道答案。

"是的！"

"这正是我想的！你对我也十分生气？"

"我不知道……只是玩玩而已。"他抗议说。

"我知道你是在玩,但是游戏部分说明了一点什么。救护车也受重创。"

"不",他说,"它已经散架了。"此时,埃里克把自己一直在摆弄的玩具救护车拿起来,摔到亚历克斯和珍尼特在一起玩的积木房子上。

亚历克斯抗议说:"埃里克！不要！"

"对不起！我不是故意的。"埃里克敷衍地说。

"埃里克,你是故意的。"拉斯说。

"我不是！"埃里克说。

"我在想这意味着什么。"我若有所思地说:"救护车与医生有联系？"

珍尼特对亚历克斯谈论他们的玩偶，"他们没有一个妈妈或是一个爸爸。"

我继续我的思路，"拉斯和薇莉亚，有什么想法吗？"

拉斯说，"我不知道。"

薇莉亚说，"很明显，救护车——砰——医生，把已经建好的房间撞塌了。"

"你认为这很明显？"我问。

"是的，当你将救护车与医生联系起来时，就再清楚不过了。"她说。

"我喜欢你说的那部分'救护车——砰——医生'。"我笑着说。

薇莉亚脸红了，大笑起来，托着脸蛋说，"我原来只看到字面上的'砰'。"她一边解释，一边用手划了一下，"但是，是的，现在你把意思点出来，确实有这种意思：'抨击医生！'"她笑了。

埃里克打断我们，"沙夫医生，看！"他给我看他的游戏。

我说，"那个人在跟一只老虎跳舞？"我看着薇莉亚，但是面对整个家庭，补充说，"如果你们很生气，是不是有一种老虎似的感觉在四周？如果你们不知道自己处于不安或愤怒的状态，这些事情就会使一个家庭崩溃，让每个人都付出极大的代价。这个游戏和今天的治疗让我们看到这一影响，拉斯和薇莉亚感觉更糟，因为你们觉得事情都失去了控制。这就是一个恶性循环。"

他们点头。我看了一下钟，时间已近结束，我说，"今天我们得到此结束了。"

珍尼特喊着说，"不！不！"

但是埃里克第一次发出一个欣快的"耶！"字。

"耶？"我问道。

"这倒挺新鲜的。"薇莉亚说。

"你真的受够我了，是吗，埃里克？"我说。

埃里克哈哈地笑。

"我还想玩。"珍妮特说,但是她还是开始清理玩具,然后高兴地走了。

讨论

我们呈现这次会面,是为了说明从治疗师到伴侣、到他们的孩子、到整个家庭形成的一种连锁的影响。这次会面详细说明了治疗师缺席的效应和这些效应引发的波澜,除此之外,缺席也设定了一个来理解家庭中退行以及如何从中恢复的时段。

因为伴侣的困难经常围绕着性问题组织起来,所以在他们的性功能中他们常常确实感觉到了治疗师的缺失。显然,治疗师的缺失有更广泛的效应,但是,他们承认的方面还是性功能。薇利亚变得十分抑郁。这件事情再次把他的抑郁和移情中的丧失联系起来。拉斯一开始感到又迷惑又糊涂,他的性障碍就紧随其后,要忍受失去思考能力的痛苦。除生理上的原因导致他学习困难之外,他遭受性侵害的性历史和父亲留给他的受伤害的感觉使他觉得追求知识和试图从别人,特别是从男性身上获取帮助是一种危险的事情。所以男性家庭治疗师和薇莉亚的男性个体治疗师的缺席使他置身于自己平常的状态,即无法将事情联系起来。在智力上或性能力上,他都不是那种强有力的。

当这对夫妻面对丧失产生困难之后,孩子也不能逃脱它的影响。对于家庭治疗师的缺席,他们有自己的感受,因为他们三个人在治疗中都很投入。然而,在治疗的这一阶段,他们因明显的额外的混乱而受到困扰,那样的话会给这个家庭带来更多苦恼。在治疗之前,薇莉亚一遇到拉斯向她索要性的时候,怒火就像孩子们发泄,父母的性困扰由此弥漫到整个家庭中。现在,基本上不会再发生了。但是当他们妈妈的抑郁和有关性障碍的谈话出现在这次治疗期间时,孩子们在他们的游戏中表现出了这些主题,部分表现在退行性的吵架和争执中,部分表现在游戏的主题之中。一年前开始治疗时,一般是亚历克斯表现得很具破坏性,导火索是生理上的注意力缺陷。现在是埃里克,不是亚历克斯变得很具破坏性。但是随着治疗效果的日渐稳定，游戏变得更具组织性，更能表达贪婪、绝望的客体，这一饥饿的客体将父母赶入抑郁的深渊，带来婚姻的压力和给性生活带来阻碍，现在在移情中得到修正。这是早先经常侵入到孩子们中的相同主题，并在孩子们身上放大了，之后又传回给父母，最后殃及整个家庭。

在这个个案中，所有三个孩子都加入到带指向性的、移情性的游戏中，表达并详细阐述治疗在追踪解释的主题。他们聚焦在愤怒、贪婪和对治疗师的需要上。按治疗师手上的玩偶的鼻子，这表达了很多意思，其中只有一部分以语言表达出来。最明显的是对治疗师的愤怒，治疗师离开他们，变成了怪物，是分离的父母形象。但是他们还是如饥似渴地需要它，治疗师手中的玩偶的鼻子是乳房，是阴茎，是得到滋润的所在，他们以撕咬鼻子的方式表达内心的需要，在表达愤怒的同时，也让其他感情和需要得到表现。

当孩子们投身于游戏之中时，拉斯和薇莉亚也如释重负地以幽默的方式表达愤怒和需要。薇莉亚很直接，而拉斯用催促太太的方式代替了，就像平常的做法一样。

这整个治疗模式以夫妻详细阐述问题开始。问题的实质被孩子无意识地理解并分享了。但是一开始，治疗师没能理解这些说明。当夫妻俩探索他们的难题时，孩子们的游戏和潜意识地理解变得越来越有逻辑性。最后治疗的高潮出现了，从移情中获得父母之爱、支持和供应的资源被中断之后，孩子们一针见血地表达出潜藏的重要主题是需要和愤怒。

当这些发生之后，游戏和谈话戏剧性地加入到问题的表达和分享中来，就像移情中明确表达的一样。这个家庭因为治疗师的缺席而感到被剥夺，再次体验到亲子关系中的被伤害和忽视，这种体会植根于他们的客体关系历史和性障碍中。之后，他们将这种彼此共享的主题以游戏和互相讨论的方式带回治疗中，特别体现在对治疗师的移情中。治疗师也同样体会到被这一主题牵引，在治疗中吸收了投射性认同。他有负罪感，需要因为自己的缺席而巴结这个家庭，在治疗过程中对表达出来的意思感到困惑，对于他们的退行感到郁闷。他清楚，但只是短暂地意识到他们的愤怒是针对他，而不是说这个家庭存在确实的危险。在澄清了这种移情之后,治疗师很高兴,也很庆幸,移情使他与这个家庭在一起这么久的工作得到了更多的解释和说明。

这次治疗的结果标志着这个家庭的恢复能力提高了,他们彼此间的关系紧密了,他们互相提供连续性的、围绕一个中心的支持的能力提高了。这次治疗比其他许多次治疗更具戏剧性,但是为这个家庭培养出这些能力绝不是一朝一夕之功,两年来对这个家庭的治疗工作既投入又很苦,退行和重建的过程表明了治疗工作的成果,这个家庭很快将进入治疗的结束阶段。

本次咨询在成人的对话中展开,谈到他们的退行问题,退行在他们性生活中、在对治疗师的移情中、在孩子们的游戏中都有体现,本次咨询使夫妻性障碍之下潜藏的问题得到表达,帮助了家庭成员和治疗师理解这一问题,也将孩子们内化客体关系的方式呈现出来。

在治疗之前,孩子们只会通过内摄性认同吸收,在整个过程中,以无意识的方式努力平复父母之间的冲突。但是在这次治疗中,他们的游戏展现出整个家庭范围内的支持能力的提升。现在是孩子们清楚地表明并探索夫妻性退行之下的对客体的渴望,他们邀请父母和他们一起在移情中表达出来,用已修改过的、更成熟的方式将内摄性认同返还给父母。正因为此,这次治疗对夫妻性治疗起了催化作用,性治疗马上接近成功的尾声。孩子们这样做,有效帮助了父母在接下来的几年中为其提供更好的家庭支持环境。

第四部分

特殊主题

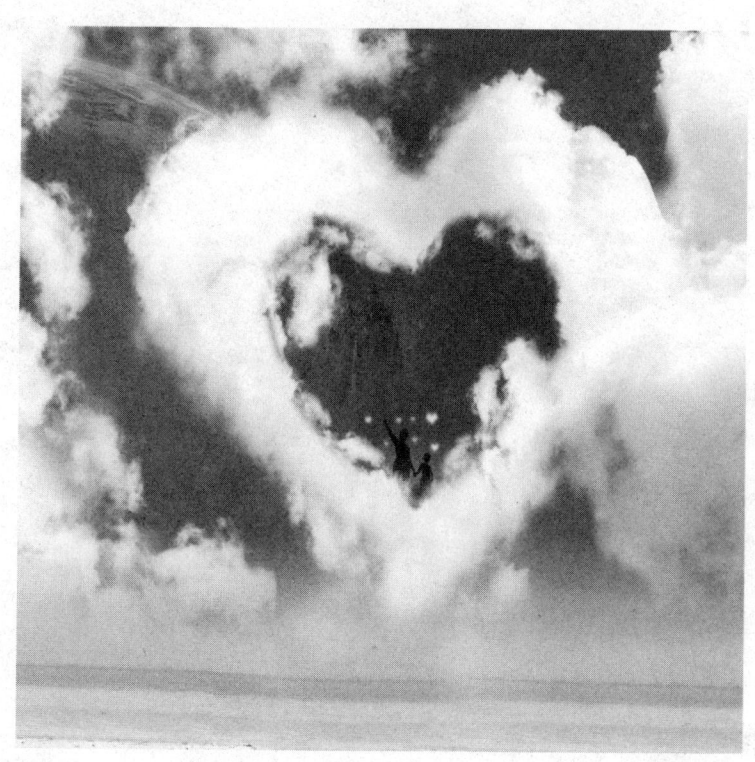

古典四書

四書集注

第十二章
婚外恋问题治疗

婚外恋一般作为症状引出婚姻治疗或出现在婚姻治疗中。因夫妻不和，多年来婚姻一直处于不愠不火的状态，而发现不忠的行为通常会将这种不满意明朗化，从而引发治疗。在整个评估过程中，经常会有一方或双方承认有不忠行为。

在评估中，询问夫妻一方或双方现在或以前是否有婚外恋，这一问题很重要。当然，什么时候问、如何问经常决定了治疗师会得到什么样的答案。比如说，当夫妻两人在场时，或单独会见其中一位时，我们得到的回答可能是不一样的。婚外恋很普遍，可能一半以上的婚姻发生过婚外恋，配偶在第一次伴侣治疗评估会谈时，就向另一方承认的情况不是很普遍。但是提这个问题可能会带来以后的袒露。如果配偶已经知道出轨的事，夫妻俩经常会在一起咨询时尽他们所能讨论这一问题，但是可能会等我们先提出问题。

所以在最初，两个人一起参加的会谈中询问他们任何一方有无婚外恋情况，是很有益处的，对这个问题的非语言反馈信息特别有价值。经常会出现这样的情况，比如说，其中一位配偶，假设是丈夫，他会很轻易地回答："不！我没有，我太太也没有。"与此同时，太太很焦虑地看着丈夫或是脚不断点地，像自鸣钟报时一样，"不！我也没有。"从这样的表述和非语言线索中，我们不能断定，太太有外遇，也不能断定丈夫没有外遇。但是我们可以在瞬间一瞥中评估这个问题在夫妻之间引起的焦虑程度。事实可能是太太以前有外遇，或者现在有外遇，或者虽然没有，但是因为常这样想而觉得受伤害，或者也可能她踮脚是表示一种防卫态度，她在等着看丈夫会说什么。

在夫妻关系评估中存在的主要争议是：治疗师是不是应该分别会见配偶。这基本上是一个治疗设置的问题。两人一起咨询和单独咨询配偶说法不一的情况并不仅限于不忠这个话题。给配偶个人一个私人空间，让他们详细阐述自己的难题，比如说看起来有威胁性的很私密性的幻想，对于婚姻的困惑或者对对方身为父母不称职的品质所给予的质疑。但是在婚姻治疗中，婚外情的秘密是个体会谈中最重要的自我暴露。如果夫妻俩总是在一起咨询，单独会见的机会受阻的话，两个人都不会有足够多的安全感来告诉治疗师自己的事。

联合咨询的利弊分析

一直与夫妻俩一起会谈，而且只跟他们进行联合咨询的弊端是听不到个人了解到的但不能说出来的事情。治疗师们在这种情形之中无法知道他们可能了解到的所有事情，然而益处是处于此种情境中，治疗师无需因为知道了一些他们不能说的事情而产生心理负担。这是一种自由。比如说，当治疗师从来没有单独会见过配偶的任何一方，但是在夫妻互动的过程中发现了可疑之处时，治疗师可以很自由地说出来，甚至可以推断这样一个感觉使他们猜测存在外遇这样的秘密。治疗师未告知时，他们可以猜，没有出卖秘密的嫌疑。

分别会谈的利弊分析

私下里分别面见配偶一方的益处使治疗师可以得到更多信息，比较容易得到问题的真实答案。所谓问题都是关于秘密的，不仅是外遇的秘密，还有私密的性幻想、隐藏的情感和令人痛苦的观点。治疗师以这种方式工作可以更开放地理解求助的夫妻，所处处境可以与不忠诚的一方配偶讨论婚外情的意义和对婚姻关系的影响。

知道一些另一方配偶不知道的秘密的弊端是，治疗师不再有推测的自由，在对他们的性幻想做反馈时也会有阻碍。有秘密的配偶会要求治疗师保持沉默，而治疗师将被反移情束缚。经常，一方会给治疗师一种亲密的感觉，跟治疗师说对另一方保守秘密，这虽然也可以作为反移情进行分析，但治疗师还是不能完全自由地谈论。这种设置的解决方法之一是，与有秘密的一方配偶个别咨询一段时间，使之明白外遇本身以及恪守外遇秘密两者在客体关系支持性上的影响。当这一工作进展顺利时，有秘密的配偶一方会怀着重建婚姻关系的期望，准备好告诉对方外遇这件事，这样，使婚姻关系中的不平衡状态重新得到纠正，拥有秘密经常会带来这种不平衡。这种做法可能会产生危机，但这是在治疗内"计划好的危机"，一种以达到治疗效果为目的的危机。

如果求助者不肯合作，治疗可能会受阻，配偶一方有了一个很好的理由，变得暴躁或迅速脱离婚姻关系。治疗师可能会想采取这样一个立场，当信息的不对等已经妨碍了他们投入治疗的能力时，他们可能不得不说出来。在不泄露秘密的情况下，这是完全可能做到的。如果确实走进死胡同，治疗师可能觉得因为存在秘密，必须推荐个体治疗或者自己从一个进行中的治疗协议中退出，因为治疗没有进步，或感觉治疗不再有成效，这样做是可能的。

无论会不会出现是否说出秘密的两难境地，治疗师都没有特权泄密。

在这样的个案中，治疗师也许可以让求助者明白伴侣治疗现在面临僵局，或者也许可以说僵局的出现是因为个人原因，而伴侣之间不愿意分享。或者是直接给夫妻施压，让他们说出不想让对方知道的事情。采取这样的立场只能出现在事先就已经知道有秘密存在，比如说，双方都有这样的秘密，两个人都同意无需说出来。如果不是这种情况，治疗师还可以说，夫妻之间缺少坦诚相见的态度，而这是治疗走进死胡同的根本原因。这样的声明可以避免未被授权而说出秘密的道德困境，治疗师也没有推卸责任。

只和夫妻一起见面或者结合个别的评估会谈，是同样可以接受的。在我们的实践中，我们采取这两种方法。在性治疗评估夫妻关系时，与配偶一方单独见面对性生活的历史做一个全面的了解是很重要的，这也是我们的标准程序。我们这样做是因为性治疗本身容易导致额外的危机，如果对投入治疗至关重要的一方面没有发掘出来，治疗会很不顺利。一旦婚姻或性治疗开始之后，我们就只和夫妻俩一起工作，除非夫妻俩因为特别的理由计划一次个别会谈。如果配偶一方出差或病了，我们不会见另一方。总而言之，两种治疗设置都有利有弊，经过深入理解后运用到治疗实践，才是有效果的。

婚外恋的原因和影响

在一些婚姻中，婚外情是夫妻双方认可的，他们以此挑战传统。在另一些婚姻中，婚外恋被视为合乎同辈人的文化，甚至是被推崇。作为婚姻治疗师，我们没有看到存在婚外恋的婚姻是成功的，因此我们很难说婚姻生活中婚外恋的价值所在。

在我们所有的临床个案中，婚外恋是问题婚姻的一个症状表现，双方关系支持性不够，不能围绕一个中心，才会产生婚外恋，以此方式理解婚外恋是有用的。这样理解避免了讨论婚外恋从文化上讲是不是很普遍。夫妻俩来找我们，是因为，以他们自己的想法来定义，他们处在困境中。在这种设置中，他们和我们需要集合我们能找到的所有力量来理解他们。我们将婚外情看做是从夫妻关系界限中分裂和游离出来的代表性主题，理解婚外情发生的原因是重建婚姻关系的第一步。

如果夫妻之间的关系基本上是安全和有爱的，只是某些事出了状况，或者说如果夫妻长期发生争战，互相不信任，婚外情只是在一系列的痛苦中再加一笔，这两种情况是截然不同的，这一点迪克斯（Dicks, 1967）在上一个年代就已经注意到了。婚姻的潜在质量是评估的主要内容，这将决定婚外恋是成为注入爱情的有益尝试，还是在原来的基础上雪上加霜。

婚外恋的原因

很难将婚外恋进行分类，人类对三角关系的研究也十分复杂。很多人有婚外恋，婚外恋的原因也有很多。但是我们可以从理性上的因果关系到个体的个性差别方面，大致列举以下一些不同的心理动因（见表12-1）。

表 12-1　婚外恋产生的可能原因

1. 婚姻契约中许可婚外性行为。
2. 文化期待中认为婚外性行为是婚姻契约的一部分或是可以被接受的。
3. 婚姻内的紧张削弱了夫妻保持亲密关系的能力，使一方或双方难守防线，或是主动在其他地方寻找其他出口。
4. 基于个人的个性特征和心理原因之上的不忠诚。

婚姻契约的条件

在婚姻中有些设置可能使一方或双方觉得性关系和情感关系只可能在婚姻之外得到。一位男士就是选择了这样的安排，他的太太因为严重的脑部伤害住院数年，照他的逻辑，他不能通过离婚抛弃她，但是他们之间又没有婚姻生活。对他而言，婚外情使他在不放弃性与感情生活的前提下，遵守照顾太太的承诺。他的行为是可以被理解的，按照他的价值观，甚至可以说是崇高的，但是他很少想到他情人们的需要。

还有其他情况，当配偶觉得受宗教信仰约束不能离婚，或因为孩子必须留住婚姻，但是彼此又没有感情或性兴趣，夫妻俩会选择通过婚外性行为满足自己的性需要和关系需要。如果这种安排是令人满意的，我们就不会在临床上看到他们，尽管我们常常会面询孩子，他们在无爱的婚姻中承受着家庭生活的紧张和压力。然而，我们确实看到不管存在多么大的矛盾心理，有些夫妻还是尝试着一起保持这样的状态，这种情势被转移为敌我双方两大阵营。

婚外性关系的文化或哲学思考

在某些文化支流中，已婚配偶是允许有自由恋爱的。然而随着艾滋病（自动免疫系统缺陷综合征，一种通过性传播HIV病毒致人死命的疾病）的到来，这种观点已不那么普及了。支持者们仍然认为自由恋爱是有趣的、促人成长的，并且不会导致什么麻烦。我们在临床上的确见过这样的夫妻。他们在某种程度上对婚外情持支持态度，或是对婚外恋睁一只眼闭一只眼，他们之间没有冲突，我们就不会担当什么角色。然而，在我们的文化中，这种生活隐藏着危机，我们相信，这些婚姻中大部分都是失败的。这种开放式婚姻常常在其中一方遇到一位关系更投入的人时告终。所以，我们的印象是，这些印象无可否认是建立在这些失败之上的，在这种关系后面的理论只是一种合理化的借口，因为持续维持这样的婚姻是很困难的，一段开放性婚姻常常只是通向公开表示对婚姻不满这条道路上的一个站点。

迈克和丽塔已年满50岁，生活一直循规蹈矩，彼此感觉都很忠诚，在抚养儿女的过程中多多少少有些幸福。但是当孩子们离开之后，他们感觉性生活非常无聊。丽塔先提出来说，两个人可以试一试开放式的婚姻。她很享受婚外性关系，并且发现这让她比较能容忍自己的婚姻状态。在这种情形下，迈克觉得不合适，自己很胆怯，"我不是一个好情人。"他说，"所以我感觉自己不会做得好的。"然而迈克却遇到一位女子，并开始坠入爱河。这对夫妻前来求助，他们30年的婚姻将毁于一旦，面对这一威胁，丽塔抓狂了。

事情是这样的，丽塔缺少性高潮，用婚外情中燃起的性唤起代替性交中的挫败感。她也用这种设置来处理长久以来对迈克的憎恨。迈克一开始听到太太的建议就受伤了，虽然他也没有坚持。但是当他遇到一位更年轻、让他自我感觉更好的女人时，他如释重负。

他们俩的婚姻处于长期的紧张状态，只是到现在才开始被审视。丽塔渴望父母的关爱和赞同，同时又觉得被缠人的母亲控制。她的父亲有许多婚外情，还在其母亲面前炫耀。一天夜里，她母亲打发丽塔去求父亲不要出去，但是父亲拒绝了，大踏步地离开她们。对于母亲要她去扮演的角色和父亲的拒绝，丽塔觉得十分羞辱。她选择迈克是看重迈克可靠，不存在被他背叛的威胁，但是因为对父亲的认同，她感到不安分。她提出开放式婚姻的建议是尝试找到认同她那位轻浮的父亲的感觉，也是在父亲的轻浮与迈克的可靠安全之间玩平衡。

迈克觉得被父亲压倒、被忽视,父亲喜欢他的哥哥。他转向母亲,以希望母亲支撑他那脆弱的自尊心。当丽塔提出开放式婚姻的建议时,他很焦虑,部分原因是这不是他喜欢的,另一部分原因是这威胁到他对她的移情性的依赖。所以最后,当他遇到一位女子,并公开表达对他的爱慕时,他潜意识里感觉到这是建立依赖性关系的又一个机会,他感觉好极了。

此时他们寻求治疗,迈克不确定,他是否会选择放弃这段新感情,回到丽塔身边。他同意进行一段时间的关系和性治疗。最后迈克真的重回婚姻中。这次,他们两个都认定他们的婚姻是排外的。

婚姻关系紧张

作为婚姻治疗师,我们在临床上见到的大部分个案是第三类婚外恋。婚姻困境很少是因为个人精神上的因素造成的,有许多不同因素导致关系紧张——家庭发展中的危机、性障碍和由此引起的挫败感、长期的愤怒,以及丧失。婚姻压力有无穷的变数,从发展性的到经济性的,从不同价值观或信仰到长期分居或类似牛郎织女似的婚姻,太多孩子、双方太多亲戚,等等。这些主题的分类列举出来之后(strean,1979;moultrup,1990),压力似乎是最可能导致婚姻困难的因素。然而,夫妻之间潜意识的客体关系层面上相互适应不良才是真正的压力源。适应程度的好坏决定了长期婚姻关系品质(dicks,1976)。在许多婚姻关系紧张的案例中,以下这个个案可以给我们一些关于婚外恋产生原因的启示。

勒纳和克丽斯特结婚20年,养了两个孩子。他们婚姻生活的早期,有几段时间分开过,但是后来又复合了。因为丈夫服兵役,分居过几个月,此外还搬过家,两个人的关系经历了这些后还是存续了下来。克丽斯特认为丈夫需要婚外情,也容忍这种无法避免的事情。当丈夫在家时,他们相处得不错,对于丈夫是否忠诚,对婚姻是否投入，太太并不担心。但是，当太太检查出患有乳癌之后，丈夫很情绪化地逃走了。一天，太太被送进急诊室，丈夫被人发现与一位两天前在酒吧里认识的女人同床共枕。

在这个个案中，夫妻俩以地理上的分隔和见不到对方为理由，为婚外情辩护，因为容忍了婚外情也重归于好，现在危机的出现，婚姻面临更大的压力。很快情况就很明显了，勒纳不能面对由他所依赖的乳房带来的冲突。因为他对克丽斯特的依赖性认同，他也感到极度焦虑，寻找一种阳具崇拜的表达方式来处理自己的生活，并用与他那种反恐惧的防御方式相适应的途径寻求独立，这种防御方式在危险的军事任务中保护了他。尽管克丽斯特感觉受到背叛，夫妻俩还是能够用治疗来达成调解，他们彼此说出因分离产生的痛苦，这种反应使他们因理解婚外情的含义，而得到快速成长。

另外一个个案出自成年发展压力，丈夫是唯一可观察到的原因。

威尔和珊蒂来见我（戴维），因为威尔抱怨说珊蒂在性生活不能令他满意。威尔37岁，珊蒂35岁，他们大学时就结婚了。他们看起来婚姻关系不错，彼此相爱，享受家庭生活，有两个不到10岁的儿子。珊蒂喜欢做家务，威尔有好的事业。除了丈夫对性不满意之外，看上去没有什么问题。性生活虽然是例行公事，但是肯定对太太而言还是亲密的、令人满意的。太太享受性爱，但是缺少丈夫寻找的那种冒险品质。他想尝试一些新的花样，比如说口交、新的体位，希望享受更多种类的性生活。太太觉得这些花样不适合她。虽然问题已经很清楚，但是我还是对形势的理解感到不满意，心中存着疑问，而这种疑问经常预示着实质性困难后面存在着没有说出来的重要事情。

当我单独会见威尔时，他不承认有婚外情。最重要的讨论是关于他职业生涯上的障碍。他是一位级别比较高的官员,感觉因为没有去过法学院,在职业发展上不能走得更远了。儿子将步入青春期,他觉得自己的人生基本上要结束了。他现在对改变性生活的坚持给我一个感觉,他在尝试解决中年危机中的自信心问题。

但这不是故事的全部。珊蒂不久打电话给我说,她听到威尔给办公室一位女同事打电话。这个电话暗示她,他们之间有婚外情。当她质问威尔时,他承认自己因激情被这个女人抓住,婚外恋比婚姻更令人兴奋,让他有一种从孩子、抵押贷款、无休止的工作中解放出来的感觉。珊蒂逼他在婚姻和那个女人之间选择,威尔选择放弃那个妇人,与此同时,珊蒂在性生活上能积极主动一些了。

威尔能够将自己的危机联系到在父母身边时的成长经历。他父母的婚姻波澜不惊,但充满痛苦,他害怕被家庭对他的要求套牢。他很恨母亲,指责她妨碍父亲的事业发展。珊蒂感觉被自己的父母抚养成人很幸福,她父母的婚姻看起来调节得不错。他们那种否定的方式使她看不到困境正在慢慢形成。她承认自己像父母那样不知道自己和威尔之间的问题。在仅有的6次简短咨询后,婚外情和中年危机问题(婚外情是中年危机的一部分)都得到了巨大改善,夫妻关系得到巩固。这样简短的治疗过程只在我们处理发展性和情境性危机时出现。

个人心理问题对婚姻造成的影响

第四大归类是个人问题对婚姻造成的影响。有些婚姻从一开始就有婚外恋,因为其中一方害怕委身于婚姻之中,他们最主要的情感联系分割给了许多人,这样就没有一个人能强烈地要求他。性格上的病态使一些人无法在一个长期的伴侣身上保持性兴趣。他们在潜意识中唤起分裂的客体,只能对不合适的女人感兴趣。当这种情况被识别出来后,通常会在伴侣治疗之外另加个体治疗。然而,事实是,由于害怕委身而不断变换性伴侣的情况同样意味着,患者委身于治疗的能力也一样微薄。

男同性恋者或女同性恋的婚外情结果是个特例。有些同性恋的婚外情出现在决定公开认同同性恋倾向之前，但是更多的婚姻危机是发生在性身份的转变上。很多有同性婚外情的配偶并不会像那些有异性婚外情的人一样，为自己同性婚外恋感到不安。男同性婚外恋现在也因为有更大可能染上艾滋病而承受额外的压力。因为这一类婚外恋不但存在失去婚姻的危险，还面临可能被染上慢性疾病、丈夫去世、太太被传染的威胁，所以令人不安。我们会列举一些案例，比较对同性与异性婚外恋的容忍度，或者内部达成一致的可能性上的不同，并探讨同性关系中配偶内部客体关系这一问题。在十三章我们会讨论在异性恋婚姻中的同性性行为这一重要主题。

婚外情的影响

不管是什么原因造成的，婚外情的次级影响是暗中全面破坏现有的婚姻，以此催化一种全新方式，以便建立一个更好的婚姻，这种尝试取得重大胜利并不少见。婚外情是婚姻的一个症状，它被发现或自我暴露常常蕴含着危机，可能是一种危险，也可能是一个机会。一种危险是将好的和坏的割裂开来，出轨的一方承担着所有坏感觉，而被欺骗的一方承担着好感觉。另一个危险是长期保守外遇的秘密，常常使另一方感到迷惑，就像下面这个例子一样。

马特和丽拉已结婚十年。婚后不久生了三个孩子。丽拉放弃了大学学业，和孩子们呆在家里。马特表现很优异，之后被选送进法学院。这对夫妻来见我（吉尔），要求咨询，因为他们发生争执，马特经常晚上在外面学习到很晚，丽拉很郁闷。

在伴侣治疗中，马特责怪丽拉太黏人，要他付出太多时间，他在家务活上挑丽拉的错，不断地贬低她。面对丈夫的指责，丽拉拼命地讨好他，主动提出和解，但是丈夫固执地要求太太必须停止发火，停止对他的有所要求。我发现他一点也不合作，并且总是很生气。

他对治疗不屑一顾，就像轻视丽拉一样。马特的强硬态度和对丽拉无法深究的恨恶让我怀疑他另外有人，他认为那个人比丽拉好得多，对于这一点他坚决予以否认。

因为丈夫拒绝承担任何责任，我很怀疑继续治疗有没有用。当我这样想时，丽拉出现在我办公室，说她的一个朋友告诉她说，马特与一位同学有婚外情。她几乎要垮了，但是也长出了一口气，马特对她的伤害行为最终得到了解释。这个秘密，以及马特用婚外情美化另一个女人，进而贬低她的行为产生的影响是让她发疯，她发现丈夫在撒谎使她开始重拾自尊。她离开了这段婚姻，并通过个别辅导开始埋葬这段历史，重建自己的人生。

杰克西和犹兰德之间展现了一对老年配偶间长期的背叛和伤害。太太的性无趣和主要的无高潮状态被治愈之后六年，丈夫又有了阳痿。他们是四海为家的人，但是一对相互责骂特别厉害的夫妻，他们告诉我（戴维），他们看过世界上最有名的治疗师，现在他们希望为新难题得到帮助。这个难题看起来与杰克西勃起困难中的兴奋因素和老年生活中的抑郁情绪有关，杰克西是一位世界级的建筑大师，事业十分成功。但是有很多次，年轻的同事取代了他。他觉得他渴望已久的儿子反复地拒绝他。这些插曲唤回他与自己的父亲很疏远的感觉。最近，因为公司缺少年轻的同事，迫使他决定要出售公司。从此之后，他越来越郁闷了。

当我单独与他会面时，他告诉我，他一生充满了婚外情。对妻子，他十分挑剔，总是很生气、很压抑，婚外性行为使他还能容忍。其中一次婚外情是与妻子的姐姐。当我们讨论在他晚年生活中保持完整感的困难时，他决定告诉他太太这些情况，努力寻求一种更诚实的关系，他感觉可能会与太太亲密许多。我没有催促他，他还是告诉了太太，只是没有说他与她姐姐之间的关系。

结果出乎意料，但是没有特别的帮助。当他在治疗时告诉太太自己婚外情的模式时，太太看起来很惊奇，"我早已经知道所有这些了！你在担心这些事吗？"她说，然后列出了一个长长的名单，显然，这些名字都是对的。然而，太太认为丈夫承认这些事是另一条证据，证明他心里只有自己，用承认婚外情作为终止她继续参与治疗的理由。她说她已经受够了。她不打算再加入到挖掘以前的痛苦这种工作中来，不管是这种事，还是她自己痛苦的成长经历。这对夫妻离开了治疗，恢复了他们以前的调节方式。当然，这对夫妻也没有从暴露最隐私的婚外情——丈夫与太太的姐姐之间的关系中得到益处。这件事也许能刺透犹兰德的防卫，她习惯于将痛苦与自己隔离开。

一些婚姻即使不存在婚外情，也可能处于不断的冲突中，此时婚外情可以起到耗尽婚姻中紧张气氛的作用。但是婚外情通常会在客体关系中保留一个裂痕，这会使婚姻关系大伤元气。杰克西和犹兰德的个案说明保守秘密的一般恶果，两个人的秘密使好的客体与坏的客体处于旷日持久的分裂状态。

有秘密的生活

婚外情的影响还有一方面是来自于秘密本身的潜意识里的意义。格罗斯（Gross, 1951）从不同的心理社会发展水平上分析了秘密的潜意识方面的意义。他写道，比如在肛欲水平上衍生出的秘密，表达的是拥有控制感的需要，在或保守秘密或告诉客体秘密的两难处境中，向客体隐瞒实情。在阳具崇拜的自恋中，秘密被用来表现，最后在俄狄浦斯阶段，秘密被用做是发展友谊、保持信任、发展亲密感的手段。格罗斯认为在俄狄浦斯阶段，婴儿式的神经症可能将秘密的性质定为："孩子可能把成人的生殖器定义为秘密，通过这一方式，将秘密内化为他（她）俄狄浦斯愿望的替代品，并将其整合到他（她）的自我当中。"（P44）

格罗斯的洞见可以延伸到通过秘密表达关系这一方面，这种表达是无意识的。当孩子们在为接受和分离讨价还价时，他们对拒绝说出某事，以此来保持独立，之后又急急忙忙把秘密全说出来，以提高亲密程度。

在与配偶保持距离、与配偶隔离上，保守婚外情这一秘密可能比性关系本身的意义更为重大。秘密可能表达的是肛欲期的控制，一种自恋性的自义，对合为一体的防卫，或者是在配偶身上取得的一个俄狄浦斯的胜利。根据不同发展阶段，以儿童式的语气说秘密，可以这样表达："你抓不到我。""你拿我没招儿。"或"你打不到我。"也可能这样说，"我会让你看到的。""我会赢。"或者"我有你否认的东西。"所有这些说明，不能因为婚外情引进了一个三角关系，就自动地将它们定义为俄狄浦斯现象。潜意识对秘密的婚外情想法会有很多种，"我可以有别的父母，你只要知道就会否定我。"这种想法只是当中可能会有的一种。

从客体关系角度上看，有关婚外情或其他事情（比如说钱或性幻想）的秘密是一种与客体建立关系的方式，根据相关的发展阶段，建立关系的方式各有不同。秘密可以是使自己与客体保持距离一种方式，用来控制客体，或者讲出来增进亲密感。秘密，特别是关于婚外情的秘密，在婚姻关系中容易导致客体分离。保持一个秘密的理想化的情妇形象会将妻子隔离在外，让妻子愤怒不已，不仅是因为她被欺骗，更经常的是因为她被蒙在鼓里，无形中被贬低。

因为秘密具有分离与和好的作用，所以如果可能，应该请夫妻俩讨论构成婚外情中核心秘密的主要因素，这一点很重要。有些时候，这一因素是第三方的特性。基于保护另一个男人或女人的考虑而产生的犹豫是一种合理化的理由，代表的是一种未完的诋毁，与希望重建婚姻关系的声明是背道而驰的。哪怕是有关婚外情的一个隐密的性幻想都会给实际发生的恋情带来情感的分量。

秘密比婚外情更重要

弗朗茜丝，42岁，说她不介意告诉她的丈夫多弗，她最近在艺术课上认识了一位男士，并发生了婚外情。但是她不想告诉丈夫在整个婚姻过程中，她一直对她的一位高中老师怀着满腔热情。这位高中老师年纪很大，现在已经六十多岁了。他们之间从没有发生过性接触，但是她一直幻想着他是多么完美的男人，比起她这位笨拙的丈夫，他会让她幸福得多。

在考察分裂的客体关系后，很快事情搞清楚了，目前婚姻中的困境在实际发生的婚外情中表现出来了，在她眼中丈夫是被抹黑了的，而那位高中老师却被理想化，被置于神龛之上，在将两者对比的过程中卷入了投射性认同，裂痕更加加剧了。这个秘密比婚外情本身影响更为深刻，它被用来培育幻想中的兴奋性客体，而这一客体在她的婚姻关系中受到排斥。在这一个案中，在许多个案中，说出秘密为找回投射性认同提供了一个机会，结束了从婚姻界限之外引入理想的兴奋性事物的状况。只有那时，她才会开始评估这段婚姻给予了她多少，以及从现实的角度看，应该期待些什么。

秘密的另一头是配偶，他们被蒙在鼓里，并且也"不想知道什么"。不知道那些可怕的秘密在无意识中会更安全，因为他们有一个无意识的假设，了解那些会是一个无法忍受的打击。无意识采用的方法使被欺骗的配偶忽略了那些婚外恋的线索，他们是出于防卫，但是这并不意味着这一方配偶无意识地"想让婚外情发生"。我们不应当责怪被欺骗的配偶，说他导致了婚外情的发生。在存在婚外情的个案中，治疗师既不能谴责被欺骗一方，也不能责备寻求婚外情的一方，以此来确立潜意识里的同盟关系，这一点是至关重要的。

可能不需要催促求助者说出秘密的情况

有些时候，秘密与前沿的婚姻问题联系不再紧密，说出这些秘密可能不重要。在有关婚外情临床设置研究的早期阶段，戴维·沙夫认为追究秘密的暴露是一个普遍策略（Scharff, 1978）。后来的临床经验动摇了这一论点的普遍性，虽然说出秘密具有建设性这一原则还是被保留下来了。下面这个关于一对老夫妻的个案是一个例子，秘密没有被说出来，但是结果还是不错的。这个例子提供了部分证据，证明在适当的情景中，不说出秘密，重建也是有可能的。

罗斯和吉纳，年过六十，为他们的性生活求助。因为吉纳最近出现持续性的阳痿。罗斯从来没有过性高潮。在他们45年的婚姻生活中，罗斯从来没有享受过性，她也从来没有指望过。20年前，她有过唯一的一次婚外情，那时她很享受与那位男士肉体上的亲密。她感谢他好几年，因为他给她这样一次经历，罗斯再没有指望过还会有那样的体验。罗斯觉得那个男人又温柔，又有魅力，而吉纳总是马马虎虎，只对自己的性释放感兴趣。

在这个个案中，婚外情看起来发生在遥远的过去。即使如此，很明显，肉体关系和情感上的柔情应该被整合在一起，而这对夫妻俩是在他们自身之外寻找温柔的可能性，罗斯的婚外情至今还保存得像木乃伊的圣物一样。治疗师没有坚持要求罗斯说出这个秘密，而是与罗斯一起唤醒她的希望，看看她在婚姻中有没有可能增加一些温情。在性治疗中，她能够学习如何变得更兴奋，如何将新学到的身体反馈整合到与吉纳的关系中。吉纳也能学习以更开放、更专注的态度对待太太的需要，这在他以前从没有发生过。在婚外情中表达的主题早已经转变为夫妻内部压抑的情况了，并没有在现在的婚外情中表现出来。因此这个个案没有要求将婚外情暴露出来，无需将婚外情中暴露出的主题运用到伴侣治疗中。

治疗和分裂客体的角色

我们的治疗目标是认识到无意识的合作模式，建立一种途径，处理婚外情与分裂的投射认同之间的关系，处理夫妻之间无法控制客体关系的压抑的痛苦。

分裂是这一过程的核心。婚外情不仅将客体分裂成好的和坏的，还把基本婚姻纽带中的肉体联系分裂开了。压抑地拒绝性内在客体的这方面被放置于配偶中间，而引诱性的兴奋性客体在别处寻找。比如，一位丈夫可能认为太太是值得信任的，是能相夫教子的，但是对他而言，性总是与危险的、引诱人的兴奋客体紧密联系在一起，那么他可能只能与一位声败名裂的女人，也许是一个妓女成功做爱。或者一位妻子可能选择一个能提供稳定支持的好人做丈夫，以缺少兴奋为代价，而这种兴奋不得不在夫妻关系之外被投射出来，只有这样才不会动摇丈夫那种可靠的滋养型的形象。然后，太太可能很爱丈夫，很珍视他，但是却害怕与他一起经历性兴奋。或者她可能将拒绝性、迫害性客体投射到自己的生殖器上面，以无意识的方式保护丈夫和自己，避免两人在性交中释放兴奋。

这样，在很大程度上，这些动力与其他那些性障碍没有什么区别。夫妻之间或个体中，不再分裂出来的品质，在别人身上显现出来，这标志着这对夫妻特别容易出现婚外情。这种分裂已经逾越了夫妻的界限，这分裂出去的客体关系在新的身体纽带中表现出来了。婚外情中新建立的配偶关系给已婚夫妻点亮了一盏灯：这种新的联系具有长久而投入的品质还是只是短暂的关系？婚外情中有很强烈的性兴奋，还是只有一点？或者这段婚外情中双方很少有性活动的兴趣？婚外情中显示出的分裂有无穷的意义。

必须要理解有关投射认同的问题。在婚外情开始之前，夫妻间彼此的投射性认同是怎样的？分裂到婚外情的新对象身上的是哪方面的内容？因为婚外情，在被诋毁或被欺骗的配偶身上承载了一些什么？这些议题与婚姻治疗中的其他主题没有什么差别，但是婚外情的存在经常让双方迅速进入危机状态。当这些问题被理解之后，压抑的坏客体的性质就变得越来越清楚，能被夫妻二人收回，在个体内被整合。

在伴侣治疗中处理婚外情的一个事例

一旦婚外情的事实被知晓，不管是因为在治疗时就被揭露，或被告知，或是因为治疗师为了推动成长中有计划的危机，催促求助者说出秘密，那些想重建婚姻生活的夫妻实际上总是面临同样的任务：在他们继续维持下去的关系中将分裂出来的主题重新整合起来。下面的这个个案在前面已被报告，讲的是性方面的问题，说出秘密的必要性，父母性障碍对孩子们造成的影响（Scharff，1982；Scharff & Scharff，1987）。这个个案让我们有机会做长期的追踪。

马克斯和金格儿，男37岁，女27岁。在一次婚外情中相遇，金格儿在马克斯的办公室里工作，除了马克斯的太太之外，几乎每个人都知道他们之间的事情。在这次婚外情中，金格儿很享受与马克斯身体上的亲近，但是对性并不在意，但是两人结婚后，她变得痛恨性交。在女儿出生后，金格儿不再假装享受性生活了，所以马克斯带她来做性治疗。在评估过程中，丈夫的问题浮出水面，在太太怀孕时，丈夫又开始有了婚外情，面临来自孩子的竞争，他害怕了。治疗师（戴维和一位女性合作治疗师）说他们不能被提供性治疗，除非他告诉太太他的婚外性行为，并且停止婚外情。他很恐慌，在将要进行分析性治疗时，打断男治疗师（戴维）说，他会说出所有事情，除了他与太太最要好的朋友之间的婚外情。这是回荡在这对夫妻婚姻生活中的反移情，后来又出现过很多次，这是第一次。治疗师感到被设圈套，并且被"粗暴地对待"，突然间觉得他知道太太过的是什么样的生活。马克斯感觉自己处在尴尬境地，以前没有尝试过说出来，他只是简单地拒绝知道太太的处境。在下一次咨询中，马克斯轻装上阵了。

金格儿在知道真相的重压下，摇摇欲坠。告知她之后，丈夫和治疗师努力解释婚外情发生的意义，以及婚外情与她逃避并且不喜欢性生活之间的联系。金格儿在思考。把秘密说出来的第一个影响是把两个人推到同一立场上。金格儿现在理解了发生了什么，很快，她说她意识到在未被告知之前自己已经知道了。长期以来，她一直避免去马克斯的办公室，她在性上拒绝他，在情感上又十分依赖他，以此方式，她将丈夫推入了婚外情。她再也无法容忍更多婚外情了，在治疗中，她很快付出努力，重建婚姻。

治疗师觉得他们是共同败坏婚姻的人。之前金格儿以怀疑的态度看待这些事情，马克斯让婚外情满足自己的欲望，两人之间没有被联结的感觉，并对此感到迷茫。从说出婚外情的那一刻开始，他们觉得自己心里踏实了。他们很清楚，婚姻不会从性治疗中受益，金格儿和马克斯选择了一位治疗师（戴维），开始婚姻治疗。

232

在伴侣治疗中，很快发现金格儿在她的家庭中是一个俄狄浦斯的胜利者。她认为她的父亲实际上从来没有爱过她的母亲，父亲诋毁母亲，但是喜欢并且赞赏金格儿。金格儿有了自己的女儿意味着，她开始将自己认同为母亲，之后，无意识地期待着被马克斯抛弃，被还在襁褓中的女儿抛弃。她以自己的性厌恶表达着这种恐惧，也促使同样事情的发生，金格儿现在也这样认为。

马克斯是最小的儿子，是四个姐姐后面唯一的儿子，父母对他充满期待。他的父亲有无数艳遇，总是让马克斯的母亲持续不断地感到愤怒。他的母亲对姐姐们也很无情、很挑剔，所以马克斯有一种被夸大的特殊感，但是他一直感到受威胁，怕母亲对其他人的愤怒最后转向他。结果，为了解决这个内在客体关系问题，他以无数的婚外情分裂客体，将金格儿和前任太太置于身外。后来发现他也有早泄现象，这是一种无意识拒绝女人或他的阴茎套牢自己的身心失调的症状。

在说出婚外情之后，很快这些无意识的拒绝就被界定出来了，但是治疗还是花了很长时间。马克斯和金格儿都有一段个体治疗的阶段，之后是更多的是夫妻一起参加的治疗。马克斯放弃了婚外情，但是在两年的个体治疗后，金格尔在性生活上还是没反应，她发现丈夫又在计划开始另一次婚外恋了。他说这是真的，如果她还是不能面对性生活的话，他打算要么两人继续生活下去，但他要去找婚外情，要么，如果太太愿意的话，就离婚吧。在新的冲击下，太太通过无性高潮女性小组的治疗，第一次变得有反应了，也体会到了高潮，之后马克斯和金格儿在性治疗的模式中处理早泄问题了，在他们的伴侣治疗中引进了性治疗。然而，金格儿坚持要马克斯更新他的个体治疗。他也这样做了，而且是心甘情愿。

这对夫妻的生活平静下来，持续了好几年。一天，治疗师（戴维）接到金格儿的电话，面询时，金格儿说，她现在有了婚外恋。她知道即使她提出咨询，治疗师也不会治疗他们，她也不要求咨询。一段时间之前，她已经下了决心，如果她能够重新规划自己的生活的话，与马克斯的婚姻不是她会选择的。这次婚外情突显了一个事实，那就是她和马克斯不属于彼此。她来是为了咨询如果离婚的话，如何安排两个孩子。

在这个过程中，马克斯也来看了治疗师。对于婚姻的失败，他很伤心，但是他告诉治疗师说不要为治疗效果感到失望。他觉得整个家庭都得到了极大的成长，现在生活质量完全不同。他非常感谢治疗师，他咨询了离婚后如何安排孩子的问题，然后继续走自己的路。

在这个个案中，婚外情的意义在夫妻生活中发生了根本性改变。一开始是表现为不成熟的个人和两个人共有的病理性问题，结果表现为双方共同的决定，至少两个人在某种程度上成长了。

外遇基础上的婚姻

哈维和安娜，我们在第八章详细地谈到过他们（一对看起来不可能在一起的配偶），他们俩就是一对在婚外恋基础上诞生的夫妻，这种情况有时候在第二次婚姻中还是很相配的。两个人以前都结过婚，各人都以自己的方式感觉婚姻像一座坟墓。安娜与那位成功的建筑师的婚姻很快就变成了互行方便的模式。她可以容忍前夫对家庭没有兴趣，因为这让她可以随自己的心愿经营这个家，养育孩子。她对情感的亲密也有渴望，她的处理方式是进行一系列偷偷摸摸的婚外恋，前夫既不好奇，也没注意到。当她遇到哈维，她发现他们之间的关系比以前她曾有过的外遇都更有激情、更有兴趣，但是同时她也发现这段感情以全新的方式扰动她。在婚外恋中，他经常出现的勃起困难困扰着她，但是这并不能阻止她决定与毫无生气的前夫离婚，投向哈维的怀抱。

对于哈维而言，他的前一次婚姻是压抑的，他那位毫无要求的前妻给他无尽的失望，处理这一问题的办法就是一桩接一桩的露水姻缘。这些婚外恋对他来说不是什么大不了的事，像婚姻一样，带给他的仍然是感情上的孤独。与安娜相遇让他返老还童，因为到53岁，他才开始面对那种能力消退的感觉。以前在婚外恋中，他也时不时地经历过阳痿，但是，这次吸引人的外遇抓住了他，他的勃起问题有了更多的麻烦，十分矛盾地陷入困境中。在短暂而秘密的幽会中，他们是相当靠得住的，但是当他和安娜现在决定长时间在一起时，当他和安娜出差参加学术会议时，他开始有更多的阴茎勃起问题。在他们结婚之后，这个问题更顽固了，这也是他们结婚18个月后来寻求帮助的主要原因。

在这个个案中，两个人以前的外遇现在可以看做是保持激情和委身，从各自安全而稳定但冷漠的婚姻中分离开。这种婚外恋对于维持他们稳定的但是没有感情、基本上也没有性生活的婚姻起着重要作用。哈维与安娜需要这样的婚姻有各自的理由。哈维害怕与女人亲近，原因是他母亲心灵贫乏，而又酗酒，她总是将自己的需要强加在儿子身上，这一点现在还折磨着他。安娜小时候被烧伤，多年愈合的过程中，她感到被父母忽略，虽然留下来的伤疤几乎看不见，她还是觉得自己不可爱，将丈夫的无兴趣看做是不可爱的证据，这一点是她所期待的。婚外情使她与渴望的兴奋性客体发展出了一种分裂性关系，不用冒险体验那种侵犯性的拒绝，这种感觉是她在烧伤之后从父母那儿得到的。

即使婚外情最终引向了成功的婚姻，但它的余波仍然包含着痛苦的成分。破碎家庭中的孩子所怀的怨恨常常提醒父母需要妥协。这些孩子因失去完整的家而面临着那么多不断出现的困难（Wallerstein & Blakeslee, 1989），他们面临的困难是再婚中不断的麻烦。再婚配偶还有经济拮据的压力，需要不停地跟犹疑不定的前配偶谈判。

但是更核心的问题是要将游离在原来婚姻之外的内在客体的各方面整合到后继者的身上。比如，为了让婚外恋发生，负罪感被远远地隔离在一边，现在，这种歉疚必须由婚姻本身吸纳进去。通常来讲，对压抑的坏客体的拒绝分裂性地投射在对前夫或前妻的贬损上，现在这种对坏客体的拒绝必须在新关系时得到处理。如果再婚为治愈和成长提供另一个更好的机会，婚外恋就不容易发生。正因为此，第二次婚姻比较少因为婚外恋而变得复杂，但是当然也不总是如此。

在哈维和安娜的例子中，交替出现的激烈的战争和激情与温柔跟他们第一次毫无生趣的婚姻形成鲜明的对比，这使他们在新处境中很难认清自己。在婚外情或求偶期，寻找另一个新人也是在寻找一个新的自我。哈维和安娜在新的关系中希望找到另一个完全不同的人，之后结婚了，他们各人也找到了一个完全不同的自我。现在他们对前配偶表示的轻蔑又回来了，力度之大，以致投射性认同像子弹一样发生了。安娜和哈维新发现的自我都是擅长搞阴谋的，都是令人恐怖的——也就是说，这些代表着他们部分自我是放大的不稳定的形象，这部分自我与他们那极度夸大的兴奋、拒绝性客体形象紧密相连。特别是安娜，这一段新关系中自己的新形象让她感觉被背叛了，以至于一遍遍坚决声称她永远也不能相信哈维。他们现在的婚姻让他们迷惘，这使我们可以理解他们之所以选择将自己成年后的早期生活浪费在稳定的但是令人失望的婚姻里的原因。在前段婚姻中，他们可以保持稳定的自我，将自己身上那部分兴奋的、充满渴望的自我分裂到不会威胁到他们的客体身上去。

在个体治疗中看到的婚外情

个体治疗中，治疗师看婚外情的角度是不同的，不会把主要重点放在对婚姻的意义上。这一点可能也意义重大，但治疗师的职责是帮助单个的求助者，对其婚姻和配偶不承担责任。当然，如果求助者明确表示有兴趣探讨婚姻问题，那么我们一直在思虑的问题将会很有意义，也会被引入到治疗中，加以讨论，并解释。求助者可能想在个体咨询中讨论这些问题，也可能接受伴侣治疗的推介，或者可能决定说讨论婚姻问题没有什么意思。

然而，一个个体咨询中的求助者经常是犹豫不决的。在以下的个案中，一位女士对其婚姻显示出强烈的兴趣，但是表现出的却是长期的甚至是越来越严重的对兴奋性客体的分裂。

丽格尔的丈夫尼克尔冷淡，毫无感情，但是稳定可靠。与丈夫之间的关系给丽克尔带来痛苦，为此她进行精神分析很多次了。她渴望一段亲密的、更有感情的关系。丈夫对他的工作、音乐和政治更感兴趣。她开始进行一系列的婚外恋行为，想让丈夫发现，这样也许能推动丈夫。那些男人们总是比尼克尔更有趣，更有热情，但是不如他可靠。分析师觉得她的抑郁来自于她难以就其不满意的地方与尼克尔对质，她如果这样做的话，丈夫还是会理解的，只是她觉得她几乎得不到反馈。

尼克尔不断地被太太的质询和越来越多的行程安排所搅扰，这些行程安排不过是隐藏她那些关系，丽格尔最后告诉丈夫自己的那些婚外情，并催促他也尝试去发展一段，好看看他是否愿意学习如何变得更性感、更有激情。她认为一段婚外情也许可以使尼克尔关注婚姻，但是她说她也理解，婚外情也可能终结婚姻。她愿意冒这个险。当丈夫为他通过音乐结识的第一位女士向丽格尔征求建议时，丽格尔失望了。丈夫与这位女士不是一开始就上床的。丽格尔觉得丈夫对待她的方式更像是妈妈，而不是太太。后来，丈夫真的开始了一段性关系。此时，分析师把他们转介到大学。尼克尔和丽格尔开始婚姻治疗，但是收效甚微。他们之间原本就存在的距离，以及在尼克尔身上体现的情感淡薄和丽格尔的非理性要求都无法改变。最后，丽格尔认为尼克尔永远也不可能改变到让她满意的程度，她决定退出了。

在这个个案中，双方的婚外情由太太首先发动。丽格尔已无法忍受她的婚姻生活，她越来越无助，婚外情就成了另一种选择，治疗师的这一意见被他们忽视，夫妻俩的生活在婚姻死亡之前变得越来越混乱了。丽格尔用婚外情使自己在很长时间内延迟丧失，但是她最后还是不能确信她的拖延是有用的。

另一个求助者，马蒂在婚姻失败后进入心理治疗室。早在高中时代，她就已经有了类似婚外情的经历，当男友不在镇上的时候，她就与男友的一位朋友来往。大学毕业后不久，她嫁给了现在的丈夫，她很害怕如果不这样的话，她就要全靠自己了。她丈夫比她大很多，让她想起自己那粗鲁但令人着迷的父亲。父亲和丈夫就像是一个豆荚里的两个豆子，相处得非常好。

马蒂太太的婚姻极不稳定，有时会有暴力威胁。她发现丈夫不像她在六个月旋风似的恋爱过程中认识得那样，他更像是她的暴躁父亲。她带着丈夫的祝福，在附近的城市找了一份工作，在那儿开始了一连串的婚外情。她总是与那些比她大、一般都结了婚、比她丈夫世故得多的男士交往。一天晚上，她丈夫喝醉酒拿着枪威胁她，就此婚姻破裂了。即使是在婚姻结束之后，她还是不能与年龄相近的适婚男士交往。这种自我挫败式的模式持续六年之后，她越来越孤独，最后，来寻求心理治疗。

密集的心理治疗一开始，马蒂太太就试图引诱分析师，说，"凡我对之有想法的人从没有拒绝过我。"当她失败后，她又开始另一系列婚外情，要么是跟已婚男士，要么是那些可能更适合，但年龄大许多的。她还冒充顾客在商店里偷些小物件，比如说一瓶酒之类的，明显是给男朋友拿的。在治疗中，解释使她理解到，这些偷来的东西既代表她母亲的阴道，又代表父亲的阴茎。因治疗师缺席而感到被抛弃，引发了她到商店去小偷小摸的行为。婚姻存续时的婚外恋、私通和现在的偷偷摸摸都是她早年丧失父母之爱以及嫉妒而产生的无意识反应，当她认识到这一点时，她表现出与之相称的抑郁。差不多两年时间，她停止了一切违法行为和所有性活动，之后她恢复约会了，约会的方式也更恰当，而且更有目标性。尝试交往3年后，她36岁时，遇到一位只比她大3岁的男士，并且结了婚，她与这位男士发展出了一段稳定的关系。

这位女士的婚外恋模式开始于青春期，在第一次婚姻中一直持续。最后在移情中重新上演，并在移情中理解了。只有在那时，她能够放弃，开始一段缓慢的征程，这条路通向稳固关系。这一切会发生是因为婚外情的模式在治疗早期移入移情中。当丧失的父母形象发展起来时，求助者对治疗师产生了强烈的移情，只有到此时，治疗产生的作用才能帮助她理解，最后形成一个持续终生的行为模式。

治疗处理原则

当婚外情是夫妻矛盾的重要组成部分时，我们开始时会有一系列的评估和治疗任务，正像表12-2中所总结的那样。

表12-2　处理婚外情

---

1 评估委身程度；
2 检查婚外情内所包含的分裂性客体和投射性认同；
3 揭示婚姻秘密，以便建立一个新基础；
4 建议停止婚外情；
5 重新整合婚外情中包含的分裂出的和投射出的含义，并予以解释；
6 在治疗中重述婚外情时，用移情和反移情理解婚外情的意义。

对委身程度的评估

治疗一开始,需要对夫妻两人的委身程度做评估。这一点能最好地预计治疗效果的潜力。尽管存在婚外情的压力,治疗中的配偶,如果彼此委身,还是会全力以赴,或者说至少他们希望能全力以赴,如果情况有所好转的话。一旦其中一方感觉不可能再委身于对方了,他们可能不会做得很好。

检查客体的分裂和投射性认同

婚外情的治疗开始于探索这一类事件和秘密的意义,这些意义从夫妻客体关系中来,并影响客体关系。

揭示

如果可能的话,完全暴露婚外情和婚姻中秘密能为修补夫妻关系理清头绪。有一句格言说,"沙土之上的房子站不住。"把所有这些伤害拉出来是一件痛苦的事,但是如果这样做不是为了伤害,而是为了治疗性的修补,为了重建地基,这样做几乎总是很有帮助的。

然而,如果一对夫妻到我们这里来,真正的期望是婚姻解体或离婚时,我们就不能催促他们说出秘密。如果夫妻俩打算分居,秘密可以当做隐私保留着。说出秘密对婚姻没有益处,在离婚的法律程序中可能累及个体。然而,这样的婚姻中的孩子可能因为知道即将离婚的家庭中到底发生了什么而受益,这一点是确实的,不只针对离异情况。

为了寻求治疗上的改变,说出秘密能够使夫妻俩,通常是第一次,站在平等的立场上。被贬低的太太,现在得到了同等信息和权利。她"可以"选择离婚,也可以选择自愿地留下来,太太潜意识有"不知道"的需要,但是现在无需成为这种需要的抵押品了。丈夫通过未说出的秘密掌握着某种权力,说出秘密后,也自愿放弃了这种权力。现在他们可能很好地站在同一立场上平等分享人的弱点,消除自我防御,为重建关系打下坚实基础。

无正在进行的婚外情

我们坚持认为治疗过程中应没有正在进行的婚外情。这种行为太贬低呆在家的配偶和治疗师了。一个还在继续的婚外情一定要在个体治疗中被处理，在评估和测评的最初阶段结束后，如果再保持婚外情就与伴侣治疗中重建婚姻的努力背道而驰了，这一努力是以诚信为基础的。容忍这种不安定因素意味着串通，我们相信与其这样，不如退出伴侣治疗，然后对夫妻一方或双方提供单独治疗的机会。

解释和整合

具有治疗效果的工作总是大量集中于帮助配偶重新整合夫妻关系中分裂出去的各方面——兴奋的、害怕的、否定的方面——这些被投射于婚外情中。在这一工作中，夫妻性关系中的特别治疗可能很重要。

移情和反移情

在所有客体关系婚姻治疗中，移情和反移情的作用十分重要。治疗本身就包含着与第三方——治疗师——发生婚外情的意味，还包含着导致治疗的婚姻困难。治疗师体验到对婚外情的负罪性的快感，对于秘密的牺牲者怀着同情，或者对不正当和冒险性的行为感到焦虑。在绝大多数情况下，治疗师会经历求助者在他身上的投射，治疗师对这一对来说是第三方。对治疗师的抱持态度的攻击以及通过个体移情直接吸引，这些很可能是夫妻俩表达他们在彼此支持中的匮乏，这种匮乏正是导致他们一方或双方突破夫妻疆界的原因。

当治疗师在治疗过程的移情中愿意吸纳这些投射性认同时，他们开始改变分裂性和病态性的投射性认同，开始重新将夫妻疆界的身体和情感方面结合到一起。治疗师忍耐来自投射的焦虑，但是最后继续与他们为伍，通过这一方式，治疗师对更新婚姻中的支持系统提供可能性，重建的婚姻是无法包容一个婚外情的碎片的。

婚外情的处理在婚姻治疗中是常见问题，如此常见，以致深入探讨这一问题可以涉及几乎所有婚姻治疗本身需要谈及的问题。然而，相对来说，著作中论及得不太频繁，在精神动力学治疗的著作中，特别被忽略。这一章的目的就是帮助技术全面的婚姻治疗师了解婚外情引发的问题，并使这些知识成为他们标准治疗工具中的一部分。

第十三章
婚姻治疗中的同性恋和性反常

当配偶一方存在同性恋或性异常（现在用专有名词性反常，paraphilia）时，治疗师面临一个特别困难的问题。对异性恋的另一方来说，性别身份的转移造成的影响或是身份的交替出现造成的困扰对于伴侣做为一个整体是否可以存续下去是一个基本性的问题。确实有一些伴侣到治疗师这里来寻求帮助，对性别转移的问题进行谈判，调节破碎的婚姻，或为孩子们做打算。一个婚姻治疗师更经常遇到的情况是，伴侣来访，因为其中一位的同性恋倾向还犹疑不定，至少愿意看看婚姻是不是能拖住他的异性恋倾向。

同样，如果配偶一方强烈倾向于异装癖、恋物癖或暴露癖或者有与儿童发生性行为，那么面对这些性反常也是充满挑战的，这些情况社会无法容忍，因为这对孩子造成了伤害，所以性反常被认为是严重精神问题的证据。然而在我们见到的配偶中，性反常倾向经常是以潜伏的方式存在的，只是在某种压力之下才会显现出来。我们的工作是看在伴侣生活中或伴侣任何一方是不是存在压力，让同性恋或性反常问题变明显，看个案是应该进行伴侣治疗还是个体治疗。非常常见的情况是我们认为这是一种严重精神问题的表征，在伴侣治疗中是难以治疗的，与异性恋婚姻不相容。在治疗中，这类问题可能发展到一个转折点，即离开婚姻。之后，持续治疗将使伴侣能够恢复平稳的生活进程。

也会有这样的情况，有性反常倾向的配偶一方仍留在伴侣关系中，双方决定保留性反常，围绕它进行调节。最通常的例子是异性恋伴侣家中住着一位男性的异装癖者。在许多城市，有这些配偶正式组织起来的团体，在他们的社交集会上，男人们穿着女人的衣物，太太也出席在集会上，有些热情很高，有些不太情愿。类似的调整也大量存在于其中一方是同性恋的伴侣中。同性恋那一方有足够的双性认同，希望留在婚姻中，甚至有性行为，但同时也有同性恋行为。当然这种特别的调适方式，很明显，在这个艾滋病时代，问题越来越多。

不熟悉这类调节方式的治疗师对此会感觉不舒服，也许很难表示支持态度，这些治疗师也许可以从下面两方面信息中得到帮助。首先，非常多的伴侣在寻求这些调节方式，对他们来说，这种调节是舒适的。因为我们自己感觉不舒服而努力劝说他们不要参加，这只会使求助者远离我们，在这种情况下，如果治疗师甚至连容忍这样的调节都感到不舒服，那么还是说出来比较好，之后推荐给别的治疗师。

第二，这种伴侣关系的存在凸显了一个微妙的但是更重要的一点。对于那些为寻求和解之道而来的伴侣，甚至是因为对方在性别身份认同方面犹疑不定，而寻求解决之道的配偶来说，配偶另一方需要对性别身份认同的内在冲突有极大的容忍度。治疗师个人如果无法容忍配偶一方的同性恋或性反常的冲突，就无法认清这样一个事实，能够包容这样的个体冲突的伴侣没有他们不能容忍的伴侣矛盾。在这些个案中，正如其他婚姻一样，在内在客体关系的问题上，特别是在性身份认同上的灰色地带中，他们存在着非常多的一致性。这些考虑适用于性反常和同性恋的所有阶段——从性幻想到公开行为。不经过一段时间的试验性治疗，我们没有理由就其本身而言，认定这种状况注定是性别的持续混乱，损害伴侣之间达到满意的适应性。

婚姻治疗中这些情况的含义需要进一步考量，在这之前，可能先从精神分析和客体关系的角度，简短地解释一下同性恋和性反常的起源会比较好。

精神分析思想的开始阶段，弗洛伊德（1905B）认为同性性行为只是许多性反常中最普遍的一种。只是后来个体的客体关系中复杂的因素被看成是同性客体选择性的发展基础，也是客体分裂的中心，这一点在性反常里表达出来了。

较易发生同性性行为的人身上的荷尔蒙起什么作用,这个问题众说纷纭。梅耶(Meryer,1985A)总结说:

就目前的理解来看,没有确定的荷尔蒙或其他生物因素导致性别身份认同或客体选择上的不同。更确切地说,在生物、环境和心理因素之间复杂的互动关系影响了性的二元行为的表达方式,是"天生的"还是"后天的"的概念之争似乎已过时。

存在争议的还有同性性行为的自我调整是否是一种病态过程。这个问题超出我们这儿讨论的范围,但是可以就临床上的一些困扰加以评述。我们如何解释未受损伤的性认同与同性性客体选择共存的现象?许多著者将与父母关系困难和同性恋发展联系起来,一个显著的模式是,母亲很跋扈,父亲缺席或不起作用。罗伊飞和盖伦森(1981)用充分证据证明生命开始的第二年的经历是多么重要,而梅耶(MeyerR,1985a)重新探讨了俄狄浦斯发展过程中的事件。迟至青春期,期间常有额外的关键性的转折点(Scharff,1982),所以说,现在可以这样理解,在同性性客体选择的发展过程中,发展心理学里贯穿青春期所有节点的事件和问题都在起作用。

在同性性行为中,正如在性反常中,童年性特征的表达是成年期性活动中必需的组成部分。萨克斯(Sachs,1923)描述了人们用一种残存的婴儿式的性行为方式来代替对他人的性表达,前生殖器阶段的性行为组成成分是非常令人恐惧的,很容易地遭到压抑。萨克斯是第一个对此机制进行描述的精神分析师,这个机制被称为萨克斯机制。萨克斯的描述现在看起来不是很准确,但是他早期在此方面的贡献还是很重要的。近年来,从客体关系的角度,克恩贝格(Kernberg,1975)和索卡瑞德(Socarides,1978)提到同性性行为可能表达了一种建立在自我成熟度水平提高基础上的内化的客体关系范围,这样他们认为在俄狄浦斯水平上的同性恋行为是将婴儿化的自我屈从于强势的同性的父母。在高水平的俄狄浦斯前期的同性恋行为中,性客体部分代表自己,部分代表俄狄浦斯前期的母亲。在不太成熟的、以自恋为标志的俄狄浦斯前期的同性恋行为中,客体纯粹是同性恋者夸大自我的代表。关系是短暂的,很少在关注另一个人,将其当成

客体。在分裂型同性恋行为中，同性恋与精神分裂共生，缺少自我与客体的分离（Socarides，1978）

无论对男性还是女性同性恋来说，家庭因素都有影响，家庭因素对潜在客体关系的形成起着至关重要的作用。比伯和他的同事（Bieber，1962）发现，在同性恋倾向严重的男性中，存在一种家庭模式：父亲孤立，不友善，母亲过于亲密，比较有魅力，对丈夫持支配性态度。同性客体选择从根本上来说与早期成长中的重大困难有关。女性同性恋也表现出一种俄狄浦斯前和俄狄浦斯期的混合状态，对与父亲和母亲的关系都很失望。萨格西尔（Saghir）和罗宾斯（Robins）（1973）提到女同性恋存在的不同的病原学模式，从跋扈的带着敌意的母亲和没有决断力、疏远的父亲，到特别有魅力的父亲和自恋的疏远的母亲。他们总结说，普遍潜在的因素是家庭中存在强有力的反异性恋模式。麦克道格尔（Mcdougall，1970）描述了她对女同性恋的精神分析式的理解：女同性恋者牺牲了自己与父亲之间的关系，以换取与母亲间的关系，为的是把母亲当做自我的理想形象保留着。

同性恋与母亲的关系常是亲密的，但是又充满矛盾。后来成为同性恋的男孩子没有放弃早年对母亲的认同，以建立对父亲的适当的认同。后来成为女同性恋的女孩在巩固以父亲为客体选择时，不敢让母亲不高兴，或者说她面临一个明显的危险，父亲令人兴奋，但拒人千里，也许很有侵入性，或者甚至有性骚扰的举动。这样说来，一个孩子对同性恋的潜伏性可能的轨迹存在于通过严重扭曲的家庭互动表达出父母的困扰。

从我们的观察来看，可以加上这样一些印象，即父母双方对同性恋都有一些影响，但是与孩子和父母各方的关系也有影响。首先是被与父亲或母亲一方的关系影响。第二，当奥格登（Ogden，1989）提到，父母每一方代表的是一个无意识的形象，是将对方当做内在客体的形象。这就意味着，父亲的第一个形象（或者说单亲家庭中唯一的形象）可能是母亲对一位父亲内化的客体，无意识地呈现在孩子面前。与此类似，父亲将自己对女人、对母亲内化的客体呈现给了孩子。最后，成长中的孩子将实际上父母之间的夫妻关系内化成什么样子，这一点至关重要——远不是孩子内化的与父母各方单独相处的关系。当异性婚姻中的异性恋者或性欲倒错的配偶基于对异性恋父母关系认同建立起来的内在配偶形象，再创造一个配偶时，这一点对我们检查成年配偶问题意义重大，在内心里，这个创造出来的配偶是可变的，在发生婚外恋时，这个配偶形象可能和幻想或实际的婚姻关系发生竞争。

总体来看，外显的同性恋倾向如果得到父母有意识或无意识过程的鼓励，就会得到发展（Kolb and Johnson，1955）。当父母的需求压过了孩子在分离－个体化时期的自主性需求，当家庭广泛存在的意识层面的互动和无意识的投射性认同支持内在客体的分化和分裂，以至于兴奋性的、安全客体被同性认同，而异性则变成了威胁性客体（Scharff，1982）。与此同样的原则也决定了性倒错的出现：家庭中的关系让直接的性表达变得非常危险，但是也把一般的问题和危险的、兴奋的性联系起来，这对性变态的发展起到了作用。

配偶一方为同性恋的婚姻

让我们现在回来再谈当夫妻中有一方配偶表现出性别认同和客体选择方面的同性恋倾向时的情况。在一些个案中，夫妻两人可能以前都有同性恋经历。经常出现的情况是，一方对另一方明显的同性恋倾向持容忍态度，说明在客体关系问题上双方有重叠部分。

同性恋问题可能在配偶之间已经表达过，从无禁令禁止的性幻想到一个短暂简单的婚外情，到长时间或反复发生的同性恋婚外情，直到最后个体成为根本性的同性恋者。我们作为婚姻治疗师的工作被界定为：在这些个案中，同性恋是通过性幻想部分表达，还是说夫妻另一方只是时不时地反对，没有坚持做决定性改变。

同性恋性幻想

一方或双方有同性恋性幻想的情况很常见。出于羞耻，这种幻想经常被一方守为秘密，如果情况的确如此的话，这些性幻想经常会渐渐产生影响，产生控制性的力量，就像对性幻想或秘密的压抑一样（Scharff，1978，

1982；Wegner et al., 1990)。在夫妻之间分享性幻想通常是有所助益的，之后，经常会出现这样的情况，这些性幻想的能量和必有的特性消失了。其中部分原因是配偶一方频繁的、又令人出乎意料的容忍，这种容忍度经常比那一位有秘密的配偶想象的容忍度大得多。在任何个案中，只要保守秘密，治疗几乎不可能进行得很深入，所以说，分享秘密是给治疗一个机会，这一点至关重要，即使结果可能不会全都是正面的。如果这些性幻想对于那位有性幻想的人来说是令人讨厌的，或者如果这些幻想不消失，他们可能被认为是在做伴侣治疗的同时还需做个体治疗的征兆。

同性恋婚外恋

谈到丈夫或妻子的同性恋婚外情的意义和结果，这是一个很难回答的问题。有一些同性恋婚外恋预示着一方决定认同同性恋身份，而更多的是，作为一种危机事件发生在婚姻生活中，不会发生永久性的性别认同的改变。要认识到很多发生同性恋婚外情的夫妻对这一婚外情是同性恋感到不安，并不会比其他一些人得知一件异性恋婚外情更甚。这一点很重要。当然，艾滋病的问题现在使男性同性恋更危险，这一点总是肯定会使夫妻俩感到生命受威胁。

卡纳德和詹妮弗，丈夫是一个 47 岁的海军上校，太太是 44 岁的家庭主妇，来访的原因是丈夫对太太缺少性兴趣。后来发现，丈夫在航行时有过无数短暂的私通，至于是与同性还是异性私通，并无大碍。詹妮弗对这些婚外情大为恼火，但是同性恋婚外情并不比异性恋更让她恼火。她坚持如果还想继续维系婚姻的话，丈夫必须断掉所有婚外情。

卡纳德的童年有一个重要标志，就是受父母忽略的程度很高。一连串的女佣代替了他那长期不在家的、一心在工作上的父母。当他在 11～14 岁期间，其中一个女佣邀他到她的房间进行性交。在寄宿学校时，代行父母之职的制度也有缺陷，在这个学校里，代替父母一职的是男老师，其中一个多次诱奸他。在这些关系中，比他年长的男人和女人都激发了他的性需要以代替他对基本照顾的需要，这种关系在他成年后与同性和异性的婚外情中得到延续。在婚外情中，他将客体分裂成一个稳定的提供支持的太太型客体，以及兴奋性的其他客体，或男或女，对于他们，他用性关系联系起来。这保证了他与詹妮弗的基本关系是安全的，但不是令人兴奋的。在他童年受照顾的环境中铸造的发散性的性客体选择，一直延续到他成年后的私通中。

詹妮弗以前容忍他的婚外情，现在对他左右摇摆的性取向觉得难以理解。她，看起来也在童年中承受了足够多的忽视，这使她愿意承受许多意义不明的状况，以换取她认为可靠的照顾。她并不关心婚外性行为的真正性质，她关心的是一个事实，丈夫有外遇。她关心的是卡纳德对她缺少性兴趣。在所有的情况下，她的内在组织系统，使她容忍婚外情和同性恋，她与她的丈夫存在许多共同的客体关系问题，通过投射性认同表达出来。在这些配偶中，由于女性保持沉默，男性公开表现出病态或同性恋性行为（Meyer, 1985B）。

对于不加区分的、发散性的性认同和客体选择的容忍，这种潜意识的适应，很明显使这对夫妻之间存在重新努力的空间，这是他们可以做的事情。卡纳德同意进行个体治疗，并且声明断绝婚外恋。在进行了几个月的以内在洞察为导向的心理治疗后，他的成年生活中第一次发展出一种容忍，能够容忍自己开始理解童年丧失后体会到的充分的压抑。在治疗时他容忍压抑的过程中，他对詹妮弗的性兴趣回来了，朝向外面的婚外恋的压力开始消失。这次治疗决不是一次充分彻底的治疗，追踪了解显示卡纳德显然得到充分的帮助，从与詹妮弗的联结中得到力量，放弃婚外情。几年后，他们的关系达到了一种平衡状态。

第二个例子从一个完全不同的角度说明了同性恋婚外情的问题，这是关于奥·马利夫人的个案。奥·马利夫人把婚姻看做是继续过日子的一个背景，没有激情的，但是要维持下去。她有几次异性婚外恋，但是她同时与一位她雇来照顾女儿们的年轻妇女有一段长期的、暴风骤雨式的婚外情。这场同性婚外恋在互行方便的婚姻中并没有比异性婚外情引起更多骚动，就发生在她丈夫的鼻子底下，丈夫就是不愿意去了解这件事。这场婚外恋导致的问题是另外一个女人与两个女儿中的长女发生密切关系，在这一关系中，这个女人一直引诱她的女儿，就是在奥·马利离婚后也长期存在。与女儿之间的关系把奥·马利夫人试图从其婚姻中分裂出去的问题又带回来了，而且还带到她女儿身上，这些问题在许多年中持续不断地以报警的方式存在着。

我（J.S.S）在奥·马利夫人的第二次婚姻中见到她，是她与那个女人发生婚外情的几年后，另一个女人不断地拖着她女儿，这一纠葛仍在继续。然而，曾经卷入于同性恋婚外情中的双性客体选择的问题在第二次婚姻中已不再突出。奥·马利夫人的第二位丈夫是一位艺术家，对她的双性恋倾向十分宽容，他自己身上也有类似的问题。他从来没有过同性恋问题，但是他公开对太太表示同情。然而，他们两人同意在他们的婚姻生活中，有兴趣保持一种排外的关系，这样，性别认同和客体选择的问题是一种潜意识的适应，而不是行动。

病态性取向

病态性取向——暴露癖、观淫癖或恋物癖——是重复发生的、不由自主的性唤起或自慰行为，以不寻常的或变态的意象或行为为特征，使用非人性化的客体作为性唤起的对象。病态性取向可能会有所变化，性唤起的情境会伴随强迫性羞辱或痛苦——就是说，施虐与受虐性的颠倒，或是得不到父母赞同的性行为，或者孩子无法同意——强奸和恋童癖。性唤起和性兴奋靠引出特殊的性幻想获得。这一特殊的性幻想有意识和潜意识的成分，但是它的影响和对它的阐述已超出性范畴，渗透到个体的生活中（Meyer, 1985B）。斯多勒（Stoller, 1975, 1979）帮助我们这样理解：性和攻击性总是这些现象的导火索，这样对性客体病态的愤怒表达总是与性唤起相伴。

病态性取向包括恋物癖、异装癖、性施虐狂和受虐狂，暴露癖和观淫癖、恋童癖、恋动物癖，还有一组与排泄功能有联系的表现，比如恋粪、恋尿，以及一个更长的更少见、更怪异的综合病症。病态性取向中，男性远比女性更常见，梅耶（Meyer，1985B）将之归因于男性生殖器在解剖学上更外显，因而阉割威胁更明显地出现在男孩的阴茎上。

"男性的性错乱是外显的，经常是进攻型的，有具体的表现，讲述的是战胜阉割恐惧的故事。女孩子的性错乱大多是非闯入性的，表现为特别愿意配合性伴侣的错乱的性行为…以暗中反叛的形式对抗阴茎自卑的感觉（Meyer，1985B，P.1069）

作为内在客体关系的一种表达，一个性错乱症状的形成在每个人身上是不一样的，但是就它的经济性而言，是类似的，一个折衷方案使个体和家庭的冲突都表现出来。一种普通的在性表达中虽然重要但是作用很小的功能，跑到最前面，这种功能通常是过时的、童年早期的性表达方式。在这些个案中，焦虑和攻击性无法摆脱地与性渴望和性唤起绑到了一起。

在经典的精神分析理论中，有这样一种解释：性错乱后面的动因是男孩对阉割的担心（Freud，1905B）。为了平复阉割焦虑，他用无意识的性幻想重复建立了母性的男性生殖器形象，这种存在是想象出来的。通过说服自己他的母亲有阴茎，他应对了自己的焦虑，这种焦虑是怕失去他自己的阴茎（Bak，1968）。

通过对一个婴儿式恋物癖患者的研究，罗伊飞和盖伦森（Rriphe and Galenson，1981）得到这样的假设：通常来说在孩子身上很短暂的过程可以延续不同的长度，这样一个连续统一体的外限存留形成成年后病态性行为。在这些综合症状下面的无意识的性幻想被认为只能在深入探索时，如精神分析或详细观察孩童期成长经历，才会暴露。然而，性幻想也会出现在伴侣治疗中，当我们探索有病态性取向的配偶与胁从的配偶之间的互动行为时，也会出现。

然而，病态性取向也被经典精神分析认为是代表着普通的、短暂的早年成长的片断，在心理成长的过程中受到很多无意识因素的影响，变化成为固定的、模式化的性唤起方式，汉、麦克道格尔和寇恩（Khan, Mcdougall and Coen）在近代对病态性取向研究有所贡献。

汉（Khan, 1979）认为性错乱是"自发的、两人间的性活动"，是"两个人之间重新设计的手淫活动"'是"没有获得充分的被父母照顾的一种补偿，父母照顾是婴儿式自助性兴奋和自恋的必要条件"（P24）。这与麦克道格尔（Mcdougall, 1970, 1985, 1986）的观点相适应，他把性错乱看做是一段内在性剧本，在此脚本中，剧情反映了一个僵化的、贫乏的性幻想，以及一种将内在客体关系制度化的需要，而不是通过符号化的思维处理他们。这引出西格尔（Segal, 1981）对于性错乱的观点，缺少（象征）符号化重组能力使个体用一个相当于符号化的行为，即具体的或等义的行为代替幻想或比喻。

麦克道格尔（Mcdougall, 1985）写道："心理上的否定和被遗弃比压抑更甚"，对母亲形象进行控制的破坏性渴望是为了对抗父母客体或他们的部分客体代表，父母客体在其内心世界的精神代表已经支离破碎，并被损坏。"他们后来的行为方式就是被作者称之为"新的性行为剧本"，这种方式将其意义取消了。

性伴侣不要求体现主体渴望的理想化形象，还要代表所有主体不希望了解所有应受指摘的成分。在每一个新的性衍生物中，自我危险的部分和有价值的部分都被发掘出来，同时被掌控，或是以无关痛痒的方式被呈现出来。这样，我们可以这样理解：为了扭转内在心理冲突，主体试图在外部世界中寻找解决途径。性伴侣参与其中，并乐在其中，以此证明：内在心理压力无需存在，阉割是无害的，性别间生殖器的不同不是性欲的源泉，真正原始的场景是一个人置身于新的性行为中……另一个人的作用……是让否认和驱散更容易，不但是针对阴茎性俄狄浦斯的负罪感和去势焦虑，也是针对更基本的焦虑，以及那些对内在客体进行攻击和破坏的性幻想。那些性幻想必须将另一个人去势——或者是以另一个人为代价成全自己……

需要幻觉性的修补原生客体，并表达原始的性感觉，其中身体的某部分和某个物品成为补偿性事物。

寇恩（Coen，1985）对病态性取向客体关系的概述进行了总结：在自我和父母客体关系之间存在的总的早期问题集中体现在性解决的方式上。他列举了一些作者的名字，这些作者描述了母亲的角色，母亲以性诱惑的方式建立了与孩子之间的关系。在精神分析或心理发展方面的文献中没有很好地得到描述的是家庭的支持和鼓励，这一点很明显是十分关键的，通过投射性认同，家庭支持并鼓励了此类病态解决方式，以处理与之有关的家庭范围内的矛盾。

性欲倒错表达出在家庭内的经历

我见到一个 10 岁的男孩，是个异装癖，他将父母共有的恐惧以及他自己发展过程中产生的恐惧内化并表现出来，他的父母恐惧的是占支配地位的、所谓的具有阳具人格的妇女，以及阉割威胁。他的母亲公开说，男人没有好东西，她把男孩子的父亲赶走了，并以引诱的方式逼近这个男孩。当一个新的继父登场时，这个家庭面临威胁了，家里人必须容忍这个男孩的异装癖，才能维持平衡。

另一个个案，一位妇女在性交时恳求她的丈夫把她绑起来，鞭打她的生殖器，这位妇女是在虐待狂父亲身边长大的，然而父亲是她仅有的情感支持。她的母亲，是一位抑郁并且消极的妇女，看起来是被父亲完全忽略的一个人，除非他喝醉酒。母亲在她大多数的个人关系中也是一个受虐狂。这位妇女看起来承受了来自父母的双重折磨，既在总体的性格上，还是明显的性行为方面，均表现出内化了的绝望了的渴望，这种渴望既是针对自我的，也是针对父母的。

配偶一方有性欲倒错的治疗

拉夫和奥德瑞，结婚 12 年，是两个孩子的父母，来寻求咨询，因为奥德瑞不能再容忍拉夫总是要她穿大条纹的无袖背心和短裤，还要她同意在性交之前摔跤。拉夫抱怨说,没有这些条件他无法达到高潮,在一次联合面询显示出,他们的性生活中义务性的这一面在婚姻的初期没有呈现出来,但是在八年前,儿子诞生后第一次变得紧迫起来。拉夫的体验是,孩子成了潜在竞争对手,将他那种怕被自己父母排除在外的恐惧激发出来。他的父亲曾经很长时间在家庭生活中是缺席的,他对父亲的唯一记忆是:当拉夫很小的时候,他们有过几次打斗。拉夫的母亲很勤快,但是很严格,更喜欢他的两个姐姐。拉夫打斗式的性错乱的第二个原因,来自于拉夫曾有许多童年时光的下午是与他喜欢的祖父在电视机跟前看摔跤表演。当他告诉我他的故事时,青春期出现的状况不时呈现出来。在他父亲去世后不久,因为这次丧失,他感到特别孤独,感觉被他的家庭排除在外,他曾经与男性同伴玩过"骑马"(HORSING AROUND)的游戏,在此过程中,体会到性的唤起。

奥德瑞,她在一个大家庭里感到迷失。她的父亲也是长期缺席。在她看起来,无论他什么时候在家,她的父母总是吵得很厉害。奥德瑞是四个孩子中最大的一个,母亲偏爱小孩子们,她感到被排除在外。当她的母亲病了,她还不得不照顾家里人。

在咨询的面谈中,我们可以确定,对于拉夫来说,摔跤是一种符号性的东西,释放被排除在外的愤怒的同时,要求被爱。青春期的性行为和攻击性被他的朋友用很多次"骑马"游戏所支持,这些也对他强迫性选择摔跤作为性唤起的必要行为起了一定的作用。

对于奥德瑞来说,屈从于摔跤也是一种病态形式,这种屈服性倒错在梅耶(Meyer, 1985B)的著作中有所描述。拉夫的要求含有某种形式的痛苦,在婚姻早期,太太在无意识里觉得她应该忍受,就当做是她丈夫的一种兴趣。然而,随着时间推移并日渐成熟,她解决这种错乱的要求日益强烈,毫无意外的是,太太无法忍受这种错乱,要求治疗。而此时,拉夫依赖太太,他自己也希望能发展更好的客体关系,这些都促使他寻求帮助。在治疗几次之后,这对夫妻可以放弃以前的性行为模式了，但是还留在治疗中，探索被拒绝的问题和焦虑，正是被拒绝的经历，将他们引向原来客体关系的折衷方案中。

这段简洁的描述说明：第一，夫妻之间总体上对于性错乱的态度是双方共有的，满足性伴侣双方的客体关系。他们双方对性错乱都有作用，如果确实如此的话，共有的性错乱行为可以被保持在稳定的状态下。第二，变异的性行为表达并以符号化的形式代表着一个人的客体关系和性幻想。拉夫和奥德瑞的成长史和他们的关系使他们的症状充满意义，并使他们转向求助心理治疗。

最后，像所有症状一样，包括所有性方面的症状，性错乱的严重程度也有系列的变化过程，从普通的差异到严重的病理状况。最温和的个案可能只是令人舒适的、在性表达上的不同。在这系列的图谱中，下一类是那些对患者或性伴侣产生困扰的性错乱，比如说，男性时不时地表现出异装癖，此时婚姻处于不同寻常的压力之下。这些个案很容易治疗。另一方面，严重的个案会很难处理。将性错乱的存在当做一个渐进式的连续谱考虑，其重要性在于，我们可以对那些已经准备好接受婚姻治疗师治疗的较轻的个案抱有希望。

婚姻中无法治愈的性别认同障碍

下面是一个在连续谱中处于更严重一端的例子。这个例子表明很多治疗师有一种很普遍的刻板印象，他们认为性错乱是一种毫无希望、不可治愈的情况。

奥利弗·温彻斯特来寻求帮助，希望治疗师帮他获得变性手术。他的第一任太太十年前去世之后不久，他开始认为自己真的是女人了。然而，他保留着自己作为海军蛙人这样一个很有男人味的工作岗位上，又再婚了。他的第二任太太，莎莉来做第二次咨询。她拼命地想挽回婚姻。在劝奥利弗放弃变性手术的谈话失败后，她想让丈夫试着穿穿女人的衣服。她向他提供帮助，让他学习做女人的技巧，为他做头发，和他在一起抚养他的青春前期的孩子们。奥利弗一度被这个解决方式吸引，但是后来越来越激进地要求变性。治疗师从来没有鼓励或者甚至支持奥利弗像女人一样生活，或者去做变性手术，而是将目标集中于有心理治疗意义的方法上，保持奥利弗目前稳定的状态，避免更具强迫意味的生活方式。奥利弗与莎莉分居，坚定地迈向变性手术，这个手术最后做成了，他把名字改成了奥莉弗。他拒绝再做进一步的个体治疗。他在与以前职业有关的领域里找到了新工作，并且一直坚定地抚养着孩子，然而，孩子们再也没法就这一变化进行深入探讨了。

很明显，这种个案不会从目标设定婚姻重建的婚姻治疗中获益。因此我们应努力设定给个体提供支持，让他们对诸多丧失进行调适。其中一项重要工作需要做的是，给孩子们提供支持，使他们对父母之间巨大的变化进行调整，尽管在这个个案中收效甚微。

可以进行治疗的婚姻中的异性癖问题

罗尔和玛蓓尔被玛蓓尔的个体治疗师送到我（D.E.S）这儿来做一个夫妻关系的评估，因为他们之间出现了很麻烦的性方面的症状。到现在玛蓓尔想怀孕为止，他们不经常做爱，在太太要求增加做爱频率的压力之下，罗尔开始提出要求，要在他们性生活中加上一些必要条件，他需要一些女人的内衣。渐渐地，没有这些东西，他无法再接近玛蓓尔。他对太太说，他现在认识到这种愿望长时间以来一直在那儿，他一直克制自己直到去年为止。之后,他开始建议，如果他们可以一起到商店去买女士内衣，那么这对于他意义重大，或者说，如果在两人一起出门之前，他把女士内衣穿在身上，这可以是他们之间的秘密。他对让太太穿上特别的女士内衣，比如说黑色比基尼内裤也很感兴趣,他喜欢闻内衣的味道,之后自己穿上。他回忆起在他们确立关系的早期,他体会过一次特别的兴奋,那时,太太将她的内裤盖到他头上,这样他可以闻到内裤上的气味。

他们八年的婚姻是暴风骤雨式的。他们经常吵架,玛蓓尔对罗尔尖叫,时不时用拳头打他。罗尔,按玛蓓尔的说法也会有脾气控制不住爆发的时候。罗尔认为玛蓓尔的愤怒是他们婚姻生活的主要问题,玛蓓尔贬低他。在最后的伴侣治疗中,我提到这些不同的观点,他们互相看了一眼,笑了。罗尔说,"是的,这真的很美!"过了一小会儿,又补充道,"太糟了,我们不想再这样继续下去了。"他们的战斗是压力的释放,可能比明显的性行为更充满激情。

罗尔的恋物癖在他们关系中的大部分时候是潜伏的。最近,在想怀孕的玛蓓尔的压力之下,他发现自己如果穿上女人的内衣,感觉更愿意做爱,特别是将之扭成很紧的一个环套在阴茎上,或者如果玛蓓尔说她像个妓女一样。他想让太太对他说这样的话:"快一点,我整天都没得到。你只有五分钟了。"他希望太太更具侵略性一些、更自信、更占主导地位。他告诉太太说,从他五岁开始他就对一位支配性的冷酷的女人有一系列希望和幻想。是的,正是在这种持续多年的背景下,他始终抱着这种想法。就我所知道的,他这种想法占统治地位是近两三年的事。

玛蓓尔努力满足这样的要求,最后发现要求在不断升级。一开始她不怎么在意,丈夫那时的请求是小心翼翼的,她发现自己一想到罗尔性唤起只能由女人的内衣或施虐完成,她就十分痛恨。几个月之后,在她的个体治疗师的支持下,她拒绝再接受丈夫的请求了,并要求他们应该寻求伴侣治疗。

罗尔和玛蓓尔的背景都比较艰辛,都内化了一种被剥夺的感觉。玛蓓尔说她恨自己的母亲,母亲也十分恨她,因为,正如她经常被告知的那样,她是父亲的最爱,虽然父亲总是没有时间给她,最后也没人和她在一起。她在十七岁那年,与母亲大吵一场,因为母亲不同意她交的男友，那位男友辱骂母亲。之后她离家出走，自己供自己上完了大学。

罗尔觉得他是在母亲和姐姐的折磨下成长起来的。他家共三个孩子，相隔十二岁，他是最小的一个，他的姐姐们无情地嘲弄他，笑话他长得小，然而他们也无休止地对他进行引诱。他3岁时，姐姐们发现他躺在床上，身边是内衣。之后的一个万圣节，姐姐把他打扮成女孩。她们不断地说他不是女孩太糟了，因为如果是的话，他会很可爱的。不止一次，女孩子们把他派到商店去给她们买女人用的卫生巾，之后拒绝给他应允过的一角钱硬币。有一次，那时他10岁，22岁的姐姐和他在一个房间里换衣服。他记得那个场景，姐姐穿着透明的胸罩和内裤，试图在引诱他。他太害怕了没有什么反应。作为一个青春期的孩子，他一边想着两个姐姐穿着内衣的样子，一边手淫。

罗尔憎恨妈妈，一方面母亲允许姐姐折磨他，另一方面她自己也侵扰他。他出生时，母亲43岁，母亲觉得他很特别，这意味着母亲对他很挑剔，除非他表现十分完美，达到很高的理想标准。他的女朋友没有一个是足够好的。在早期的治疗中，罗尔找到了他出生后的头两年里对父亲的特别的感觉，只是一个支离破碎的父亲形象，对小男孩的自信来说，这是可恨的。他的父亲很退缩，把罗尔余下的童年时光交给母亲和姐姐。失去父亲疼爱的记忆被唤回来了，这一点可以部分解释罗尔在他的一生中对女人是憎恶的。

罗尔在遇到玛蓓尔之前，与女人发生过很多关系。他想这是一个一再发生的模式：对性产生好感觉，并享受了一段时间后，他开始觉得她们都像他母亲和姐姐一样是"婊子"。之后他从性和情感中退出，他从不怀疑这种模式是他个人的问题，迟早他需要自己解决它，不管与玛蓓尔之间发生了什么。

在对罗尔进行评估的过程中出现的移情是很有趣的。他报告说，他从来没有什么同性恋经历或性幻想，除了在与我第一次个体面询后发生了一次。那次咨询之后，他一边兴奋地幻想着与一个男人进行口交，一边手淫。这一幻想暗示：他已经发现了那次咨询勾起的明显的性问题，他的体验是把我看做像他的姐姐那样引诱他。与我面谈的亲密感唤回了对拒绝性父亲的渴望，而这种渴望具有性意味。他的幻想也让我警觉，他的个性可能比他呈现出来的状况更具有多样性。

我们探讨的总是，夫妻俩的性生活有提高的可能性。他们已陷入僵局，因为玛蓓尔在个体治疗中取得了进步，不再愿意与罗尔共处下去，而罗尔越来越将恋物癖视为是必需的。因此两个人看起来是面临对抗阶段，分居可能是很符合逻辑的结果。

在评估的过程中，我问自己：恋物和其中暗含的异装趋势是固有的问题，只是现在才揭露出来的，但植根于罗尔的历史中，或者他们代表的是在目前压力下的退行？在我们咨询时，我从玛蓓尔那儿知道她治疗的进展，这些进步使她越来越持强硬态度，她不愿意再在婚姻中受罪，她的自尊发展起来，不再愿意成为牺牲品，罗尔提出性错乱的要求，她则成为自己版本中的受虐狂。但是从开始就不清楚，罗尔能不能从对女人内衣的必需的恋物癖好中回转回来，还有能不能脱离这逐渐扩大的影响。

夫妻两个人都处在密集的精神分析的心理治疗中。这个个案说明他们个体治疗出现冲突并不是不同寻常的符合逻辑的结果。他们每个人的个体治疗的方向是相反的，我说的意思是他们治疗的矛盾之处在于，玛蓓尔的治疗是将使她更坚定，坚定地维护自尊的权利，这缩小了她对受虐与虐待的理解的范围，这些已经经过很长时间的探索了。

罗尔几年来一直就如何进行最低限度上进行调整进行探索，并且取得了可喜的进步。然而，最近他开始与一位新的治疗师工作，他以前咨询的治疗师去世了。遭受了这种丧失之后，他有两年时间不再接受治疗，后来他的婚姻问题重新浮出水面，他又就此寻求帮助。现在将迷恋的东西推到风口浪尖上的问题还包括那些额外压力——对婚姻和生育孩子的考虑、以前那位治疗师的去世，那位治疗师对他来说一直是很好的父亲形象。但是有进步的一方面是他的相关能力的增加，他可以容忍自己开始探索通过恋物表达的问题。

基于这些考虑，我得出结论，对于有效的伴侣治疗来说，恋物并不是无法逾越的阻碍。这是处于危机中的失败的夫妻关系的复杂产物。虽然罗尔觉得恋物已有很长时间，但是他也给出证据说，这个问题直到需要永久性地委身于婚姻和孩子的时候才出现，这是问题产生的背景。从其他方面来说，这一危机基本上与他在以前的关系中出现的情况是同质的。早些时候曾有过的几次关系中，他没有女士内衣的帮助也能很舒服地发挥其性功能，但是每段关系向委身方面发展时，他开始把女人想成是婊子，然后中断关系。对玛蓓尔，他有愤怒，有恨恶，正是这些情绪使他现在试图用内衣来做爱。

这对夫妻的关键问题是对彼此的委身，这种委身以决定是否要孩子表现出来。在评估接近结束的时候，他们告诉我一些事，让我吃惊。这是罗尔的个体治疗师还不知道的事情——那就是，事实上，虽然两个人表现得像已婚夫妻，但他们实际上没有结婚！几年前，他们因为税务上的一些理由离婚了，后来并没有再婚。我清晰地记得罗尔曾经告诉我说，他对婚姻的存在性以及玛蓓尔当母亲的能力存在严重的疑问。在经过很不情愿的一段时间后，他终于想要一个家，想要孩子了，但是他不确定玛蓓尔会不会是他的孩子的合适的母亲。玛蓓尔说她想清楚地判断这段婚姻的命运，虽然她也说她还是想维持——尽管他们还没结婚——并且努力改进。

夫妻俩同意我的意见，也认为他们因为税务原因离婚表达了深层的隐含问题，他们两个都害怕委身。他们回忆说，他们离婚之后曾公开讨论过，认为保持未婚状态可能会强化他们的关系。他们都迟疑不定，以保持未婚状态的关系，逃避对彼此的控制。

这对夫妻共享了性错乱，罗尔以外在行为表现了性错乱，这是一种对母亲的寻找，母亲的冷酷不会起阉割作用，因为他让步了，并且控制了她。另一方面，他以依恋其服饰的方式，认同了令人兴奋的母亲形象。玛蓓尔代表了这幅图画中普通的补充性的女性一面。她降服于轻蔑和控制，变成了被贬低的客体，在被控制、被拥有、被贬低的感受中无意识地得到一种慰藉和熟悉的感觉，直到她在个体治疗中对自己有了新的看法。

评估时的移情和反移情

在这个个案中，移情和反移情可以看做是对共有的性错乱的回应，性错乱被带入评估过程。这对夫妻来的时候，带着对彼此的聚焦性的投射性认同。罗尔无意识地将令人害怕的、折磨人的、傲慢的客体放到玛蓓尔身上，而玛蓓尔将虐待人的但又是追逐性的、令人兴奋的客体放在丈夫身上。在评估之前，这些对彼此的聚焦性移情，是有共同基础的，这些移情支持了他们内心的恐惧，他们对爱上对方的能力表现出惧怕。在有治疗效果的咨询中，他们联合起来，将这些东西投射在我身上，试图从他们共有的疆界中跳出来，相互支持合作，来贬低我。在这个过程中，他们提高了对彼此委身的感觉，这是他们之前无法做到的。他们把我当做拒绝性客体和一个令人遗憾的帮助与安慰的提供者，当他们注意力集中在我身上时，他们找到了彼此委身的感觉。在面询过程中，他们很少想办法与我一起工作。如果他们觉得我有些误解，即使是他们确实说过，而我不过只是引用他们的话罢了，即便如此，他们也将之视为我无能的证据。罗尔根本就怀疑他们是不是需要伴侣治疗，在这一点上对我充满怀疑，虽然他确实听取了我的结论——个体治疗，虽然对彼此都很重要，但是无法帮助他们理解两人共有的恐惧是如何影响夫妻关系的。另一方面，玛蓓尔觉得她来之前就知道，他们需要帮助。正因为此，她要求知道，为什么我要说那么多她已经知道的事。在与我对质的过程中，她抹杀了自己的担心，她担心恋物癖是她不能接受的，她很怀疑自己还能不能与罗尔在一起。她的担心也是我有的顾虑。

他们两个人每次与我在一起工作时都表现出不同的态度，这部分支持了我的评估过程。在最初的夫妻面询中，有一种身处危机的感觉。之后我在与玛蓓尔的个体面询中，玛蓓尔看起来对罗尔既绝望又恼怒，怀疑婚姻是否还能存在下去？当我与罗尔面询时，他对婚姻也持保守和怀疑态度，但是他后来很快转变了态度，他拒绝我提供的服务，拒绝伴侣治疗。之后在夫妻面询中，他们同意接受伴侣治疗，就像任何一方都没有表达过对婚姻是否该存在下去的怀疑一样，他们还达成一致意见，认为我的理解毫无价值，我的结论也离题万里。

然后，让人惊讶的是，当我开始转介，为他们寻找一个更容易接受的治疗师时，他们给我施加压力，要我面询他们——他们觉得自己有权利在他们提出的条件下进行治疗：费用减少并在晚上咨询。我不能再减低费用，并从我的家庭时间中拿出治疗时间的条件下满足他们的时间。这是一种自相矛盾的情形，他们提出能够忍受面询我的条件是一种爱和信任的表示，而我的态度看起来是拒绝。罗尔坚持这些条件，玛蓓尔不能接受，两人之间的矛盾对婚姻的可存在性提出了疑问，这样他们向我提出挑战，要我愿意在治疗框架之外做些考虑。

他们试图占有我、控制我，这一点使整个过程中对我产生的移情性贬低和不赞同现在可以得到解释。他们对我表现出轻视，嘲笑我，他们可以一起嫉妒我，因为我拥有某些他们想要的东西，这种嫉妒使他们不用对自己感觉那么微不足道。也就是说，罗尔的恋物癖现在可以看做是给母性的移情客体穿上外衣，这样可以完全控制他并保护他免受危险——也许是对一个令人恐惧的阴茎性母亲的阉割危险，他们联合起来处理被一个客体控制的恐惧，方式是试图以轻蔑的态度控制我，以此掩盖渴望和嫉妒，渴望和嫉妒会令他们更加痛苦。在反移情的过程中，我感觉到被置于治疗性无能的处境中。

简单地说，我对玛蓓尔和罗尔采取的移情性的威胁态度，名义上是瓦解他们共有的模式，实际上让他们紧密团结起来。他们共享的移情与共有的性错乱解了谜。他们一起努力贬低我，然后以轻蔑的态度控制我，好像我是一个被捕获的客体一样，这种努力是保持自己相互支持的能力。

与这对我们正在讨论的夫妻一起工作，表明婚姻治疗并不仅仅发生在相对比较顺从的界限内，不是简单的爱和侵犯。内在客体关系可能十分复杂。与存在公开性错乱的夫妻或与同性恋团体一起工作时，我们都需要了解这一点。它帮助我们更理解许多夫妻，他们呈现出相似的问题可能有更微妙的形式。

夫妻俩的处境包括同性恋或病态性行为，他们呈现出来的使人心神不宁的症状群可能是治疗师不熟悉的。我们希望在本章清楚地指出：存在这些问题并不意味着婚姻治疗是不可能的或者一定会非同一般的困难。症状是系列化的，从与普通性爱方式稍有变化、情境性或发展性危机下的轻微的压力反应、中等程度的隐含的病理性症状，到严重的偏离，甚至似乎没有可供伴侣治疗的解决方案。在评估过程中，我们的工作是评估哪些个案是可以治疗的。不管是评估还是治疗，移情和反移情的症状群都会出现，他们反映并表达了同性恋或病态性行为的客体关系，要求接个案的治疗师处理方式灵活，能理解并提供安慰。

第五部分

结 束

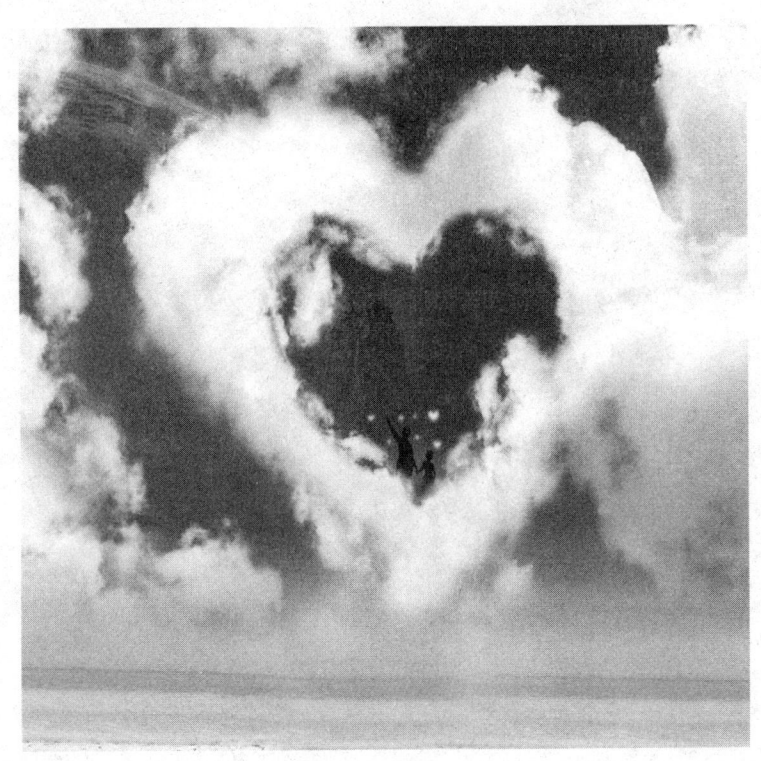

第十四章
治疗结束和追踪

治疗结束的标准

伴侣治疗可能顺利结束，治疗结束很好，很全面；也可能因为存在不成功的理由而告终。有时，求助者和治疗师在结果的质量上能达成一致，有些时候不能。

比如，一对夫妻前来咨询，一方希望重建婚姻关系，另一方不希望。在治疗师看来，这种婚姻是很难修补的，因为另一方已经决定结束，或者出于其他不同的原因，重建婚姻的条件永远不能达到。如果治疗师在这点上是正确的，伴侣治疗可能因为重建婚姻失败而结束，或者可能继续分居，直至离婚。对结束婚姻治疗感到困难可能投射出夫妻俩能力不足，他们无法了结一段令人不满的婚姻。有时，治疗师对婚姻无望表达出的对质，会挑战夫妻重新更新委身承诺，这会对之后的治疗带来意想不到的好结果。

在结束治疗时，无论是在一次令人失望的咨询后，还是在多年蛮有成果的治疗之后结束，都存在一个很普遍的议题，那就是丧失。范围包括失去婚姻，失去已婚者的典范形象，失去治疗机会，失去作为夫妻关系的基地的治疗设置，以及失去与治疗师的关系。

丧失不仅在治疗结束时会提及，从一种重要意义来讲，每一次咨询结束都是为最终的治疗结束做准备。有时，这个问题很明显放在注意的焦点之上，比如说夫妻分居，或者治疗师离开了。夫妻俩在一次咨询结束，对失去支持的反应，这经常是一种感觉，此时，当突然出现一些微妙或忧虑的感觉时，求助者的反应最能说明将要来到的分离会是什么情形。

在本章中，我们将描述在不同的情况下结束治疗的性质和特点，重点放在需要完成的治疗任务和治疗的局限性上。

治疗开始之前就结束

治疗经常会在转介之后很快结束，也经常会突然结束，可能夫妻一方或双方已经决定或很快决定他们不想再维系婚姻了。有时，他们会来进行第一次咨询，只是出于一种尽义务的感觉。在这些个案中，治疗可能迅速结束，或者夫妻一方可能留下来进行个体治疗，而这种个体治疗本身可能很短，或者像精神分析那样很彻底全面。

唐打电话给我（J.S.S.）迫切地约见我。过了20年的婚姻生活，他的太太莉娜尔说她想分手，他愿意做任何他可以做的事情来阻止这件事发生。他在电话里告诉我，对他来说，这完全是一个打击。据他所知，他们一直很幸福，我能不能尽快面见他们？

当我两天后见他们的时候，莉娜尔说她的观点完全不同。多年来，她总是对唐说，他们的婚姻不太美满。几年前她就感觉自己开始分裂自己，现在她认为不到十岁的孩子们可以面对父母的离婚问题。她伤心的事情之一是唐对他们的儿子漠不关心，儿子有学习障碍，是最不省心的孩子。她痛恨丈夫把儿子推给她。

唐反对说太太应该再给他一次机会。他处于工作危机中，在几份工作中辗转，而莉娜尔有足够多的钱。这不公平。莉娜尔意志坚定，说唐不能理解她一直在讲的问题，而这些问题多年没有改变。多少年来，她总是同意照顾他，从一个这样的危机到另一危机。她来咨询室是希望我可以让唐进行治疗，因为她知道分手对唐来说是很困难的。

唐仍旧迫切地希望能找到力挽狂澜的方式，而莉娜尔有几个星期没有坚定地拒绝唐。我对他们说，如果她真的想结束婚姻，可能最好让形势明朗一些，这样可以少一些焦虑。在一次个体咨询中，她告诉我说，她第一次与另一个人有了情感卷入，但是她想唐如果发现此事，他会走极端，会进行报复。她铁了心要结束这场婚姻，但是她对唐怀有足够的同情，希望他能得到他需要的帮助。

当我单独面见唐时，他又迫切，又焦虑，又恐惧。他强迫性地认为现在的情形是不公平的，他无法洞察婚姻关系失调的程度，对此，他的配偶已经抱怨了很多年。当莉娜尔准备离开家的时候，他越来越焦虑，严重抑郁，甚至想自杀。一位同事给他开了抗抑郁药，他反应良好，但是他继续表现出毫无洞察力的样子，坚持说他有得到公平对待的权利，这只能让他太太坚定了对他的判断。

最后，他不能进行任何哀伤的处理。相反，在迈向离婚以及财产分配的每一步中，他都与太太打架，他用愤怒的战争代替为婚姻和家庭的哀伤，两年后他开始一段新感情之后才安稳下来。另一方面，莉娜尔也试图避免哀伤，很快投入一个新的、理想化的关系。这降低了她对吸收心理丧失的需要，虽然方式与唐不同。只有等到第二段感情也变味了的时候，她开始比较两者，发现她选择两个依赖性强、不断提要求的男人，他们一开始都表现得很有吸引力、很合作。到那时，她才开始用心理治疗来理解自己的经历，她的父亲让人开心，但是又令人失望，这段与父亲共处的经历，她以前试图通过选择的两个男人来处理。

这段婚姻治疗很难开展。治疗师做了一些工作，帮助配偶各方处理已经发生和他们将经历的丧失，但是即使是这些工作也不是特别成功，婚姻中一方显然很理智，保持和蔼而"乐观"的拒绝态度，而另一方纠缠不清、偏执、恶语相向，又喊着说"来照顾我"。作为一种回应，这个个案的咨询嗑嗑巴巴，很不完全。唐没有取得任何实质上的进步，而莉娜尔就如何处理孩子问题方面得到一些支持和建议。但是即使是她，也没有得到任何实质性的、重要的治疗，直到第二段关系失败后，情况才有所改变。

治疗师失败后结束治疗

在这项要求高的工作中，有一些咨询结束是因为治疗失败了，求助者和治疗师的匹配度不够好，或者治疗师犯了某些使夫妻很难继续与治疗师合作下去的错误。或者，更糟糕的是，根本不能进行下去。经常很难说失败仅是技术问题，还是移情的问题，或者是夫妻俩的问题过于严重，治疗在任何情况下都不能取得进展等综合因素造成的。

弗尔德先生和太太被转介到我这儿来，而我（J.S.S）腾不出治疗时间来见他们。但是转介的人是一位关系很好的同事。他说他们是很值得也是很有趣的一对夫妻，他特别希望我能治疗他们。他认为面见他们，我会很享受的。这样，我为他们挤出时间。但是当我见到他们时，他们看起来呆头呆脑的，完全没有动机的样子。丈夫弗尔德先生抱怨太太善变，而太太抱怨先生被动，而且指望不上。她说，实际上她认为自己已经无法再忍受下去了。她在考虑离婚。

我很快意识到她好像在绳子的另一端，我在考虑她关于分手的想法。但是下一次咨询时，她谴责我对分手推波助澜，而她并没有这种意思。我觉得身陷虎穴。她告诉我，她觉得自己被误解了，在这种形势下，她不确定还愿不愿再回来。

下一次咨询，她真的没来，虽然弗尔德先生来了。他简短地通知我取消一次咨询。我的政策是不论发生什么事，取消的咨询还是要收费的，但是回顾现在的情形，我知道如果不与弗尔德先生讨论，不让他想明白，就直接将账单给他们，弗尔德先生也会感到受伤。他后来确实没有支付取消的那次咨询的费用，也没有打电话过来安排以后的咨询。

回顾这个个案，我的感觉好像是被转介个案给我的同事诱使，这一点使这对夫妻问题变得很困难。一想到我已经答应治疗，我觉得还没准备好承受求助者移情带来的普通的伤害，没有意识到自己失望的感觉，我把这种失望传染给了这对夫妻，他们理所当然地提供了更多失望的机会，这是很容易做到的。然而，我假定这对夫妻从根本上说，不会比其他求助夫妻更难治疗。对于这个个案，失败是属于我的。

治疗结束后求助者找到更匹配的治疗师

在我们的早期著作（Scharff and Scharff，1987）中报告过一个个案，这个个案处在灰色地带。克莱先生和太太被太太的个体治疗师转介过来，丈夫55岁，太太41岁。这对夫妻结婚以来就一直打架，咨询时也是硝烟弥漫。为此治疗师（D.E.S）感觉受伤，走开，让他们处理难控制的脾气。克莱太太不断地提要求——什么也不能满足他。克莱先生长时间以来被动地吸收着太太对他的刺痛和攻击，最后他崩溃了，有些时候，用力地撞击办公室家具，几乎要把家具撞坏了。当他按太太的要求做时，太太很少给他赞赏。然而，大多时候，他快活地做自己想做的事，认为不管怎样太太迟早会来迁就他。几次咨询后，他们有提高的迹象，他们经常带着其中的一次战争来，这种战争似乎破坏了所有进步。对他们共同的破坏行为进行解释没有产生作用。在这段时间，克莱太太不断地谈论离婚的事，并对她丈夫表达轻蔑。

这些循环重复了可能十多次，我（D.E.S）与他们对质，指出他们在这种反复出现的模式中不能向前推进，并怀疑治疗会不会有用。我说我自己当然并不怀疑治疗是否有用。克莱太太说不管怎样，她都会分手。要不是我的话，她不可能再跟丈夫在一起。克莱先生被动地耸耸肩，他说他不想结束这段婚姻，但是他同意说没有感觉到进步或者改变。我们同意再用两次咨询结束治疗，并审核这个决定，但还是同样的暴风骤雨式的争吵，这是这对夫妻标志性的互动模式。最后，他们离开了，太太阴沉着脸，丈夫看起来像霜打的茄子，我的感觉也一样。

两年后，克莱太太的个体治疗师给了我反馈。他们没有分手，而是要求再次转介。在后来的伴侣治疗中，这一次治疗过程看起来更平静。也许治疗的质量提高以及他们后来的关系提升反映了克莱太太高频率个体心理治疗取得了不断的进步，也许是我在治疗结束时对他们的对质起了作用，或者也许他们与另一个治疗师有更好的匹配度，也许那位治疗师对他们取得的进步有更多耐心，对施虐和受虐的互动模式有更多容忍，这些反馈理所当然地让我停下来思考。我曾经面见的夫妻失败地离开了治疗，但是至少带着一种感觉，我已经做了所有我能做的事，他们继续活下去，而且做得更好。也许我在他们的进步中起了一点作用，或者从另一方面说，也许我能做得更好。

从根本上说，两难选择是我们在任何时候都需要处理的问题。我们努力学习技艺，我们按自己的经验和直觉行事，之后必须承认还有很多我们不知道的事。一些求助者对我们很好，可能比我们对他们更好。其他配偶让我们面临考验——我们没有必要都通过。在此，我们想以文字形式记录这样一些个案，结果不太完美，而且治疗师可能存在一些错误。我们能做的是诚实面对这样的可能性，不断努力磨砺我们的技艺，理解人类的努力就是这样的。如果治疗进行不顺利，确实是求助者的损失，同样也是我们的损失！

简短干预后的治疗终止

对夫妻进行简短干预也会产生很有用的治疗作用。一些处于危机中的夫妻，他们的婚姻面临挑战，然而婚姻中仍有许多可取之处。如果我们能帮助这样的夫妻解决危机，他们能很快上路。在这样的个案中，治疗结束工作与我们的短程干预工作结合在一起，对他们来说，有一点很有帮助：离开时让他们知道，治疗室的门是向他们敞开的，他们可以再回来，但是很多人再也不会觉得有这方面的需要。其他人会以短程干预为促进因素再回来，他们经常是为配偶一方寻求个体治疗。

如果夫妻在短程模式中进行顺利，他们经常会带有积极的移情方式，这一点在治疗过程中会对他们起到支持作用，也使他们能够带着自己修复好的共有的支持离开。

琳达25岁，从一个个体咨询中来见我（J.S.S）。她抱怨说，她的丈夫尼克，一个28岁的特别成功的律师，在最近一年完全忽略她，她已经不能再忍受下去了。她很喜欢自己的播音工作，但是他们现在计划要孩子。她恳求丈夫投入更多精力在婚姻和家庭上，但丈夫不以为然，我提议他们做夫妻关系评估，她做出积极响应，她的丈夫也同意参加。

在第一次联合式咨询中，尼克对于琳达或我说的任何话都反对，后来，琳达将他们的关系与尼克父母的婚姻做比较，尼克父母住在一起，但多年来始终对彼此憎恨。突然，尼克开始大哭。"你是对的"，他说，"我就是有这样的想法，你不让我那么努力工作，是一种嫉妒，但是当你说话的时候，我突然看到有孩子让我害怕我们的婚姻会像他们的那样。"他不愿意谈的阻抗化解了，看起来有了变化。

他们安排了另外两次预约，但是几乎没谈什么。丈夫不再绷紧神经，也不再视太太为理所当然的老婆，在一种如释重负的气氛中，丈夫愿意更多地投入于婚姻中。结束工作在三次面谈的最后一次时进行。夫妻俩考虑的问题是，他们自己是不是能够应对。我们回顾了他们的优势和存在的困难，他们同意如果他们之间再出现紧张局势，任何一方不能妨碍另一方寻求治疗。我感觉到他们对自己在修复过程中的承受能力感到犹豫，但是没有充分的面临困难的感觉支持继续进行治疗，所以在分手时，我心怀忧虑。

六个月之后，尼克给我发来一张便条，感谢我的帮助。琳达已怀孕两个月，他们觉得又找回了自己想要的婚姻。三年后，在一家快餐店我偶遇他们。他们已经有了第二个婴儿，琳达留在家里照顾两个孩子。她说，尼克仍然是她希望他成为的那个男人，而且已经成为了一位了不起的父亲。这次偶遇让我希望我的其他干预工作能像这个一样进行得如此轻松，效果如此好。

我们发现所有从短程治疗中受益的夫妻都因为采取了发展性的步骤而走出危机，但是他们的婚姻都是建立在坚固的基础之上的。而其他夫妻可能在几次面询后自己感觉很满意，如果我们感到他们的婚姻存在长期的危险，那么我们在与他们告别时会表达更多的关心。

终止治疗后进行个体咨询或家庭治疗

无论是成功的或是不成功的伴侣治疗都可能引向个体治疗。桑德（Sander，1989）将此转变描述为一种策略，他经常有计划地将伴侣治疗作为一方或双方配偶个别治疗的前奏。我们的经验是，个体治疗也同样可能引向一段伴侣治疗。也就是说，治疗的一个过程或聚焦的某个问题会导入其他议题，看起来可以很符合逻辑地进入下一阶段的干预。

比如，让我们这样解释：伴侣治疗的成功回放了夫妻俩的投射性认同，使他们可以在更广泛的家庭成员中提供相互支持，并携手合作。这可能给双方进行个体心理治疗或精神分析留有空间，或者可能给他们更广泛的家庭生活提出了议题，可以是与他们的孩子，或者夫妻与他们自己的父母、兄弟姐妹之间的问题，如果个案出现这种情况，这种转移对他们来说，感觉是一种进步。当夫妻放弃这一提供支持、丰富他们生命的设置时，治疗的终止可能涵盖丧失的全部力量。

如果双方继续进行家庭治疗或平行的个体咨询，治疗结束的痛苦就会缓和很多。然而还是会有真正的丧失使求助者悲伤。在夫妻治疗结束之前要尽量做好这部分工作，以促进下一阶段的治疗。

成功的伴侣治疗引向个体的心理治疗

比和迪克来求助于伴侣治疗时，没有抱太大的希望。对丈夫来说，第二次的婚姻也已日落西山，他觉得自己能做的事情有限，无力挽回颓势。他和比搬到华盛顿，在他的计算机设计专业领域里，他无法找到工作。而比正在接受有关对外事务的培训。她开始改变不要小孩的想法，但是她现在觉得迪克在追求自己的事业上很被动。当她接受一项海外派遣后，这种情况还将继续下去，因此她在想如果她真的决定要小孩的话，迪克会不会是一位好父亲。

然而，夫妻俩在治疗中进行得十分顺利。比洞见到自己愿意做出让步，而且这种让步会很有帮助。她认识到自己害怕婚姻象她父母的那样，老打架，这一点促使她选择迪克，因为迪克比较被动，而现在她又希望迪克变得更主动一些。迪克在治疗中说得不是特别多，但是他在倾听，也在努力。他理解了比对他的期望改变了，也将加在他身上的压力谈出来了。大多时候，他在说自己的工作，以及在这个领域内的困难，并且几乎没有晋升的机会。

后来，几乎令人察觉不到的是，他在找工作方面表现得越来越主动，并且得到一个引人注目的新职位。他开始变得阳光起来。他们之间出现了新的生机，看起来关系越来越好。夫妻治疗完成了使命。但是比现在要求转介去做个体治疗，处理她的自尊问题，低自尊使她以十分妥协的姿态开始自己的婚姻生活。她觉得她的婚姻应该比她有权利期待的更好，她想了解她先前为什么试图以妨碍自己个人成长的方式来处理婚姻问题。

这对夫妻怀着被鼓舞的感觉对我说再见，同时也有一丝伤感。他们的治疗持续了15个月，改变了他们共同的生活，他们对于自己能不能保持下去有点焦虑。一年后他们与我联系，比完成了一年的个体治疗，第一次被派往海外，这是她一直梦寐以求的。迪克的工作表现十分优秀，以至于他的公司设立了一个特别的项目，项目设在海外，他可以在那个新地点运作。

失败的伴侣治疗引向成功的精神分析

在另一个个案中，让我们说说婚姻治疗搁浅，或者至少是陷入僵局，婚姻关系破裂，或者其中一方退却了。这些个案可能因为求助者中途缺席而转入个体治疗。经常出现的情况是，在伴侣治疗的末期，只能对那位留下来的配偶做个体治疗。然而，接下来进行的个体治疗可能对那位接受治疗的配偶大有裨益。

布琳达，现年40岁，打电话来要求为她的婚姻做治疗。她认为自己的婚姻处于严重困境中。她给丈夫的治疗师打电话，治疗师把我的名字给了她。夫妻俩第一次来咨询时，她的丈夫，乔，表现良好。太太对婚姻不满，他表现得很意外的样子，并说他可以做出任何努力。然而，事情很快弄清楚了，他又酗酒，又虐待家人。他经常在外面表现得很和蔼，在家里却深更半夜地喝酒，然后恐吓布琳达，对孩子大喊大叫，甚至有一次在强暴太太的时候，打断了她的肋骨，这件事被他说成是给了她一个"友好的、鲁莽一点的拥抱"。虽然在公众面前，他很有魅力，但在家却很恐怖。这一点不久以后也控制了伴侣治疗的过程。

布琳达不能放弃一种充满焦虑的受虐性依赖。在伴侣治疗中，她看到自己成了害怕孤独和低自尊的质押品，她现在在治疗中开始与他对质了：要么停止喝酒，要么她要分手。在这种压力下，乔的问题行为增加，他开始与他的秘书发生婚外情，很晚回家，还喝得醉醺醺的。

面对心理治疗，尽管连乔都投入到个体治疗了，情况还是迅速变糟。布琳达要求预约个体咨询，但是我不同意这样的请求，认为要等到婚姻问题解决后再说。我确实感觉到单独面询布琳达会离间乔，会过早地消灭夫妻治疗的所有希望。乔确认了这一点。他同意在我和他的个体治疗师之间咨询，但是却没有阻止这种颓势。最后，布琳达决定说她已经受够了。她设了一个期限，要求丈夫改善他的行为。这个期限到了，事情没有变化。她带上孩子，搬出了家。在下一次的夫妻咨询中，她宣布在以后的咨询中，她只对如何照料孩子感兴趣。乔发怒了，开始打一系列的污辱电话，从夫妻账户上拿走钱，并且拒绝合作。虽然在下一次咨询之前，他表面上不喝酒了，但是他的举动却变得像从前一样。他拒绝治疗师，指责我和布琳达站在一条线上，说这是不道德的行为，之后咆哮地从治疗室出去，结束了治疗。

布琳达现在面临的哀伤既是伴侣治疗的结束，也是婚姻生活的结束，她很不情愿地开始认识到，自己遭受着身体和语言上的双重虐待，这已经是她多年来不为人知的命运。现在她不得不哀悼这一段她从来没想过放弃的婚姻，她问，有没有伴侣治疗的办法可以挽救这段婚姻？事情的发展可不可以不一样？但是她自己都不这样认为，她相信我，尽管有很强烈的丧失感，这一点在治疗的对质中，治疗师已经打过预防针了。她要求进行密集的个体治疗。布琳达想探寻自己忍受虐待这么长时间的原因。她想处理自己的抑郁和低自尊问题。现在她理解了抑郁和低自尊来自于无望和牺牲品的地位。全面的精神分析最后使这些问题得到全面探索，包括以前不知道的童年经历，成年早期经历的丧失，这些都导致她在婚姻中第一个妥协。个体治疗使拉维兹太太发生了内在心理上的根本性改变，这表明她投入治疗的能力处在一个很高的水平上，最后她与一位强壮而温和的男士走到了一起。

治疗以妥协结束

有一些治疗以妥协结束，对于处于不完美的情境中的人来说，这是能期望的最好的方式。在这些个案中，放弃治疗具有所有对不完美情境的哀悼的标志。

安迪和马克辛的婚姻充满动荡，为此他们向我们的一个学生寻求伴侣治疗。马克辛觉得安迪对自己从前一次婚姻中带来的儿子给予太多关注，但是忽略了他们的三个孩子，这是她所憎恨的。太太嫉妒心很强，脾气火爆，而丈夫冷静，保持着防御性的距离。咨询中充满愤怒和嫉妒。治疗六个月后，治疗师报告说夫妻俩做了一个重大生活决定——搬家。安迪在犹豫不决中离开了他第一次婚姻中的儿子，只希望可以去看望这个现已上大学的儿子，以保持两个人之间的关系。马克辛觉得这是一个很好的机会，他们可以有一个新的开始。

当治疗快接近尾声时，安迪和马克辛的婚姻仍然动荡不安，但是已有了少量的协商，稍微多了一些彼此支持性的表达。马克辛有一种乐观的感觉，从治疗师的角度来看，这种乐观以躁狂式的否认保持着。最后一次咨询是安迪一个人来的。他报告说马克辛说她不需要来了，因为所有问题都解决了，他为太太的变化向治疗师表示感谢，并且说很多事是处于一种平衡状态，他为了挽救婚姻已赌上了自己的生活和资产，还不清楚这是不是一个成功的赌注。不管怎么说，他下注了。离开治疗师他感到很难过，但是又不确定如果再有机会，会不会做更多事。最后，我们分享了治疗师对他们的婚姻所感觉到的危机。

那些进行性治疗的夫妻呈现出不同的图景。他们可能得到部分治愈，或者性治疗很成功，只是发现婚姻关系中的问题没有那么容易解决。我们曾见到一个性治疗案例，性治疗对他们的关系有很大帮助，但是他们发现不能控制性功能失调，因为丈夫的性无能转变为有器质性基础的问题。夫妻俩拒绝注射罂粟碱或埋置假体，他们离开了治疗，心情复杂，带着感谢，太太还松了一口气，她不喜欢被人窥视，还有伤心，丈夫的勃起困难已经持续了他一生，而现在还加上器质上的问题。离开治疗后一年，丈夫回来了，要求给他转介一个泌尿科医生。夫妻俩后来都学会成功使用阴茎罂粟碱注射。丈夫对此深表感谢，现在他们从来没有象现在这样享受性爱。

当治疗过早结束时

我们使用结构化方式结束治疗，以控制退行，退行是治疗过程中常会遇到的。有一点很重要，治疗师应该对治疗安排有信心，这些退行应该被理解，不应改变设置而顺利通过。

但是这通常是最佳过程，而不总是如此。在结束过程中，可能出现新的情况，让治疗师认为还有更多事要做，也应该做。以下个案说明了这一点，让我们追踪第一次过早结束到后来的一次结束，这次在某种程度上仍然是不完全的。仅仅在治疗的最后几分钟里，治疗师有了一点希望，但仍然对治疗结果不确定。

> 莉迪亚和阿列克斯·乔丹是一对年届五十的夫妻，孩子们一离开家上大学，他们就发现夫妻之间的亲密被怨恨代替。莉迪亚是一个结实的、有活力的红发妇女，有无穷的精力投入于工作和骑马的爱好中。丈夫在运动方面大不如她，在画板前完成一天的工作后，他喜欢的放松方式是听音乐和烹饪美食。阿列克斯觉得不断被太太烦扰和指责，而莉迪亚觉得自己像是一位巫婆被抛弃。阿列克斯的个体治疗师将他们转介过来，做一个伴侣治疗的评估，看看是否能够避免离婚。
>
> 在接下来和我一起工作的阿列克斯和莉迪亚（J.S.S），他们走过一条漫长的道路，从离异的边缘到重新坠入爱河。他们有自己的投射认同，以直接的沟通发展出更合作的关系。当处理完他们对手淫幻想产生的负罪感之后，他们惊奇地发现他们的性关系是充满活力的，这种性关系给他们的关系带来安全、亲密和兴奋。当他们几乎准备要结束治疗时，他们新发掘的性活动给了他们更多意外——一次不期而至的怀孕。对他们创造生命感到最初的兴奋之后，他们开始质疑在他们所处的人生阶段再要一个孩子是否可行。作为一个

天主教徒和生命权利的维持者,他们处于痛苦中,他们需要做一个决定。阿列克斯决定他肯定不想再做一个小小孩的父亲,一直想再要一个孩子的莉迪亚,也伤心地决定按阿列克斯希望的那样去流产,以保住他们新发现的自由和亲密。他们一起处理情绪,理解两个人共有的迟疑不决,形成共同决定,帮助彼此度过流产难关以及心理余波。他们用爱和关怀互相支持度过危机。他们度了假,虽然短,但是让他们恢复了活力,期间,阿列克斯决定为了减肥进行低脂肪的节食计划,他们的关系比以前更稳固,他们觉得准备好了,可以结束治疗。日期已经定下来了,留出了一个月的时间来进行结束工作。

在结束阶段,夫妻俩出现退行。阿列克斯变得毫无生气,没有做爱的精力。莉迪亚一开始认为这是因为他摄入的食物量变少,后来她的同情变为失望,丈夫再也无法创造激情了,他退回到老习惯中,退缩、被动、抑郁,而太太拼命地拉他,又变成像以前一样控制、指责,不断找茬儿。

在结束阶段有一些退行不是不可能的事,确实也是意料之中的。在治疗结束阶段,预期的对治疗的丧失会再次激发冲突,也会带来最后的痊愈。在这个个案中,终止他们和我的关系使怀孕终止造成的丧失死灰复燃。得到和失去很难平衡。我苦思冥想为什么我们的工作不能使他们从退行中恢复过来。我对治疗的规划不太有信心了,开始研究其他可能的解释。我想起我早些时候问他们目前避免所选择的措施。他们的答复令人忧虑。他们打算还用以前相同的避孕方法,而以前的方法造成怀孕。我与他们探讨更安全的方式,他们决定增加用避孕套的方法。但是莉迪亚拒绝结扎输卵管,因为她还在想着有可能再怀上一个孩子。她反对阿列克斯选择输精管切除术,因为她知道会带来可怕的并发症。她很清楚地表示,她再也不会用流产作为防止不想要的妊娠的第二道防线了。阿列克斯对她说的他们会多子多福的话,也表示阿列克斯不会坚持去做输精管切除。

现在在倒数第二次咨询中，我记得我以前指出，他们对有一个孩子的长期向往仍然存在，并成为死结。我提醒他们，说我意识到从我说这话的那天开始他们就退步了。夫妻俩不同意说这是他们疏远的原因，证据是阿列克斯买回避孕套，两个人因为这个选择都感觉安全了。问题是丈夫感觉好像不需要避孕套。一开始他们很确信他们在一起时间再长一些，自己就能解决这个问题，但是倒数第二次咨询结束时，他们要求治疗结束后需要再跟踪咨询一次。他们也讨论了莉迪亚是不是需要进行个体治疗，重点放在她原生家庭的关系上，以及因为孩子长大了，她现在感觉丧失了，另外还有她受到抑制的工作。阿列克斯计划继续和他的个体治疗师一起处理他易抑郁的倾向。我不太肯定这是一个应该在最后一次咨询中解决的问题，还是由继续进行的个体治疗去解决，这也是一个合理的结果，或者这次结束治疗还为时过早，代表的是对妊娠终止这一丧失事件的躁狂式的胜利。这些不确定留在我脑子里，开始了最后一次咨询。

莉迪亚首当其冲说："我在想也许我们还没准备好结束。"阿列克斯不同意，莉迪亚继续说，"我们几个星期没有性生活了，我们不能突破，阿列克斯还是很抑郁，他不说话。"

阿列克斯，看起来苍白而低沉，他说，"我要谈一下这个问题。我知道我们不再亲密。我有睡眠困难，我在担心钱的事儿。一个很大的设计项目结束了，现在有很多工作，我不知道下一个大项目从何而来。主要是工作中根本没有值得兴奋的东西。我们不知道下一站该去哪儿。我处在暂时的呆滞期。我没有做爱的精力。我不认为这与再一次怀孕的恐惧有什么关系。我想莉迪亚还没走出流产的阴影。莉迪亚，也许你现在应该去做个体治疗。你已经说了那么多年，但是……"

莉迪亚打断他的话："好的，阿列克斯，你将怎么做来创造工作的快乐？"

阿列克斯蔫了，莉迪亚指着他，尖锐地说，"看看你现在的反应！你完全就是抑郁。"

阿列克斯站起来面对这一挑战，反驳说，"莉迪亚，你做得太过分了。你总是指使我做事，就像现在你在告诉我为什么兴奋不起来。我在辛苦工作，节食也没有停止。我只是暂时地停滞，我很好，我还是认为我们应该结束治疗。"

我说，"你意识到问题来自于怀孕的丧失，也意识到你们两个为此都受折磨。也许你也正在对治疗的丧失做一些反应。"

阿列克斯很快回答说，"是的，我会想念这次治疗的。但是我想念最多的是治疗是如何帮助我们，我希望我们还像流产之前一样有那种感觉。"

莉迪亚跟着说，"我想念我的孩子。我认为流产是一个可怕的决定。我痛恨自己，那个孩子是那么强壮，真的应该等一等。妇科医生用了两次真空泵。对我来说，太可怕了，我不断地想孩子真的在努力活下来。那真的是一个好的、强壮的孩子。我对自己太生气了，我对你也很生气。"

"我很抱歉"，阿列克斯说，"我仍然认为这是一个正确的决定。"之后他试探性地问道："你还想要一个孩子？"

"是的。"莉迪亚坦白地说。

"噢"，阿列克斯叹口气，"这是一个很大的问题。我们可以有性生活的唯一办法，是我去做输精管切除。"

莉迪亚，惊恐地说，"噢，不！"

阿列克斯看起来很无望的样子，像掉在网里。"在伴侣治疗里我们再也没有什么办法来解决这个问题了。莉迪亚，你得到个体咨询中去处理。"

"这是我怀上孩子的最后机会。"莉迪亚哭着说，"我现在发疯似地想要一个孩子。我本来已经有一个了，那个孩子也许是我们的女儿。"

第十四章 治疗结束和追踪　　315

"我仍然认为你应该到个体治疗中去解决这个问题。"阿列克斯总结说。

我开始同意阿列克斯的意见了。莉迪亚说出来的话，一开始是有意接受个体咨询，到处理工作停滞不前的困难，再到产生于原生家庭中产生的问题，特别是她和父亲的关系过于令人兴奋。我在想她希望有一个孩子是不是一种想要一个从父亲而来的俄狄浦斯儿子的幻想。这种心理深度的治疗需要密集的个体治疗。

但是莉迪亚不理阿列克斯的建议，含着眼泪挑战似地说，"我恨你，因为你决定我们应该这样做；我恨你，因为你说我必须去做治疗；我恨你，因为我知道我想什么，但是我照你的意思做了，这是你的错。我不想在某些你听不到我说的地方说这些，就要你受伤。"

阿列克斯温柔地对她说，"我不会像你那样受伤。那是你的身体，你的感受更多。"

莉迪亚，现在更生气了，回答说，"这是我们之间发生的事。不是我一个人去做掉的，你已经没事了，但是我没有，我不会一个人伤心的。"

我可以感觉到，莉迪亚，作为一个女人，有身体上的体验，这让她感受到更多痛苦。我知道她对孩子的想象让她在事情结束后仍不愿意失去。她对痛苦的清晰认识很容易支持这样一个投射性认同，在这个投射性认同中，阿列克斯把所有的伤害都投射给了莉迪亚。莉迪亚可以如此清楚地说出自己的感觉，而阿列克斯却不擅言辞，不能说出自己的体验。他对生活表现出毫无生趣的方式带给莉迪亚的是更多的愤怒，而这又让他更加退缩。

276

我说，"很难看出来阿列克斯在受伤害，因为他没有意识到，也不能说出来。你，莉迪亚很清楚你受伤害因为你已经失去了创造并哺育另一个孩子的快乐，但是阿列克斯，我想也是以自己的方式受痛苦。阿列克斯，你没有受伤是因为你不能再做父亲了，你对此已经心安了。"阿列克斯点头，"你受伤因为你失去了兴奋的能力，这是一位父亲养育孩子的品质，也许这是阿列克斯哀悼孩子的方式。"

这段话让阿列克斯找到了出口，最后他开始说起，当他得知太太怀孕的消息时，他感受到多么快乐，多么兴奋，多么受鼓舞。当他意识到他无法在那么多年来全身心地养育一个孩子，他感到十分压抑。他已享受过父亲的快乐，他做过婴儿、学步儿童，上学的孩子的父亲，他喜欢成为男孩的橄榄球教练，他无法忍受将这些父亲职能托给一个照顾者或是其他父亲，而他的身体使他无力做这些他年轻时都由他完成的事情。"是的"，他说，"对此我仍然感觉特别压抑，而莉迪亚不会真正地向我伸出援手。但是我不会因此对莉迪亚生气，我只是希望她不要老刺激我。"

莉迪亚说，"我只是努力让你变得再一次积极起来，这样我们可以拥有我们失去的。我放弃了这个孩子是为了保住在我们之间发现的东西。现在这些东西不在了。我很失望，很生气，我没了孩子，也没了我们之间美妙的、亲近的性关系。我们有双重丧失：流产和夫妻关系中的活力。"

我说，"你们发掘了性爱，这一点以一个好的、健康的孩子表现出来。但是你们没了孩子，你们发现性爱也走了。你们只有克服了对孩子的丧失之后，才能找回性爱。但是直到找回性爱，你们才会放弃那个代表它的孩子。现在，你们对孩子的感觉使它变得意义重大，一方面是夫妻关系和谐的证据，另一方面又破坏夫妻关系。这是一个循环的问题，你们想怎样打破这个循环呢？"

"我知道你不会"，阿列克斯温和地说，"但是我希望你会。"他靠近太太,他那浓密的、直直的银白色额发落在眉毛上。

莉迪亚把他的头发从眼睛上掠开。

"你这样做是干什么?"他狡猾地说,像一个孩子埋怨母亲不应该在他的朋友面前让他难堪。

"头发!又挡着你的眼睛了。"莉迪亚差不多是咂着嘴说的。

我可以把他们身体表面的互动视为一个投射性平台,隐藏着深层的身体上的关爱。我想莉迪亚需要为抚摸阿列克斯忧愁的眉头的冲动找个理由,我注意到阿列克斯苍白、毫无血色的皮肤变成了健康的红色。

因此我说,"凌乱浓密的头发可能需要有个理由拨开,但是,莉迪亚,我想你在努力向阿列克斯伸出援手,使自己的困境有人分担,并且相信他会接受你的邀请。"

阿列克斯问道,"这是你正在做的事吗?"他的身体慢慢靠近太太。

我继续说,"并且我注意到你抚摸他的时候,阿列克斯立即变得阳光起来。"

"噢,是的。"阿列克斯微笑地承认说,"我喜欢经常被抚摸。"他向莉迪亚靠近,将他的胳膊放在她的膝盖上。莉迪亚偎依在他身上,胳膊绕在他的脖子上。

他们看起来那么喜欢对方。我的感觉就像一个小孩——从物理空间上完全被隔绝开,但是沐浴在他们的幸福中。我想他们现在完全可以结束治疗了。

但是莉迪亚说,"这证明我们齐心协力的时候可以做的事。我知道我们需要更多治疗的次数,但是如果你觉得现在可以结束,那就划上句号吧。"

"不"，阿列克斯说，"我现在同意你的意见了。我们还没有完全准备好。"他转身向着我，问道，"我知道我们不能重返以前的好日子了，但是你能每周或更长一点时间见我们一次吗？"

因为这是他们一起决定的，我觉得可以放弃将这次咨询作为最后一次。我们认为结束治疗的日期是一个向导，或是一个意图，并不是板上钉钉的事儿。不可否认的是，我们可能有时会将继续治疗的请求看做是退行性的愿望，希望能避免与治疗师的分离，当我们这样认为时，事实也是这样。但是在这个个案中我相信，治疗的结束阶段使他们表达出比以前更多的悲伤，让他们认识到需要更多时间来处理。

所以我给他们提供了一个新的面询时间，莉迪亚评论说，"我很高兴有更多时间来处理失去沙夫医生的悲伤，这次是每周聚一次。"

"我也是。"阿列克斯补充说。

当他们对此达成一致时，我感觉一阵轻松，我可以想象我是在分享他们的如释重负。

然后，正像我需要找到无所不在的阻抗的证据一样，莉迪亚离开治疗室时对阿列克斯说，"我不敢相信，你怎么那么快就变了主意。有些时候,你改变的方式都让我担心了。"他不相信似的摇摇头。对于他们来说，在走出僵局时接受自己的进步是多么困难。

治疗结束的威胁是他们在动力学上的困难。怀孕，代表了他们的性活力，同时也带来毁灭的种子，不管胎儿是活的还是死了。这种毁灭的感觉不时来自于流产本身。使人气馁的悲伤不是因为须做出流产的决定而产生的意识层面上的侵略，而是就归因于针对内化的充满关爱的性伙伴的无意识侵略,这种指向他们父母配偶的未化解的憎恨的力量在他们自己的夫妻关系上宣泄,因为他们不能这样幸福,这幸福以前是与他们隔绝的,他们感到与治疗隔绝把这些未解决的问题带到风口浪尖上。

他们是一对亲密的伴侣,处理我的反移情是至关重要的,它帮助我理解并帮助他们,根据我们以前的协议,他们决定停止治疗。我可以重整自己被排除在外的感觉,而不是包袱,并在脑海里记住他们是合为一体的,就像孩子一样,时刻被提醒。这部分的工作没有说出来,但是是个例子,说明支持能力的治愈方面中未说出来的非语言的部分,即使是在治疗的结束阶段也是如此。

两个月后,莉迪亚和阿列克斯设定了结束的日期。阿列克斯现在同意说他准备更投入个体治疗中去。在结束阶段,他们就怀孕问题做了更进一步的讨论。莉迪亚对此体验到巨大的羞辱和负罪感。这些感觉与她长期以来想要孩子的渴望有关,这种强烈的渴望她记得从小时候就有了。与阿列克斯的结合帮助她发现这种渴望也和她一直有的手淫幻想有关,她想起父亲就会手淫。她想她现在很盼望某天在个体治疗中做进一步的处理,"这完全就是俄狄浦斯情结!"她总结说。

这一认识导致一个证实性的梦。莉迪亚报告说:

"我在上楼梯,我妈妈在我后面,楼梯开始摇晃,但是我已经到顶上了。我一到那儿,楼梯变成了滑梯,我妈妈摔下去,撞到地上。太可怕了!"

莉迪亚,从以前的治疗中很熟悉的梦里用楼梯代表性活动和父母间的性交,她继续说,"我与阿列克斯做爱会杀掉我的母亲!噢,等一下!我幻想与父亲做爱会杀了我的母亲!我一定不是真的想这样做。"

阿列克斯帮她继续，问她："想干嘛？杀死你的母亲或者与你的父亲做爱？""可能两者都有"，莉迪亚叹口气说，"觉得被父亲拒绝，这很平常。但是当强迫性地有与他做爱的幻想时，那是病态。我不会让这样的事发生，他一定刺激了这种幻想，我知道他会，他很疯狂的。"

"在你十几岁的时候，他切断与你的来往一定让你更加想他。"阿列克斯同情地爱抚着她的肩膀。

莉迪亚转身对着阿列克斯说，"当你断绝和我来往时，我又有了那种感觉，我觉得很肮脏。然后，我就不能抚摸你，我感觉不好。"莉迪尔对她投射在阿列克斯的拒绝性客体进行反馈，以压抑被他的抚摸唤起的兴奋性客体。但是此时丈夫并没有被这个投射完全占据。

"但是"，他抗议说，"虽然我被你阻挡在外面，我还是表达了我对你的爱，我不会像他那样做。"

莉迪亚软化下来，温和地回答说，"我知道，我很高兴你没有，但是感觉还是一样的，我还是不能忍受你身体上接近我。我想，我想回到我们以前做爱的时候。"

我被莉迪亚能熟练地处理她的梦而折服。我看到她的投射性认同是如何被阿列克斯的包容所修改。我觉得他们几乎不需要我，也许这是我没有在莉迪亚的梦中看到移情意味的原因。与阿列克斯的令人满意的亲密和性关系意味着我的消亡，就像他们离开治疗一样。俄狄浦斯的侵略已经转移到我对他们的支持中去了。因为在它的控制下我也是一部分，我的能力已被抛到一边，就像母亲被抛到楼梯下一样。结束的过程像楼梯一样接近完成，治愈还不太明确。

接下来的几周里，夫妻俩像这样在处理他们的兴奋性和拒绝性客体上面不断进步，退行到扮演拒绝性客体，他们以前的关系合作

第十四章 治疗结束和追踪

性较差,莉迪亚纠缠阿列克斯不要再吃低脂肪的食品,以防阻塞动脉,他以沉默对抗。因为莉迪亚不能忍受丈夫不与她在一起的痛苦,莉迪亚恳求他不要再表现得那么抑郁,而他的头垂得更低了。这种快速进步,又更迭为退行的模式是治疗结束的典型特征。自取得进步的时候,以令人瞩目的自我对质的态度,莉迪亚会承认她需要控制阿列克斯让他为她保持活力,她也会承认她用一些技巧操纵丈夫做出一些决定,她会同意,但又不是公开同意,这样她就可以占支配地位。比如说,在流产这件事上,她真的想阿列克斯做出决定,她就可以同样做出避孕的决定。

阿列克斯的反应是得到控制权,他迅速而大胆地节食,让莉迪亚很担心。为了努力做到不控制他,莉迪亚什么也不说,他向太太保证他会恢复正常,但是只有到他为自己准备好了的时候。莉迪亚还是什么也不说,然后阿列克斯才认为她在愤怒中退缩了,他可以按剂量自己服药。因此形势上下波动,进步和退行交替直到新的结束期限到来。

为了保留阿列克斯新获得的自信,在最后一次咨询中,他做了第一个发言的人。

"好",阿列克斯说话很有戏剧性,"就是这样!"他期待性地停顿了一下,莉迪亚没有插话,他继续说他学习到不让治疗的起伏和夫妻关系把他摔得太重。这些年来,他一直在努力让婚姻变得完美,想要弥补太太,因为太太成长于一个悲惨的、充满争执的家庭。当他失败时,他感觉很压抑,这对她来说更糟糕。他在突然间悟出一个道理,让莉迪亚快乐不是他的责任,失败也不全是他的错。"事情用不着很完美,我没有必要为失败感到压抑。"他宣告说,"起起伏伏,这就是生活!"这些念头在他们大吵一架后涌上心头,使他们有一段时间考虑要分手。这次吵架是因为阿列克斯周末时想做自己的事,而没有考虑莉迪亚的感受,那时他们还是在一起的。莉迪亚还是什么也没说。

阿列克斯继续说，"这是她攻击我的方式。我气疯了！她为什么要发那么大脾气？她皱着眉向我大喊大叫，指责我说，'你为什么不能给我们腾出时间？你说你会的！'就像我不守诺言似的。"他转过身对莉迪亚说，"莉迪亚，你可以只说，'你想不想有更多时间在一起？就像我们两个以前谈妥的那样？'但是，不，你一定要指责我，让我不得安宁。"他又转身对我说，"所以我想我不能再被她的愤怒控制了，我们谈着话，我就走出去了，后来，她告诉我说，我不是生气，我是受伤了。"之后他又再次温和地建议莉迪亚说，"如果你说'我受伤'了，我会说，'我愿意和你在一起！'"

我说她当然会，从公平地角度说，丈夫也可以提醒自己太太是受伤了，并向她保证他会像他答应的那样，"是的，我会。"阿列克斯同意了。

莉迪亚仍然一言不发，甚至当我就阿列克斯谈他俩的问题做评论时，她也是如此。阿列克斯说他想他的进步——变得更独立并重新投入个体治疗——对莉迪亚来说很难接受。现在莉迪亚开口说话了，"是的，很难。"她承认说，"我没有什么要说的，我很怕说出什么来，怕败坏你为做你自己而付出的努力。我不得不说，我很生气。你说你和我在一起，但是当你和你父母在一起的时候，就完全忘了我。"（这是他们所说的在一起的意思。）"他的父母对他特别好，对我也很好，但是他们溺爱他。他忘了他是我仅有的家人，这一点伤害了我。"她哭泣着，之后擦擦眼泪继续说，"但是我要说，我爱你，阿列克斯。我知道你在改变，我也在努力给你空间。我努力离你远一点，让你去定义你自己。"阿列克斯被感动了。

"现在你又抑郁又生气！"太太断言。

"不，我没有。"他反驳说，"你说的话很好，我很感谢！"

此时他没有接受太太的投射。

此时莉迪亚又坐立不安起来。眼泪充满眼眶，脸上也失去了神采。阿列克斯对她说话就像对一个孩子讲话，让她不要担心，"我知道你对你父母是多么愤怒，因为他们对你做的那些事，我也看到他们对你做了什么。我知道看到我父母那么爱我，而你又那么糟糕，你很生气，看到你父母那样对你，我也很愤怒，但是我父母也爱你。"

"对不起。"我打断，说，"我注意到你，阿列克斯刚才从受伤转向愤怒，这是你希望莉迪亚不要做的。"看到他点头，我继续说，"什么东西让你很难直视她的脸，有什么到你脑海中吗？"

阿列克斯抓着莉迪亚的胳膊，"我受不了这个。"他回答说，"我感觉到她坐立不安，就像我总是从我妈妈身上感觉到的一样，她踢着自己的脚趾，就像踢着我的胃一样。"他垂下眼帘，坐直了身体，就像从腹部被打中恢复过来一样。

"他的家庭比我的好很多。"莉迪亚说，"我就是想让他听我说出来，不要认为我对他很生气。"

我们还有十分钟就要结束治疗了，但是他们的样子好像结束不在眼前一样。我的感觉就像阿列克斯一样，我觉得失败，做得不够多；也像莉迪亚一样，不得不让他们走。我也感觉到被他们正在进行的治疗排除在外，这里的工作已有成果。我想我在为他们体会丧失，因为失去我的伤害对他们来说是一个困境。

所以我说，"我想你们在以谈论好父母和坏父母代替谈我，将伤害化成愤怒，因为失去我，你们感到很艰难，你们在谈论中间停下来的时候有什么感觉？"

莉迪亚说，"这是一种丧失。"

阿列克斯说，"真的，但是不管怎么样，我自己剩下来的时间要继续谈我的个人治疗。"

莉迪亚同意，"我感觉到他现在需要这样，我自己也将做些什么。之后我想象我们也许还能回到这里。"

"也许这能减轻这种丧失的感觉。"我说，（我认识到对我来说也是如此）"但是此刻结束我还是有一种丧失的感觉。"

阿列克斯急于让我开心一些，就像他以前试图为莉迪亚和他母亲那样做的一样，他说，"好的，下周四我有空，如果莉迪亚……"

"不。"我说，"我不是真的想除掉这种丧失感。我在试着把因为治疗还不完全而感到丧失的体验说出来。你谈的是分离，因为再这样接近是不太可能了。在你重获性的亲密感之前，你就在慢慢结束治疗了，在治疗中你那么高兴地发现了那种亲密。虽然我们已经处理了怀孕的丧失，但是我还没有听到对受孕的两难问题你们打算怎么解决。"

莉迪亚先就最后一部分话题回复说，"我有四个星期的时间想这事，我已经决定去结扎。""我知道对你们夫妻俩来说，很难做出这样一个最后决定，因为你们盼望给对方一个孩子去爱。"我承认说。

莉迪亚对我说的前部分内容做了反馈，她说，"但是我们不想分手。我们想亲近彼此，我想得到我们以前有的那种亲密感。我想要他一天24小时关注我。"

"噢，我明白了！"我一闪念，说："一天24小时的关注是婴儿得到的待遇。"在结束之前的早些时候，他们已经反驳了移情中的体验，这种体验是想成我的婴儿的愿望。我继续说："我记得你做了流产这样痛苦的决定，以便为你们新发现的性关系腾出时间。这意味着重新获得这种可能，得到和给予对方24小时的爱和关注，正像你会对待孩子那样。这使我看到还没有完全处理的事情是想要一个孩子的梦想说明你们自己渴望成为一个孩子。"

"是这样，我想被爱成一个婴儿。"莉迪亚说。

"我也想。"阿列克斯同意。之后，他们各人以温顺的态度，几乎同时说，"是的，我们想成为对方的婴儿，但不是在现实中。"

我以前也说过这样的话，但是此刻通过分离时候的移情，看起来有了成果。当我说完这些之后,我感到一种生产之后的轻松。

评论

在这个延迟了的收尾咨询的末期他们合到了一起,在这个情境和莉迪亚的梦境中,移情的两个因素显现出来:(1) 莉迪亚与他的女治疗师之间有竞争,这种聚焦于个体的移情也表现出来了;(2) 在治疗出现的移情中夫妻俩都具侵略性。治疗师解释这种负性移情时发生错误,这一点因为太太的表现而被缓和下来。太太能够承受打击而不报复,也没有被唤起过多的反应,这些有利于下一次治疗的延伸。

之后,移情的新的一方面在以前的治疗中含混不清,在治疗结束的最后几分钟里,变得清晰起来:他们渴望做治疗师的婴儿。在最后时刻,治疗师认为对未满足的需要所共有的幻想可以被命名、解释并且可能被解决。但是因为缺少确信,即使治疗师同意夫妻俩准备结束治疗的决定,治疗师和夫妻俩还是有一种未完全的感觉,一种在话谈到一半就离开的体验。

当然,这是治疗结束的一种特性,那种"完全结束"的想法是不切实际的。只有死才会有结束,因为只要生活继续,就总会有另一个想法,另外一种建构的可能,另一章内容——但是不会一直有另一个婴儿。在治疗的收尾阶段,重要的是,可能会有下一个想法,会有重建亲密感的能力,能够持续接受发展终点,并继续向前。

婚姻治疗和性治疗成功后结束治疗

成功的治疗来自很多方面。结束治疗没有单一的标准,除非夫妻俩也许因为得到他们想要的东西而满意。经常,配偶双方得到比他们期望的要多,有些时候他们带着得到很多的感觉离开,即使是一无所获。就我们的经验而言,治疗终止在性治疗的设置中被强调是因为夫妻俩很早就会想到结束。当性生活提高了,他们会在结束前好几个星期就想如果继续有进步,他们不要治疗师就可以做得足够好了。对治疗结束的预期和它最后的发生都很重要。对大多个案来说,治疗的日子是不设定的,虽然另一些人会觉得这样很好，他们盼望回到这宝贵的隐私时刻。在婚姻治疗中，结束可能有非常重要的影响，或者可能没有任何戏剧性地平淡落幕。

丽贝卡和昆汀（第一章）在本书中提供了第一个范例。他们三十多岁，太太有阴道痉挛和性厌恶，丈夫经常不能在阴道里面射精，为此他们来做性治疗。丽贝卡有一种焦虑性的天真，而昆汀自恋，而且自我关注。在治疗的过程中，丽贝卡对自己能不能做一个母亲的焦虑出现了。

治疗在性失调上很成功，然后进入婚姻治疗模式，从全面的角度处理他们的关系以及丽贝卡对生孩子的焦虑，还有丽贝卡同时进行的个体治疗的问题，甚至到他们已经在做婚姻治疗，丽贝卡开始说她害怕不能解决这一问题，因为他们以后会停止治疗。他们害怕要孩子的决定意味着他们不能再享受做孩子。

然而，他们还是向前迈进了。当昆汀承认自己害怕不能在情感上支持一个家庭时，丽贝卡的焦虑变少，用昆汀的话来说，他们变成了"一对运作良好的性爱团队"。虽然还是很害怕，他们最后感到已经准备好有一个家了，他们更担心的是，能不能离开治疗。他们用了几个星期的时间讨论这些焦虑，以便在没有治疗师之后继续生活下去，这是一种强烈的丧失感，回应了他们各自在成长家庭中曾经缺少支持而体验到的情感。最后，在治疗师感觉到这是历史上最长的一次结束过程后，他们开始了自己的旅程——焦虑少了一些，以他们自己的方式自信了。

一个成功结束的个案

在本书的最后，我们想给出这样一个案例，它整合了我们努力在做的工作，是一个处理移情和反移情的范例，说明了有关在简短的报告中哪些内容可以压缩的原则。这个个案的结局来自于梦的工作。

这对夫妻两个人都缺少性欲望。多年的低性欲因为丈夫性无能不断明显而变得复杂。我（D.E.S）最早产生的疑惑是，个体治疗或者是精神分析也许是可以介绍给他们的，因为压抑的欲望可能是深层的在同一性方面的神经症问题的一部分，带着对支配性兴奋客体的恐惧。然而性治疗本身证

第十四章 治疗结束和追踪

明足以矫正他们的障碍。

　　T博士和他的太太被一家收养机构转介来的时候都是35岁，他们收养一名叫塔米的女婴已有一个月。T博士从来没有信心在性上表现得最好，在做不孕检查并试图怀孕的过程中，他时不时地出现性无能的现象。从那之后，两年前，他退却了，对性几乎没了兴趣。T太太一开始没有注意到，她忙于自己的工作，但是渐渐地，她认识到她自己有一种被忽略的感觉。从事收养工作的社工敏锐地发现了这一点，夫妻俩承认他们的性障碍是夫妻关系中得到关怀的资源，如果没有这个问题，他们两个都会认为他们的关系是持久的快乐和相互的关爱。

　　在评估过程中，T博士很自由地承认，他因为专业上和社区里的事务转移了对性的兴趣。在意识层面，他意识到他从性交中退出是因为害怕性无能，但是他强调从结婚以来，他对性的感觉就没有被唤起过。只有一次在假期的时候不是这样，那时夫妻俩都很放松，很轻易地享受了性爱的乐趣。这个问题部分是性无能和表现焦虑，部分是被压抑的性欲望。T博士的个人历史支持了以上两点。他对性的兴趣一直相当低，在寄宿学校的那些年里，他有几次同性恋遭遇，这可以说，他在建立青春期的性别同一性上遇到困难。他说，他与父母的关系很好，父母之间本身的关系也不错，直到母亲开始关心她的年龄，而父亲的精力一直没有衰减。那时T博士上大学了，他的父亲与另一个女人跑了。T博士对他的母亲很同情，虽然他跟父亲的关系还是很好。

　　T太太告诉我说，她来自一个充满爱的家庭。她是一个小妹妹，有一个爱好体育的哥哥，她被推动像哥哥那样爱运动，爱竞争，作为一个女人，她从来没有多少信心。在女性性爱的感觉障碍使她处于问题处境中，她现在要求T博士在性上有更多兴趣。

　　在一次解释性的咨询中，他们把最近领养的婴儿带过来了，这样我可以看到他们身体上的僵硬。T太太直直地抱着塔米,与身体隔着距离,在膝部的上面维持平衡,塔米的脚挤在她的外阴部。她用一只手撑着塔米的头,另一只手拿着奶瓶像注射似地给孩子喂奶。整个场景看起来很尴尬,像撑在那儿一样——不是一种舒适的、拥抱的感觉。一方面动作轻柔,很显然充满爱意,另一方面,T太太把孩子抱在离身体距离很远的位置上。我感到我可以想象到她自己的身体和丈夫身体之间也是同样的尴尬。当T博士抱小孩时,他看起来很迷惑,而且不知所措,但是很显然,他是非常开心地抱她的。整个气氛一点儿也不是缺少关爱,或者病态——只是身体紧绷而且尴尬。

我告诉这对夫妻,他们两人都逃避性爱,因为他们自己作为有性别身份的人有共同的不稳定感。我已经鼓励T博士告诉他太太,他自己对于性无能的焦虑和他以前一直感受到的羞耻有关。他这样做了,两人都觉得如释重负。我现在告诉他们在导致性无能的表现焦虑的下面有一个性欲方面的问题,他们两个似乎都有,但是T博士替两个人表现出来了。我建议他们开始进行性治疗,也可选择转向婚姻和个别治疗。我在沉默中疑惑,不知T博士最后需不需要密集的心理治疗或是精神分析。但是当夫妻俩都打开自己、友好、表达充分、对我信任时,我感到很乐观。我觉得我乐观的反移情预示着他们良好的治疗结果。他们很乐意地同意了我的治疗建议。

第一次关键性的干预涉及到一个问题,即T博士会不会留在城里开始治疗。他安排在夏天花几个星期在研究生培训项目上。我个人的日程安排是要么此时开始治疗,要么将他们转介给同事。当我告诉他们的时候,T博士明显变得焦虑起来。这个选择要求他很快面对他的防御方式——将婚姻放在职业兴趣之后。T太太与他的逃避形成共谋。一开始她鼓励丈夫出差。在我的帮助下,她能够说出来,自己很难承受这样的压力,即要求丈夫留在城里,将他们的关系放在第一位。她把这事与为自己要什么而产生的负罪感联系起来，就像她母亲从来不敢要求父亲考虑自己的感受，母亲不敢因此冒犯他。

决定是不是做治疗的挣扎对我的乐观态度是一记重锤，但是至少我现在警觉到他们的阻抗。一想到在治疗中他们可能很难应对，我就变得很谨慎。经过十分痛苦的挣扎后，T博士最后决定留下来做治疗。他说他觉得像一个新人，就好像决定不离开太太似的。他说这个决定让他与父亲区别开来。

早期练习进行顺利。夫妻俩放松下来，从焦虑中走出来了，并且感受到从前错过的爱的感觉，但是当布置刺激生殖器的作业时，T博士报告说好几次他都不能感到被唤起。当我在一次咨询中问他有没有做梦，他很快报告了一个两天前做的梦。

"我梦见在医学院时几乎不认识的一位老师向我走过来，坐下来对我说话，他从来没有这样做过，因为他在学生面前很傲慢。那是梦。我一天前知道了他因为抑郁而自杀的消息，这让我想起了我太太的哥哥，他也是抑郁，但是没自杀。他挺过来了。我们以前担心她哥哥有器质上的问题，就像我担心我的性无能是器质性问题一样。"

我说自从我们从评估上认识到他的性障碍没有器质性基础之后，我们可以来看看他的梦，从梦中得到帮助找到原因。T太太加入进来说，"我担心他没兴趣是因为我没性吸引力。"她继续详细解释因为外表男性化而让她产生的感觉，她直到21岁才来月经，因为在大学运动队高强度的训练而导致了生理上的抑制。"我从来没有觉得自己像一个真正的女人那样性感。我从来没有走到那一步，我从14岁就停滞不前了。"

我对他们说，"你们两个都有一种身体有缺陷的感觉，这是造成你们对性害怕、不感兴趣的因素。至于你的感觉，T博士，也不能指望更好些。"他们此时可以对彼此做出保证，他们被对方的身体和特质吸引。

我想他们两个看起来都停滞在青春中期,这个阶段个体的注意力是自己是不是有吸引力、是不是性感,这些感觉还很不稳定。我说我们不能低估T博士对深层次问题的恐惧——在梦境中表达出的生与死的问题。另外,我向他们指出,在他们的关系焦虑中有指向我的地方——梦中的"医学院老师"。他们都害怕我可能会蔑视他们,还有他们的处境会杀死我——我就不能再给他们做治疗了。

接下来的两次咨询得到了双方都很快乐的报告。T太太变得很容易被唤起,T博士没有被唤起或勃起,但是听到太太的话,他很开心。即使是在我给他们各人布置的有关自慰的个别练习中,他也不能感到被唤起。

在反移情中,我现在开始担心——感受到他们共有的焦虑情绪。也许他们走不远,他们可能比我想象的更不容易治疗,这个想法占据了我的头脑。也就是说,在反移情中,我开始吸收了他们的疑惑,我是不是能帮助他们——他们会灭绝我的努力。因此,现在在反移情中,我把他们当做令人失望的兴奋性客体,来体验他们。我有一个幻想,他们可能因为毫无进展而离开,如果他们这样做的话,我会松口气。用描述他们症状的话来说,我感到"厌烦治疗他们",在某种方式上,我失去了这样做的"欲望"。他们现在通过共有的投射认同,招募了我,让我加入到他们共有的无意识想法中来:性将他们带入无望的、潜在的致命困境中。他们内在的问题在移情和反移情中重演,我现在觉得被兴奋性客体——这对夫妻引入毫无希望的境地中,被他们也害怕的失败打倒了。

之后,T博士带来第二个梦。他开始说的时候向我保证与治疗完全无关。

"我与10个或15个人站在一间大房间里,背对着墙。我们将要一个个被处死。那些组织者聚在房间的另一头。我的第一个反应就是我是失败主义者。我脱下夹克，卷起袖子，就像几分钟前在这儿做的那样，我想，'如果他们要这么做，我希望他们能快点，等待是痛苦的。'之后我意识到他们还没开始，而且很长时间了，我想，'我不想死，为什么不战斗呢？'他们在给我们看人是怎么死于一氧化碳中毒的，我医学院的老师最近也是这种方式死的。他们展示说，你到床上去，用垃圾袋蒙着，你有一个氧气罩，蒙在脸上直到变成一氧化碳。我想这太可怕了，所以我要求用电话，他们许了，我打电话给我妈妈，但是无人接听。我的战斗劲头终于澎涨起来了，所以我直接走出办公室前门。我脱下衬衫，因为这样多少是个报警的信号，我开始跑，但是感觉太慢了。两三分钟后，我意识到一个开摩托车的警察在跟着我。我还在跑，在逃生。我跑过一个高速公路上的条状地带，跑过加油站，加油站关着门，因为是凌晨两点钟。那个警察抓到了我，我想他要逮捕我，但是就是此时，一个坏蛋从一辆拖车出来，对警察开了一枪，是在他后面开的，这样我就跑掉了。"

T博士的联想使我们三个人都毫无疑问地认为，他害怕的判决是练习中的性暴露。T太太注意到那种古怪的处刑方式，在一张床上，感到害怕，被闷死，让人回想起布置的性练习。在这个梦中，他给母亲打电话就像他年轻时感到无助时做的那样。他说，"这个电话号码是很多年来没有变过的，我依赖我母亲，她应该在半夜时呆在家里，但她不在。所以我要逃生。"当我说我是那个他害怕的警察时，他回答说，"这一点毫无疑问！"但是 T 太太加入进来补充说，她与警察有相似之处，因为丈夫对待她的态度经常像被逼着去做一样。他说他害怕被性要求控制，这种性要求的暗示来自于我布置的作业、太太对他的吸引，甚至来自于自己，因为他关心太太。

我问他有关梦境发生的那个建筑物的情况。这让他想起在家上初中时的学校,他离开这间学校去上寄宿学校,那时,他觉得自己必须从母亲身边逃走。但是当他离开家,他又特别想念妈妈。

我说,他可能觉得作为一个十几岁的年轻人,自己必须离开家,他害怕知道他父母的性生活。

他回答说,"在我离开后,他们确实有了最后一个孩子。事实上我们就是按那个妹妹的名字给塔米起名的。"

在梦中,在对自己害怕性的认识中,在对害怕我的认识中,在给婴儿的取名与父母性交而生的孩子的名字一样中,他对迫害性客体的恐惧现在浮出水面了。夫妻俩可以看到,他们移情性恐惧是怎样与彼此之间努力保持距离的感觉相呼应的。

我在与他们的对话中总结了我对这个梦的观察。这时我把我们的谈话浓缩了一下。T博士他感觉到被我歼灭的威胁,而我又是父母性交的代表。他也害怕被性本身歼灭、被太太令人窒息的吞没所歼灭,太太现在代表的是他母亲诱惑性的、威胁性的一面,但是在其他时候又代表警察。同时他也表达了(通过投射性认同)对他们两个人性关系的恐惧,因为如果太太被认同为性威胁,他会以更加明显的方式感觉到,他在奔逃中,但是在他们早期的婚姻生活中,他们两个人都在逃。我最后说,"在跑的时候你无法得到性唤起,T博士,就像你,T太太,在你跑得那么多的时候,你没有月经,也就不能怀孕。"

虽然我在治疗中是警察,是执行死刑的人,到现在为止还是太太在起作用。她接受这一状况,因为她觉得没有人愿意要她。

在接下来的练习中,T博士很容易被唤起,治疗进行迅速,成功地得以完成。T博士发现他感受到各种阶段的焦虑,现在能够轻松下来,他的焦虑和恐惧日渐消退。T太太也发现越来越容易避免退缩,除非她被看做是警察。夫妻俩在性和情感上的亲密被整合,并且继续前进达到了一个新高度。

夫妻俩得到他们想得到的,结束治疗对他们来说是可喜之事。

然而他们还时不时地焦虑能不能保持这种进步，因为他们以前的调节方式都放弃了。在婚后的最初几年里，他们互相在性上保持距离，这使他们可以像一对亲密但不存在性威胁的兄妹一样，享受彼此的陪伴。现在他们担心能不能处理好新的亲密关系。

然而，他们说因为知道可以再回来，所以愿意抓住机会尝试。最后一次面询时，他们把女儿塔米带来了，孩子坐在妈妈的膝盖上，像坐在宝座上一样，要求父母关注她、喜爱她———一个咯咯笑的3个月大的孩子和他们富有爱心的、身体上也更自信的父母。他们身上还有两个月前僵硬的印迹，但是塔米和她父母之间的互动已经是一首新的、生气勃勃的乐章。

这对夫妻在治疗过程中始终表现出正向的、共有的移情。他们爱的关系和他们的动机使他们从共同的困境走出来了，他们个人的问题在回顾投射性认同中，在身心伴侣关系的提高中迅速而全面地得到解决。

治疗后的生活

从这对夫妻身上还有更多可以学习到的东西。在临床上我没有再看到他们，但是我在两个场合中听到他们的一些消息。首先，治疗结束18个月后，我得到消息，说他们自然生产一个孩子，是个男婴，父母偏爱他，还有一个23个月大的姐姐。T太太写来条子说："我们从来没指望这件事会发生，谢谢你的帮助。"

三年后，T太太在一家电影院遇到我。她要和我说几句话，并告诉我说，她只是想让我知道，她经常想起我。他们已经能够怀上另一个孩子了，婚姻稳固而美满。治疗将他们的生活扭转了。

像大多数接受精神分析式培训的治疗师一样，我们不会与以前的求助者写信，保持联系，或接近他们，了解他们怎么样。这种做法不是说因为缺少兴趣，而是因为治疗师的责任在为治疗保留界限。我们确实会收到以前的求助者给我们写的信，在社交场合遇到他们，我们也会以合适的方式有所反应。当一对夫妻首先发起一场谈话，向我们报告治疗的结果，我们会特别感兴趣。对于一位治疗师来说，没有什么比知道治疗改变生活更令人觉得工作有回报的了。

第十五章

跋

对于我们治疗的夫妻，我们并不试图跟踪回访，因为这样做看起来是侵入性的，是自我满足式的。我们对患者放手，欢迎他们自治，忍受自己不知道后来发生了什么。这是不是一位不想做研究的临床心理学家的合理化理由呢？当然，做跟踪研究，甚至做一个非正式的回访，一点错都没有，用这些方法可以确定治疗的长期效果如何，但是我们从来没有这样做。因此，我们得到的回馈是随意性的。那些还保持联系的夫妻会给我们一些非正式的回馈，他们时不时为夫妻俩、其中一位配偶或者可能是一个孩子预约咨询。长期以来，我们很高兴能成为家庭的心理治疗从业者，了解一小群人在他们人生历程中几年光阴里的发展。

昆汀和丽贝卡，本书中报告的第一个案例（看第一章、第九章、第十四章），在治疗后的两年因为出现了另一状态而联系我们。昆汀的性无能问题又回来了，此时他们正在进行生育能力的诊断检查，这给他带来极大的压力。他们已经发现昆汀的精子个数太少，不能自然怀孕。他们正在进行一两种试管授精的方式。他们的性爱调节崩溃了，想寻求一些建议。作为急救手段，我们建议昆汀和丽贝卡这次不应当要求有阴道内部的插入。他们两个都享受到长时间的性交过程，并且两个人在最后的用手刺激的过程中很容易地达到了高潮。这使他们重拾信心，可以用性爱容忍在不孕危机中面临的焦虑。他们还被转介给一个婚姻治疗师，这位治疗师帮助他们处理不孕的哀伤，忍受人工受孕的焦虑。丽贝卡几周之后写信来说，他们已经放松了很多，性爱重新变得享受起来——虽然不是最佳状态。

在第十二章中写到的一对老夫妻，盖纳和罗丝，因为性功能失调求助，治疗进行得很好，但是随着年龄的增长，有了进一步的麻烦，当他俩到了六十岁,两人阶段性地来见他们的治疗师,因为他们之间的性功能时不时出现问题,在如何对待已成年的孩子方面婚姻经常出现危机。他们在70岁的时候,重新回到我们这儿,因为盖纳周期性出现的勃起困难现在成了永久性的问题,原因是年龄大了,性器官衰退。从他们最初的治疗之后,对阴茎的罂粟碱的注射也在发展中,当盖纳接受处方药后,他和罗丝能够重新开始进行最初治疗为他们设计的性调节方式。现在在他们70岁的时候,从第一次寻求治疗至今已经过了很多年,性交比以前更愉悦。

当他们再次面临治疗的终点时,盖纳和罗丝体验的是一种新的焦虑,他们需要靠自己渡过难关。作为对年老时面对的治疗结束的回应,盖纳硬生生地退却了,而罗丝感觉很迷惑。治疗师指出,他们用这种模式表达对他的需要,就像他们是不能被撇下的孩子一样,他们有能力面对丧失,能够再次找到他们自己的支持,治疗可以结束。接下来的几年里,罗丝有几次又要求做进一步的咨询。在与他们短暂的会谈中,她又重新处理了对盖纳的恼怒,重现了童年时对母亲的憎恨,因为母亲使她和父亲隔绝,此外还重新处理了对治疗师的移情性丧失问题,治疗师被看做被渴望的父母,这位处在父母角色上的治疗师从来不能给予她足够多的爱,但是总是在那儿等她诉说。后来,她很有代表性地同意说,爱基本上是够了。

另外一对夫妻,马克斯和金格儿(第十二章),从婚姻、性爱和个体治疗中得到很多,但这些收获,从长期来看,并没有给他们的婚姻上保险锁。两个人都报告说,最后离婚是婚姻的合理结果,并且他们得到许多帮助。他们的孩子们做得不错,每个人后来都结婚了,而且匹配得还比较好。

另一对这样的夫妻在做过评估后决定进行并列的个体治疗。我们当中的一位治疗师面见男人,对其缺少情感卷入和性兴趣进行精神分析,而另外一个同事对他太太的神经质性的俄狄浦斯情结进行密集的心理治疗。太太对其母亲存有愤怒,然后是自己,而父亲却被理想化。两个人的治疗进行得都很顺利,最后,他们带着极大的幸福,养了孩子,婚姻十分美满。他们后来回来进行过简短的咨询,因为儿子在九个月时睡觉困难,这与母亲的焦虑和父亲在自我安抚方面由来已久的困难有关。后来在男孩5岁时,他对父亲发动了一场俄狄浦斯式的攻击，引发了以前就存在的某些问题。从那以后，夫妻俩阶段性地来访，就中年生活中出现的各种发展性问题进行咨询。

　　这种从我们治疗的夫妻那儿得到的非正式反馈让我们觉得生活像一根线一样，我们与求助者的治疗工作有持久的影响，也存在着局限性，让我们审视他们的进步和具有疗效的努力。十年或二十年地了解一群夫妻，让我们找到那种与之分享人类生存状态的感觉，在一起度过一段时间，使我们与他们经历了一段生活轨迹，这一点很重要，治疗师和求助者的视角都会发生改变。

主题词表

Agle, D. 阿格尔, 41, 173
Als, H., 阿斯, 11
Affair—based marriage, 外遇为基础的婚姻, 234-236
Althof, S.E., 阿瑟夫 173
Assessment process 评估过程
    clinical example, 临床案例 83-101
    couple sessions, 伴侣会面 83-89, 92-94
    individual sessions, 个体会面 89-92
    formulation / recommendation, 形式 / 推荐 94-99
    midphase session, 中期会面 99-101
    confronting basic anxiety, 面质基本焦虑 83
    creating psychological space, 创造心理空间 82
    extramarital affairs and, 婚外情及 217-218
    following affect in, 随后的情绪 82
    interpretation of defense, 防御的解释 83
    joint interview, advantages / disadvantages of, 联合访谈，其优势 / 劣势 218-219
    listening to unconscious, 倾听无意识 82, 107

Assessment process (continued)
    negative capability, 负性能力 82-83
    separate interview, advantages / disadvantages of, 分别访谈，其优势 / 劣势 219-220
    setting frame, 设置框架 81-82

transference / countertransference in, 其中的移情 / 反移情 83
Autoimmune deficiency syndrome (AIDS), 自体免疫缺损综合征（艾滋）222, 226, 242, 246

Balint, M., 巴林特 43
Bannister, K., 巴尼斯特 27
Barbach, L.G., 巴巴赫 165
"Because clause", 原因从句 67, 115, 135
Bieber, P., 比伯 244
Bion, W.R., 比昂 44, 45-46, 52, 55, 68, 108, 109
Blakeslee, S., 布雷克斯列 235
Bollas, C, 伯纳斯 56.58
Box, S., 伯克斯 4
Brazelton, T.B., 布拉彻尔顿 11
Breuer, J., 布洛伊尔 5

Cases 案例
    Andy and Maxine W., 安迪和马克欣, 272-273
    Bailey, Conrad and Jennifer, 贝莱, 卡纳德和詹妮弗, 246-247
    Barbara and Royce, 芭芭拉和罗伊斯 38-39
    Bowan, Will and Sadie, 波望，威尔和萨迪, 224-225
    Braun, Horst and Ingrid, 布劳，霍斯特和英格丽德, 124-146
    Clark, Dr.and Mrs., 卡拉克医生和太太, 110-111, 112, 116-120
    deGray, Jacques and Yolande, 德格丽，杰奎斯和约兰德 227
    Don and Lenore, 唐和利诺 264—266

Dr.and Mrs.T., T医生和太太 285-290
Field, Mr. and Mrs., 菲尔德先生和太太 266-267
Foley, Blair and Jo Ellen, 福雷，布莱尔和乔·埃伦 40-41
Gaddis.Raquel and Nigel, 甘迪斯，丽格儿和尼克尔 236-237
Gonzales, Raoul and Mabel, 高扎拉斯，罗尔和玛蓓尔 253-258
Gordon, Lydia and Alex, 乔丹，李迪尔和阿列克斯 272-284
Holt, Rose and Gene, 霍尔特，罗斯和基里 230
Johnson, Chloe and Sam, 约翰逊，克洛伊和山姆 30-33
Kyley, Mr.and Mrs., 凯利先生和太太, 267-268
Levitz, Belinda, 拉维茨，布琳达 271-272
Linda and Nick T., 琳达和尼克 268-269
Marti, Felicia, 玛蒂，费利西娅 237
Melville, Mr. and Mrs. 梅尔维利先生和太太, 105-107
Minelli, Mike and Rita, 米来利，迈克和丽塔，222-223
Mitchell, Mart and Lila, 米切尔，马特和丽娜，226-227
Neil, Bea and Dick. 耐尔，比和迪克 270-271
O'Malley, Phoebe, 奥·马利，菲比 247-248
Ornstein, Nate and Cynthia, 奥斯坦，耐特，辛西娅 174-175
Powalski, Len and Crystal, 保瓦斯基，内，克里斯托 224
Ralph and Audrey S., 拉夫和奥德瑞 251-252
Rebecca and Quentin, 丽贝卡和昆汀 16-19, 175-178, 284-285
Robinson, Aaron and Phyllis, 罗宾逊，亚伦 112-116
Rothstein, Pete and Rachel, 罗森斯坦，皮特和雷切尔 39
Sands, Tamara and Tom, 桑德斯，塔玛拉和汤姆 35-36
Simon, Frances, 西蒙，弗朗士 229
Simpson, Velia and Lars, 辛普森，薇莉亚和拉斯 36-38, 179-200, 201-214
Thelma and Yves, 西尔玛和魏斯 83-101
Van Duren,Harvey and Anne,范·杜伦，哈维和安妮, 147-160, 234-235
Wheeler, Max and Ginger, 魏勒，马克思和金诘尔 232-234
Centered holding, 核心支持 68, 70, 72, 77, 213
Coen S.. 寇恩 249, 250
Comfort, A., 康福特 173
Complementary identification, 互补性认同 55-56, 112
Concordant identification, 一致性认同 55-56, 112
Concurrent Sex / individual / family therapy, 协同性治疗/个别治疗/家庭治疗 179-200, 201-214
　course of, 的疗程 186-188, 194-195
　early family session, 早期家庭会面, 202-203
　family assessment session, 家庭评估会面 182-183
　family internalization of couple's sexuality, 伴侣性身份的家庭内化 184-185
　formulation of couple's difficulty, 伴侣困难的形势 184
　late phase family session, 家庭会面的后期 203-211
　regression in, 其中的退行 190-191
　separation threat, 分离威胁 195-

196
    termination phase, transference aspects in, 结案阶段, 其中的移情部分 196-199
    turning point in, 其中的转折点 191-194
Container.contained, concept of, 容器, 内容物, 的概念 45, 68, 108
Contextual holding, 背景性支持 69, 71, 72, 77, 213
Contextual countertransference, 背景性反移情 67, 75
Contextual transference in couple / family therapy, 伴侣/家庭治疗中的背景性移情 65-67, 68-73, 213-307
    in individual therapy, 在个别治疗中 63-64, 68
    therapeutic alliance and, 和治疗同盟 64
    origin of, 62 的起源
Countertransference, 反移情 14-16
    in beginning phase of couple therapy, 在伴侣治疗的开始阶段 16-20, 124-146
    complementary identification and, 及互补性认同 55-56
    concordant identification and, 及一致性认同 55-56
    contextual, 背景性 67, 75
    in couple therapy, 在伴侣治疗中 66-67, 73-78, 109-111
    exciting couple, 兴奋性伴侣 75, 77-78
    rejecting couple, 拒绝性伴侣 73-75
    focused, 聚焦的 67
    in individual therapy, 在个别治疗中 68
Projective identification and, 投射性认同 15-16
    in sex therapy, 在性治疗中 168-169

in therapeutic impasse, 在治疗困境中 153, 154, 156, 158-160
Couple therapy. See also 伴侣治疗, 同时见
Transference 移情; Countertransference 反移情; Technique of couple therapy 伴侣治疗的技术
    countertransference in, 其中的反移情 73-78
    exciting couple, 兴奋性伴侣 75, 77-78
    rejecting couple, 拒绝性伴侣 73-75, 76
    early phase of, 的早期阶段 123-146
    object relations in, 其中的客体关系 174-175, 175-178
    tasks of, 的任务 125
    homosexuality and, 和同性恋 241-248
    paraphilias and, 和性反常 248-259
    technique, components of, 技术, 成分 103-121
    theoretical model of, 的理论模型 61-78

Couple therapy (continued)
    Therapist's task in, 其中的治疗师任务 71-78
    transference in, 其中的移情 65-66, 71-73, 109-111
Decreased sexual desire, 减少的性欲 28-29, 165-166, 285-290
Dickes, R., 迪凯斯 169
Dicks, H.V.. 迪克斯 4.27.44.46-47. 51, 52, 53, 56, 221, 224
Dunn, M.E., 顿 169

Early treatment phase, 早期治疗阶段 123-146
    accepting painful projective identifications, 接受痛苦的投射性认同 129

allowing return of repressed bad objects, 接受被压抑的坏客体的回归 128-129

building treatment alliance, 建立起治疗同盟 129

confirming / modifying agreed-on tasks, 确认调整共同的任务 127-128

investigating contribution of each partner, 对每个成员的贡献的调查 134-135

moving toward explanation: "because clause", 朝向解释: 原因从句 135

resistance in, 其中的阻抗 126, 127. 130. 133-138, 139, 144-145

testing capacity to work with links / interpretations, 对联结工作 / 解释能力的测试 132-134, 136

testing defensive patterns / balances, 对防御模式 / 平衡的测试 132, 136-138, 142-144

using countertransference during, 在其中使用反移情 145

widening field of couple's observations, 扩展伴侣观察的领域 131, 142-144

Evans, M.. 埃文思 173

Exciting Couple Countertransference, 兴奋性伴侣反移情 75, 77-78, 87-88, 169

Extractive introjections, 提取性内摄 56

Extramarital affairs 婚外情

causes of, 的原因 220-226

conditions of marital contract, 婚姻契约的条件 221-222

cultural / philosophical openness, 文化和哲学体系的开放性 222-223

individual pathology, 个体病理性 225-226

marital tension, 婚姻紧张 223-225

effects of, 的效果 226-228

joint interview, advantages / disadvantages regarding, 联合访谈, 优势 / 劣势 218-219

question about, in assessment interview, 有关问题, 在评估访谈中 217-218

secrecy and, 和秘密 228-230

object relations and, 和客体关系 228-229

unconscious meaning of, 的无意识意义 228, 229

separate interview, advantages / disadvantages regarding, 分别访谈, 优势 / 劣势 219-220

treatment of, 2 的治疗 30-239

affair-based marriage and, 和外遇为基础的婚姻 234-236

assessment of commitment in, 其中承诺性的评估 238

individual therapy and, 和个别治疗 236-238

prohibition of ongoing affair in 禁止其中正在进行的婚外情 239

revelation in, 着迷 239

role of split-off objects in, 其中分裂的客体的角色 230-237

Ezriel, H., 115 以色瑞尔

Fairbairn W.R.D.. 费尔贝恩 7. 14. 15, 31, 43, 44-45, 46, 47, 74, 189, 190

Family therapy 家庭治疗

centered holding in, 其中的核心支持 68-69

contextual / focused transference in, 其中的背景性 / 聚焦移情 65-66, 68-71

countertransference in, 其中的反移情 66-67

therapist's task in, 其中治疗师的

任务 68-71
Family therapy theory 家庭治疗理论
    environmental emphasis in, 其中环境的重点 6
Flugel, J C., 佛鲁格 27
Focused countertransference, 聚焦反移情 67, 111-112
Focused transference in couple / family therapy, 伴侣/家庭治疗中的聚焦移情 65-66, 198
    early phenomena of, 的早期现象 64-65
    origin of, 的起源 62
Freud, S. 弗洛伊德 5, 6, 14, 27, 43, 44, 49, 65.107, 121, 168, 243, 249

Galenson, E., 盖伦森 243, 249
Gill, M., 吉尔 64
Graller, J., 格兰乐 30, 138
Greenson, R., 格林森 64
Greenspan, S.I., 格林斯潘 11
Gross, A., 格罗斯 228
Grotstein, I., 格罗特斯汀 49
Guntrip, H. 甘翠普 .14, 43
Heiman, J R., 海门 165
Heimann, P-, 海曼 109
Hite, S., 海特 28
Homosexuality 同性恋
    couple therapy and, 和伴侣治疗 245-248
    homosexual affairs, meaning of, 同性恋婚外恋, 的意义 246-248
    homosexual fantasy, 同性恋幻想 246
    homosexual spouse, 同性恋配偶 245
    origins of, 的起源 243-245
Hypoactive sexual desire, 高涨的性欲 28
Identification. See Projective identification 认同, 见投射性认同
Impasse, 困境
    therapeutic management of, 的治疗管理 147-160
    Countertransterence in, 其中的反移情 153, 154, 156, 158-160
Individual pathology, and extramarital affairs, 个体病理学, 和婚外情 225-226
Individual therapy 个体治疗
    contextual transference in, 其中的背景性移情 63-64, 86
    therapeutic alliance and, 和治疗同盟 64
    countertransference in, 其中的反移情 66
    shift to, after couple therapy, 转到, 在伴侣治疗后 269-272
    therapist's task in, 其中的治疗师任务 68
    transference in, 其中的移情 68, 69
Institute of Marital Studies of the Tavistock Institute o f Human Relations, 塔维斯多克人类关系研究所的婚姻研究所 27
Intimacy 亲密性
    capacity for sustaining, 维持的能力 4-5
    projective identification and 和投射性认同 8, 10
Psychoanalysis and, 和精神分析 4
Introjective identification, 内摄性认同 45, 56, 213
    in marriage, 婚姻中的 7-10

Jaffe, D S. 贾夫 49
Johnson, A., 约翰逊 245
Johnson, V E., 约翰逊 11, 27, 28, 163, 164, 168, 173
Joint interview, advantages / disadvantages of, 联合访谈, 的优势/劣势 218-219

Kaplan, H.S. 卡普兰, 28, 29, 39, 164, 165, 166, 167, 168, 170, 173, 174, 188

Kernberg, O. 克恩贝格 49-50, 52, 244

Khan, M.M.R., 汉 249

Klein, M., 克莱因 7, 43-44, 47, 48-49, 52

Kolb, L., 科尔伯 245

Langs, R., 兰斯 104

Levay.N., 莱维 168

Levine.S.B. 莱文 39, 41, 173

Lieblum, S.R, 利伯鲁姆 164, 166, 168

Lief, H., F.. 里夫 164, 165

Lobitz, W.C., 罗比兹 165

Loewald, H., 洛瓦德 68

LoPiccolo, J., 164

LoPiccolo t L.. 8 娄皮可娄 6, 164, 165

Mahler, M., 马勒 11

Malin, A., 马林 49

Marital contract, conditions of, 婚姻契约, 的条件 221-222

Marital tension, 婚姻紧张 223-225

Masters, W, H., 马斯特斯 11, 27, 28, 163, 164, 168, 173

Masters and Johnson Institute, 马斯特斯和约翰逊 163

McDougall, J., 麦克道格尔 244, 249, 250

McReady, B.S., 麦克雷迪 27

Messner, W.W.., 麦斯讷 47, 49-50

Meyer, .K., 梅尔 243, 247.248, 249, 252

Mitchell, S.A., 米切尔 5

Money.Kyrle, R., 曼尼, 凯勒 109

Moultrup, D.J, 冒尔川普 223

Murray, I M., 默里 109

Muslin, H., 穆斯林 64

Negative capability, 负性能力 82-83, 109

Nocturnal Penile Tumescence Test (NPT), 夜间阴茎勃起试验 40-41, 166

Object relations couple therapy, See Couple therapy 客体关系伴侣治疗, 见伴侣治疗

Object relations theory, 客体关系理论
    of Bion 比昂的 45-46
    of Dicks, 迪克斯的 46-47
    environmental aspect of, 的环境部分 6
    of Fairbairn. 费尔贝恩的 14, 15, 44-45
    of individual development, 个人发展的 7
    introjective identification in, 其中的内摄性认同 7-10
    primary caretakers in, 其中的首要照顾者 5
    projective identification and, 及投射性认同, 7-10
    in marriage, 在婚姻中 43-60
    and psychoanalytic theory, 及精神分析理论 6
    psychosomatic partnership in, 其中的心身相伴关系 5
    as therapeutic framework, 作为治疗框架 6-7, 13-14

Ogden, T.H. 奥格登 7, 50-52, 53, 245

Orgasm 高潮
    female, 女性 27-28
    development of capacity for, 发展能力 169, 188

Paolino, T.J., Jr., 帕奥里奥 27

Paraphilias 性倒错
    couple treatment of, 的伴侣治疗 251-259
    marital transsexualism, 婚姻异性癖 253
    marital transvestite issues in, 婚姻

中异装癖 253—259
  transference / countertransference in evaluation of, 评价中的移情/反移情 257-259
  as expression of family experience, 作为家庭体验的表达 251
  origins of, 的起源 248-251
Pervin f L.A.. 帕因 164, 168
Pincus, L., 平库斯 27
Projection, differentiated from projective identification, 投射，与投射性认同的区别 49, 50, 57

Projective identification 投射性认同
  as basis of empathy, 作为共情的基础 8
  as basis of intimacy, 作为亲密性的基础 8, 10
  benefits of, 的利益 51
  complementary identification, 互补性认同 55-56
  countertransference and, 及反移情 15-16, 68
  in couple therapy, 在伴侣治疗中 10, 71-73
  defined, 定义 8
  dual meaning of, 的双重意义 48-49
  extractive introjections and, 和提取性内摄 56
  family therapy research and, 和家庭治疗研究 52-54
  functions of, 的功能 51
  interpersonal aspects of, 的人际部分 52
  introjective identification, 内摄性认同 56
  Klein's concept of, 克莱因的概念 48-49
  in marriage, 在婚姻中 43-60
  and projection 及投射 49, 50, 57
  as psychotic mechanism, 作为精神病机制 49-50
  sex therapy and, 及性治疗 54-55
  sources of confusion about, 困惑的来源 47-52
  steps of, in marriage, 的步骤，在婚姻中 57-59
  complementary / concordant identification, by object, 一致性/互补性认同，客体 58-59
  introjective identification, by object, 内摄性认同，客体 58
  Introjective identification, by self, 内摄性认同，自体 59
  mutual projective identification, 交互性投射性认同 59
  object induction, 客体诱导 58
  projection, 投射 57-58
  transformation by object, 客体的变形 58
  valency of object to receive projection, 接受投射的客体价 58
  valency and, 及价 55, 56
Psychoanalytic theory 精神分析的理论
  individual development and, 及个体的发展 5-6
  intimacy and, 及亲密性 4
  and perversion, 和性倒错 249
  unconscious intrapsychic conflict and, 及无意识的内心冲突 5
Psychosomatic partnership. See also Sexual relationship 心身相伴关系，见性关系
  biological determinants of, 的生物决定因素 23
  birth and, 和出生 21-22
  of mother / infant, 母亲/婴儿的 11
  mutual holding and, 和交互支持 25.26
  object relations theory and, 和客体关系理论 5
  sexual relationship as, 作为性关系

11-13, 26-27, 188
adolescent sexuality and, 和青少年的性 24
physical sexuality and, 和躯体的性 24-25
transitional phenomena and, 和过渡性现象 23-24
Racker, H., 拉克尔 55-56, 59, 111-112
Ralev, P.E., 瑞利弗 173
Rejecting couple countertransference, 拒绝性伴侣反移情 73-75
Resistance, 阻抗 14
Robins, E., 罗宾斯 244
Roiphe. H. 罗伊飞 243, 249
Rosen, R.C., 罗森 166
Sachs, H, 萨克斯 244
Sachs Mechanism, 萨克斯机制 244
Saghir, M.T., 萨格西尔 244
Sander, E, 桑德 30, 52
Scharff, D. E. 沙夫 4, 5, 11, 12, 13, 49, 55, 56, 62, 110, 163, 164, 167, 169, 173, 188, 230, 232, 243, 245, 246
Scharff, J S. 沙夫 4, 53, 56, 57-58, 62, 110, 167, 169, 232
Segal, H. 西格尔 7, 47, 48-49, 250
Separate interview, advantages / disadvantages Of, 分别访谈, 优势/劣势 219—220
Sex therapy 性治疗
  beginning phase, 开始阶段 16-19
    object relations in, 其中的客体关系 174-178
  with concurrent individual / family therapy, 和协同性个别/家庭治疗 179-200
  outcome of, 的效果 173
  and projective identification, 和投射性认同 54-55
  to sexual disorders within marriage, 婚姻中的性障碍 27-33
    decreased desire, 减少的欲望 28-29
    family therapy and, 和家庭治疗 30
    marital conflict and, 和婚姻冲突 29-33
    object relations marital therapy and, 和客体关系婚姻治疗 29
    spectatoring, 观看 27.167-168
    technique of, 的技术 163-178, 188-189
Sex therapy, technique of, 性治疗, 的技术 163-178, 188-189
  exercise sequence in, 其中的训练顺序 170-172
  fantasy in, 其中的幻想 170, 173
  object relations in early phase, 在早期的客体关系 174-175
  object relations in early and late phases, 在早期和后期的客体关系 175-178
  original model of, 的起源模式 163-164
  modifications of, 的调整 164-168
  reading aids in, 其中的辅助阅读 173
  and sexual disorders, 和性障碍
    classification of, 的分类 166,
    shifting object relations during, 其间的转移的客体关系 189-190
  termination phase, 结束期 169-170
  transference / countertransference in, 其中的移情/反移情 168-169
Sexual disorders, Classification of, 性障碍, 的分类 166
Sexual functioning within marriage 婚姻中的性功能
  assessment of, 的评定 33-41
  developmental stress, 发展压力 39
  individual intrapsychic conflict, 个

体内心冲突 33-34, 35-38
individual physical limitation, 个体躯体限制 34, 39-41
problematic mutuality of projective identifications, 投射性认同的问题性交互性 34, 38-39

Sexual relationship 性关系
  bonding process and, 和联结关系 25
  commitment and, 和承诺 25-26
  erotic zone, as projection screen for conflict, 色情地带，作为冲突的投射屏 11-12, 55
  good-enough sex, 够格的性 12-13.26
  mutual holding and, 和交互支持 25
  as psychosomatic partnership, 作为心身相伴关系 11-13, 24-26
  sexual disjunction in, 其中的性分离 13
  sexual dysfunction in, 其中的性障碍, 13, 26
  symbolic aspects of, 的象征部分 12

Sexual response, four-phase model of, 性反应，的四阶段模型 28
  arousal, 唤起 28
  plateau, 平台期 28
  orgasm, 高潮期 28
  resolution, 消退期 28
  desire phase, 欲望期 28

Sexuality 性（身份）
  adolescent, 青少年的 24
  physical, 躯体的 24-25

Shapiro R.L. 夏皮罗 4, 44, 50, 52, 53, 69
Skynner, A.C.R., 斯凯勒 4
Slipp.S. 斯利普 4
Socarides. C.W 索卡瑞德 .244, 245
Spectatoring, 观看 27, 167-168
Spitz, R., 斯皮茨 11

Splitting.of good / bad objects 分裂，好/坏客体的 7, 10, 25, 47, 48, 94, 144, 160, 194, 197
  and extramarital affairs, 及婚外恋 226-227, 228-229, 230-231, 232, 235, 236-237, 239
  and homosexuality, 和同性恋 245
Steger, J., 斯蒂格 86, 165
Stern, D N. 斯特恩 11, 24
Stierlin, H., 斯蒂尔林 108
Stoller, R.I. 斯多勒 248
Strauss, D., 施特劳斯 169
Strean, H., 斯特林 223
Sutherland, , D., 萨瑟兰 45

Technique of couple therapy, 伴侣治疗的技术, 103-121
  creating psycnologlcal space, 创造心理空间 108
  extramarItal affairs and, 的婚外情 217-239
  interpretation, 解释 112-119
  setting frame, 设置框架 104-107
  termination, criteria for, 结束，标准 121
  therapeutic neutrality, 治疗性中立 107-108
  transference / countertransference, 移情/反移情 109-111
  use of self : negative capabilitv, 自体的使用，负性能力 108-109
  working through, 修通 119-121

Termination 结束
  after brief intervention, 在短期干预后 268-269
  after successful marital / sex therapies, 在成功的婚姻/性治疗后 284-285, 285-290
  anticipation of, 的期望, 284
  before therapy begins, 在治疗开始前, 264-266

with compromised outcome, 妥协性结果 272-273
criteria for, 的标准 121
follow up after, 随访 291-293
loss and, 和丧失 264
premature, 过早的 272-284
and shift to individual therapy, 以及转到个别治疗 269-272
and transfer for better fit, 转到更好的配合 267-268
when therapist fails, 当治疗师失败时 266-267

Transference 移情 14-16
complementary, 互补 111
concordant, 一致性 111
contextual, 背景性 62
in couple therapy, 在伴侣治疗中 65-66, 71-73, 109-111
in family therapy, 在家庭治疗中 68-71
focused, 聚焦的 62
in individual therapy, 在个别治疗中 68, 69
projective identification and, 和投射性认同 15
repression and, 和压抑 14-15
and resistance, 和阻抗 14
in sex therapy, 在性治疗中 168-169
universality of, 的普遍性 15

Transitional phenomena, 过渡性现象 23-24

Unconscious complementariness, 无意识性互补 46-47

Valency, 价 46, 55

Wallerstein, T.S., 瓦伦斯坦 235
Weaner, D M., 韦勒 246
Williams, A.H., 49
Winer, R., 魏勒 200
Winnicott, D W, 温尼科特 5, 10, 21, 23, 43, 64, 108, 188

Zetzel, E. 齐策 64
Zilbergeld B, 齐伯格德 173
Zinner, J, 津纳 4, 44, 50, 52-53, 54, 104-105

参考文献

Althof, S. E., Turner, L. A., Risen, C. B., et al. (1988). Why do men drop out from intracavernosal treatment for impotence? Presented March 1988 at the Society for Sex Therapy and Research meeting, New York.

Bak, R. (1968). The phallic woman: the ubiquitous fantasy in perversion. *Psychoanalytic Study of the Child* 23:15–36. New York: International Universities Press.

Bannister, K., and Pincus, L. (1965). *Shared Phantasy in Marital Problems: Therapy in a Four Person Relationship.* London: Tavistock Institute of Human Relations.

Barbach, L. G. (1974). Group treatment of preorgasmic women. *Journal of Sex and Marital Therapy* 1:139–145.

—— (1975). *For Yourself: The Fulfillment of Female Sexuality.* New York: Doubleday.

—— (1980). *Women Discover Orgasm: A Therapist's Guide to a New Treatment Approach.* New York: Free Press.

Bieber, P., Dain, H., Dince, O., et al. (1962). *Homosexuality: A Psychoanalytic Study.* New York: Basic Books.

Bion, W. R. (1961). *Experiences in Groups.* New York: Basic Books.

—— (1962). *Learning from Experience.* London: Tavistock.

—— (1967). *Second Thoughts.* London: Heinemann.

—— (1970). *Attention and Interpretation: A Scientific Approach to Insight in Psycho-Analysis and Groups.* London: Tavistock.

Bollas, C. (1987). *The Shadow of the Object.* New York: Columbia University Press.

Box, S., Copley, B., Magagna, J., et al. (1981). *Psychotherapy with Families: An Analytic Approach.* London: Routledge and Kegan Paul.

Brazelton, T. B. (1982). Joint regulation of neonate-parent behavior. In *Social Interchange in Infancy*, ed. E. Tronick, pp. 7–22. Baltimore: University Park Press.

Brazelton, T. B., and Als, H. (1979). Four early stages in the development of mother–infant interaction. *Psychoanalytic Study of the Child* 34:349–369. New Haven, CT: Yale University Press.

Brazelton, T. B., Koslowski, B., and Main, M. (1974). The origins of reciprocity: the early mother–infant interaction. In *The Effects of the Infant on Its Caregiver*, ed. M. Lewis and L. A. Rosenblum, pp. 49–76. New York: Wiley.

Brazelton, T. B., Yogman, M., Als, H., and Tronick, E. (1979). The infant as a focus for family reciprocity. In *The Child and Its Family*, ed. M. Lewis and L. A. Rosenblum, pp. 29–43. New York: Plenum.

Breuer, J., and Freud, S. (1895). Studies on hysteria. *Standard Edition* 2.

Coen, S. (1985). Perversion as a solution to intrapsychic conflict. *Journal of the American Psychoanalytic Association* 33 (supp.):17–59.

Comfort, A. (1972). *The Joy of Sex: A Cordon Bleu Guide to Love Making*. New York: Simon & Schuster.

Dickes, R., and Strauss, D. (1979). Countertransference as a factor in premature termination of apparently successful cases. *Journal of Sex and Marital Therapy* 5:22–27.

Dicks, H. V. (1967). *Marital Tensions: Clinical Studies towards a Psychoanalytic Theory of Interaction*. London: Routledge and Kegan Paul.

Dunn, M. E., and Dickes, R. (1977). Erotic issues in co-therapy. *Journal of Sex and Marital Therapy* 3:205–211.

Ezriel, H. (1952). Notes on psychoanalytic group therapy II: interpretation and research. *Psychiatry* 15:119–126.

Fairbairn, W. R. D. (1944). Endopsychic structure considered in terms of object relationships. In *Psychoanalytic Studies of the Personality*, pp. 82–135. London: Routledge and Kegan Paul, 1952.

—— (1952). *Psychoanalytic Studies of the Personality*. London: Routledge and Kegan Paul. Also published as *An Object Relations Theory of the Personality*. New York: Basic Books.

—— (1954). Observations on the nature of hysterical states. *British Journal of Medical Psychology* 27:105–125.

—— (1958). The nature and aims of psycho-analytical treatment. *International Journal of Psycho-Analysis* 39:374–385.

—— (1963). Synopsis of an object-relations theory of the personality. *International Journal of Psycho-Analysis* 44:224–225.

Fisher, S. (1972). *The Female Orgasm*. New York: Basic Books.

Flugel, J. C. (1921) *Psychoanalytic Study of the Family*. In *International Psycho-Analytical Library*, no. 3, ed. E. Jones. London: International Psycho-Analytical Press.

Freud, S. (1894). Unpublished draft G. *Standard Edition* 1:206–212.

—— (1895). The psychotherapy of hysteria. *Standard Edition* 2:255–305.

—— (1905a). Fragment of an analysis of a case of hysteria. *Standard Edition* 7:7–122.

—— (1905b). Three essays on the theory of sexuality. *Standard Edition*

7:135–243.
—— (1912a). The dynamics of transference. *Standard Edition* 12:97–108.
—— (1912b). Recommendations to physicians practicing psychoanalysis. *Standard Edition* 12:111–120.
—— (1914). Remembering, repeating, and working through. *Standard Edition* 12:147–156.
Gill, M., and Muslin, H. (1976). Early interpretation of transference. *Journal of American Psychoanalytic Association* 24:779–794.
Graller, J. (1981). Adjunctive marital therapy: a possible solution to the split-transference problem. *The Annual of Psychoanalysis* 9:175–187. New York: International Universities Press.
Greenson, R. (1965). The problem of working through. In *Drives, Affects and Behavior*, vol. 2, ed. M. Schur, pp. 217–314. New York: International Universities Press.
Greenspan, S. I. (1981). *Clinical Infant Reports No. 1: Psychopathology and Adaptation in Infancy and Early Childhood*. New York: International Universities Press.
Gross, A. (1951). The secret. *Bulletin of the Menninger Clinic* 15:37–44.
Grotstein, J. (1982). *Splitting and Projective Identification*. New York: Jason Aronson.
Guntrip, H. (1969). *Schizoid Phenomena, Object Relations and the Self*. New York: International Universities Press.
Heiman, J. R., and LoPiccolo, J. (1988). *Becoming Orgasmic: A Personal and Sexual Growth Program for Women*. Second Edition. Englewood Cliffs, NJ: Prentice Hall.
Heimann, P. (1950). On counter-transference. *International Journal of Psycho-Analysis* 31:81–84.
Hite, S. (1976). *The Hite Report: A Nationwide Study of Female Sexuality*. New York: Macmillan.
Jaffe, D. S. (1968). The mechanism of projection: its dual role in object relations. *International Journal of Psycho-Analysis* 49:662–677.
Kaplan, H. S. (1974). *The New Sex Therapy: Active Treatment of Sexual Dysfunctions*. New York: Brunner/Mazel.
—— (1977). Hypoactive sexual desire. *Journal of Sex and Marital Therapy* 3:3–9.
—— (1979). *Disorders of Sexual Desire and Other New Concepts and Techniques in Sex Therapy*. New York: Brunner/Mazel.
—— (1983). *The Evaluation of Sexual Disorders: Psychological and Medical Aspects*. New York: Brunner/Mazel.
—— (1987a). *The Illustrated Manual of Sex Therapy*. Second Edition. New York: Brunner/Mazel.
—— (1987b). *Sexual Aversion, Sexual Phobias, and Panic Disorder*. New

York: Brunner/Mazel.

Kernberg, O. (1975). *Borderline Conditions and Pathological Narcissism.* New York: Jason Aronson.

—— (1987). Projection and projective identification: developmental and clinical aspects. In *Projection, Identification, Projective Identification,* ed. J. Sandler, pp. 93–115. Madison, CT: International Universities Press.

Khan, M. M. R. (1979). *Alienation in Perversions.* New York: International Universities Press.

Klein, M. (1946). Notes on some schizoid mechanisms. *International Journal of Psycho-Analysis* 27:99–100. And in *Envy and Gratitude & Other Works, 1946–1963,* pp. 1–24. London: Hogarth Press and the Institute of Psycho-Analysis, 1975.

Kolb, L., and Johnson, A. (1955). Etiology and therapy of overt homosexuality. *Psychoanalytic Quarterly* 24:506–515.

Langs, R. (1976). *The Therapeutic Interaction. Vol. II: A Critical Overview and Synthesis.* New York: Jason Aronson.

Levay, A. N., and Kagle, A. (1978). Recent advances in sex therapy: integration with the dynamic therapies. *Psychiatric Quarterly* 50:5–16.

Levay, A. N., Kagle, A., and Weissberg, J. (1979). Issues of transference in sex therapy. *Journal of Sex and Marital Therapy* 5:15–21.

Levine, S. B. (1988). *Sex Is Not Simple.* Columbus, OH: Ohio Psychology.

Levine, S. B., and Agle, D. (1978). The effectiveness of sex therapy for chronic secondary psychological impotence. *Journal of Sex and Marital Therapy* 4:235–258.

Lieblum, S. R., and Pervin, L. A. (1980). *Principles and Practice of Sex Therapy.* New York: Guilford Press.

Lieblum, S. R., and Rosen, R. C., eds. (1988). *Sexual Desire Disorder.* New York: Guilford Press.

Lief, H. F. (1977). What's new in sex research? Inhibited sexual desire. *Medical Aspects of Human Sexuality* 11:94–95.

—— (1989). Integrating sex therapy with marital therapy. Paper presented at The 47th Annual Conference of the American Association of Marriage and Family Therapists. San Francisco, California, October 27, 1989.

Loewald, H. (1960). On the therapeutic action of psychoanalysis. *International Journal of Psycho-Analysis* 41:16–33.

LoPiccolo, J., and Lobitz, W. C. (1972). The role of masturbation in the treatment of orgasmic dysfunction. *Archives of Sexual Behavior.* 2:163–171. Also in *Handbook of Sex Therapy,* ed. J. LoPiccolo and L. LoPiccolo, pp. 187–194. New York: Plenum, 1978.

LoPiccolo, J., and LoPiccolo, L. (1978). *Handbook of Sex Therapy*. New York: Plenum.

LoPiccolo, J., and Steger, J. (1974) The sexual interaction inventory: a new instrument for assessment of sexual dysfunction. *Archives of Sexual Behavior* 3:585–595.

Mahler, M., Pine, F., and Bergman, A. (1975). *The Psychological Birth of the Human Infant: Symbiosis and Individuation*. New York: Basic Books.

Malin, A., and Grotstein, J. (1966). Projective identification in the therapeutic process. *International Journal of Psycho-Analysis* 47:26–31.

Masters, W. H., and Johnson, V. E. (1966). *Human Sexual Response*. Boston: Little, Brown.

—— (1970). *Human Sexual Inadequacy*. Boston: Little, Brown.

McDougall, J. (1970). Homosexuality in women. In *Female Sexuality: New Psychoanalytic Views*, ed. J. Chasseguet-Smirgel, pp. 94–134. Ann Arbor: University of Michigan Press.

—— (1985) *Theaters of the Mind: Illusion and Truth on the Psychoanalytic Stage*. New York: Basic Books.

—— (1986). Identification, neoneeds, and neosexualities. *International Journal of Psycho-Analysis* 67:19–33.

Meyer, J. K. (1985a). Ego-dystonic homosexuality. In *Comprehensive Textbook of Psychiatry IV*, ed. H. I. Kaplan and B. Saddock, pp. 1056–1065. Baltimore: Williams & Wilkins.

—— (1985b). Paraphilias. In *Comprehensive Textbook of Psychiatry IV*, ed. H. I. Kaplan and B. Saddock, pp. 1065–1076. Baltimore: Williams & Wilkins.

Meissner, W. W. (1980). A note on projective identification. *Journal of The American Psychoanalytic Association* 28:43–67.

—— (1987). Projection and projective identification. In *Projection, Identification, Projective Identification*, ed. J. Sandler, pp. 27–49. Madison, CT: International Universities Press.

Mitchell, S. A. (1988). *Relational Concepts in Psychoanalysis: An Integration*. Cambridge, MA: Harvard University Press.

Money-Kyrle, R. (1956). Normal countertransference and some of its deviations. *International Journal of Psycho-Analysis* 37:360–366.

Moultrup, D. J. (1990). *Husbands, Wives and Lovers: The Emotional System of the Extra-Marital Affair*. New York: Guilford Press.

Murray, J. M. (1955). *Keats*. New York: Noonday Press.

Ogden, T. H. (1982). *Projective Identification and Psychotherapeutic Technique*. New York: Jason Aronson.

—— (1986). *The Matrix of the Mind*. Northvale, NJ: Jason Aronson.

—— (1989). *The Primitive Edge of Experience*. Northvale, NJ: Jason

Aronson.

Paolino, T. J., Jr., and McCready, B. S., eds. (1978). *Marriage and Marital Therapy: Psychoanalytic, Behavioral and Systems Theory Perspectives*. New York: Brunner/Mazel.

Pincus, L., ed. (1960). *Marriage: Studies in Emotional Conflict and Growth*. London: Methuen.

Racker, H. (1968). *Transference and Countertransference*. New York: International Universities Press.

Raley, P. E. (1976). *Making Love: How to Be Your Own Sex Therapist*. New York: Dial.

Roiphe, H., and Galenson E. (1981). *Infantile Origins of Sexual Identity*. New York: International Universities Press.

Sachs, H. (1923). On the genesis of sexual perversion. *Internationale Zeitschrift fur Psychoanalyse* 9:172–182. Trans. H. F. Bernays, 1964, New York Psychoanalytic Institute Library; quoted in C. W. Socarides, *Homosexuality*, 1978.

Saghir, M. T., and Robins, E. (1973). *Male and Female Homosexuality*. Baltimore: Williams & Wilkins.

Sander, F. (1989). Marital conflict and psychoanalytic therapy in the middle years. In *The Middle Years: New Psychoanalytic Perspectives*, ed. J. Oldyam and R. Liebert, pp. 160–176. New Haven, CT: Yale University Press.

Sandler, J., ed. (1987). *Projection, Identification and Projective Identification*. Madison, CT: International Universities Press.

Scharff, D. (1978). Truth and consequences in sex and marital therapy: the revelation of secrets in the therapeutic setting. *Journal of Sex and Marital Therapy* 4:35–49.

—— (1982). *The Sexual Relationship: An Object Relations View of Sex and the Family*. Boston, London: Routledge and Kegan Paul.

Scharff, D., and Scharff, J. S. (1987). *Object Relations Family Therapy*. Northvale, NJ: Jason Aronson.

Scharff, J. S., ed. (1989). *Foundations of Object Relations Family Therapy*. Northvale, NJ: Jason Aronson.

—— (in progress). *Projective Identification*. Northvale, NJ: Jason Aronson.

Schmidt, C. W., and Lucas, M. J. (1976). The short-term, intermittent, conjoint treatment of sexual disorders. In *Clinical Management of Sexual Disorders*, ed. J. K. Meyer, pp. 130–147. Baltimore: Williams & Wilkins.

Segal, H. (1964). *Introduction to the Work of Melanie Klein*. London: Heinemann; Hogarth Press and the Institute of Psycho-Analysis.

—— (1981). *The Work of Hanna Segal*. New York: Jason Aronson.

Semans, J. H. (1956). Premature ejaculation: a new approach. *Southern Medical Journal* 49:353–357.
Shapiro, R. L. (1979). Family dynamics and object relations theory: an analytic, group-interpretive approach to family therapy. In *Foundations of Object Relations Family Therapy*, ed. J. S. Scharff, pp. 225–258 Northvale, NJ: Jason Aronson.
Skynner, A. C. R. (1976). *Systems of Family and Marital Psychotherapy.* New York: Brunner/Mazel.
Slipp, S. (1984). *Object Relations: A Dynamic Bridge between Individual and Family Treatment.* New York: Jason Aronson.
Socarides, C. W. (1978). *Homosexuality.* New York: Jason Aronson.
Spitz, R. A. (1945). Hospitalism: an inquiry into the genesis of psychiatric conditions in early childhood. *Psychoanalytic Study of the Child* 1:53–74. New York: International Universities Press.
Spitz, R. A. (1965). *The First Year of Life.* New York: International Universities Press.
Stierlin, H. (1977). *Psychoanalysis and Family Therapy.* New York: Jason Aronson.
Stern, D. N. (1985). *The Interpersonal World of the Infant: A View from Psychoanalysis and Developmental Psychology.* New York: Basic Books.
Stoller, R. J. (1975). *Perversion: The Erotic Form of Hatred.* New York: Pantheon.
—— (1979). *Sexual Excitement: Dynamics of Erotic Life.* New York: Pantheon.
Strean, H. S. (1976) The extra-marital affair: a psychoanalytic view. *The Psychoanalytic Review* 63:101–113.
—— (1979). *The Extramarital Affair.* New York: Free Press.
Sutherland, J. D. (1963). Object relations theory and the conceptual model of psychoanalysis. *British Journal of Medical Psychology* 36:109–124.
Wallerstein, J. S., and Blakeslee, S. (1989). *Second Chances.* New York: Ticknor & Fields.
Wegner, D. M., Shortt, J. W., Blake, A. W., Page, M. S., et al. (1990). The suppression of exciting thoughts. *Journal of Personality and Social Psychology* 58:409–418.
Winer, R. (1989). The role of transitional experience in development in healthy and incestuous families. In *Foundations of Object Relations Family Therapy.* ed. J. S. Scharff, pp. 357–384. Northvale, NJ: Jason Aronson.
Winnicott, D. W. (1947). Hate in the countertransference. In *Collected Papers: Through Paediatrics to Psychoanalysis*, pp. 194–203. London: Tavistock, 1958, and The Hogarth Press, 1975.

―――― (1951). Transitional objects and transitional phenomena. In *Collected Papers: Through Paediatrics to Psychoanalysis*, pp. 229–242. London: Tavistock, 1958, and The Hogarth Press, 1975.

―――― (1956). Primary maternal preoccupation. In *Collected Papers: Through Paediatrics to Psychoanalysis*, pp. 300–305. London: Tavistock, 1958, and The Hogarth Press, 1975.

―――― (1958). *Collected Papers: Through Paediatrics to Psychoanalysis*. London: Tavistock, 1958, and The Hogarth Press, 1975.

―――― (1960a). The theory of the parent–infant relationship. *International Journal of Psycho-Analysis* 41:585–595, and in *The Maturational Processes and the Facilitating Environment*, pp. 37–55. London: The Hogarth Press, 1965.

―――― (1960b). Ego distortion in terms of true and false self. In *The Maturational Processes and the Facilitating Environment: Studies on the Theory of Emotional Development*, pp.140–152. London: The Hogarth Press, 1965.

―――― (1963) Communicating and not communicating leading to a study of certain opposites. In *The Maturational Processes and the Facilitating Environment: Studies on the Theory of Emotional Development*, pp. 179–192. London: The Hogarth Press, 1965.

―――― (1968). The use of an object and relating through cross-identification. In *Playing and Reality*, pp. 86–94. New York: Basic Books.

―――― (1971). *Playing and Reality*. New York: Basic Books.

Williams, A. H. (1981). The micro environment. In *Psychotherapy with Families: An Analytic Approach*, ed. S. Box et al., pp. 105–119. London: Routledge and Kegan Paul.

Zetzel, E. (1958). Therapeutic alliance in the analysis of hysteria. In *The Capacity for Emotional Growth*, pp. 182–196. New York: International Universities Press, 1970.

Zilbergeld, B., and Evans, M. (1980). The inadequacy of Masters and Johnson. *Psychology Today* 14:29–43.

Zinner, J. (1976). The implications of projective identification for marital interaction. In *Contemporary Marriage: Structure, Dynamics, and Therapy*, ed. H. Grunebaum and J. Christ, pp. 293–308. Boston: Little, Brown. Also in *Foundations of Object Relations Family Therapy*, ed. J. S. Scharff, pp. 155–173. Northvale, NJ: Jason Aronson, 1989.

―――― (1989). The use of concurrent therapies: therapeutic strategy or reenactment. In *Foundations of Object Relations Family Therapy*, ed. J. S. Scharff, pp. 321–333. Northvale, NJ: Jason Aronson.

Zinner, J., and Shapiro, R. (1972). Projective identification as a mode of perception and behavior in families of adolescents. *International Journal of Psycho-Analysis* 53:523–530, and in *Foundations of*

Object Relations Family Therapy, ed. J. S. Scharff, pp. 109–126. Northvale, NJ: Jason Aronson.
—— (1974). The family group as a single psychic entity: implications for acting out in adolescence. *International Review of Psychoanalysis* 1 1:179–186, and in *Foundations of Object Relations Family Therapy*, ed. J. S. Scharff, pp. 187–202. Northvale, NJ: Jason Aronson.

万千心理 心理咨询与治疗书目

书号	书名	著、译者	定价(元)
心理咨询与治疗导论			
X1419	自体心理学导论	P. A. Lessem著　王静华译	48.00
X1404	倾听·感觉·说话的更新换代	池见 阳编著　李明译	58.00
X1160	101个心理治疗难题	J. S. Blackman著　赵丞智 曹晓鸥译	88.00
X1158	聚焦：在心理治疗中的运用	A. W. Cornell著　吉莉译	48.00
X1157	沙盘游戏疗法手册	B. A. Turner著　陈莹 姚晓东译	88.00
X1140	沙游在心理治疗中的作用	Dora M. Kalff著　高璇译	38.00
X1092	心理治疗中的改变	波士顿变化过程研究小组编著　邢晓春等译 李孟潮审校	42.00
X1206	母婴互动及成人心理治疗中的主体间形式	Beatrice Beebe等著　庞美云 宓肖燕译	36.00
X1137	心理治疗中的首次访谈	S. Lukas著　邵啸译	30.00
X1126	心理咨询面谈技术（第四版）	Rita Sommers F.等著　陈祉妍等译	80.00
X999	主体间性心理治疗	P. Buirski等著　尹肖霞译	35.00
X1121	心理治疗实战录	M. F. Basch著　寿彤军 薛畅译	45.00

编号	书名	作者/译者	价格
X1027	心理治疗师该说和不该说的话	L.N.Edelstein等著　聂晶等译	50.00
X1011	自体心理学的理论与实践	M. T. White等著　吉莉译	32.00
X930	沙游治疗	B. L. Boik等著　田宝伟等译	38.00
X720	心理咨询师的问诊策略（第六版）	S. Cormier等著　张建新等译	78.00
X808	心理咨询与治疗经典案例（第七版）	Corey, G.著　谭晨译	36.00
X830	心理咨询与治疗的理论及实践（第八版）	Corey, G.著　谭晨译	45.00
X705	精神科临床诊断	Morrison J.著　李欢欢　石川译	32.00
心理咨询与治疗导论合计			**841.00**
心理治疗精选读物			
X1130	罗杰斯心理治疗（软精装）	B.A. Farber等著　郑刚等译	78.00
X1131	日益亲近（精装）	Irvin D. Yalom著　童慧琦译	58.00
X1132	直视骄阳（精装）	Irvin D. Yalom著　张亚译	48.00
X1133	给心理治疗师的礼物（精装）	Irvin D. Yalom著　张怡玲译	58.00
X1129	寻求安全——创伤后应激障碍和物质滥用治疗手册	L. M.Najavits著　童慧琦等译	66.00
X1123	爱·恨与修复	M. Klein等著　吴艳茹译	18.00
X1182	嫉羡与感恩	M. Klein著　姚峰等译	60.00
X1120	心理治疗中的依恋	D. J. Wallin著　巴彤等译	70.00
X969	我穿越疯狂的旅程	E. R. Saks等著　李慧君等译	40.00

编号	书名	作者/译者	价格
X1050	熙珺叙语：一个咨询师的成长历程	吴熙珺著	18.00
X1067	心理大师揭秘最古怪案例	J. A. Kottler等著　张弘等译	45.00
X1008	心理咨询师的部落传说	徐钧著	28.00
X849	日常生活的心理治疗	Ole Dreier著　冯墨女译	45.00
X902	心理治疗师之路（第四版）	Jeffrey A. Kottler著　林石南等译	48.00
X889	中日灾后心理援助案例集	陶新华　吴薇莉主编	32.00
X872	聚焦取向的心理治疗	Campbell Purton著　罗希译	28.00
心理治疗精选读物合计			**740.00**
精神分析专题			
X1136	精神分析案例解析（精装）	N. McWilliams主编　钟慧等译　李鸣审校	78.00
X1095	精神分析治疗（精装）	N. McWilliams著　曹晓鸥等译　张黎黎审校	88.00
X1148	精神分析诊断（精装）	N. McWilliams主编　鲁小华等译　李鸣审校	98.00
X1319	长程心理动力学心理治疗	G. O. Gabbard著　徐勇等译	50.00
X1452	俄狄浦斯情结新解	M. Klein著　林玉华译	32.00
X1453	临床克莱因	R. D. Hinshelwood著　杨方峰译	58.00
X1167	俄狄浦斯情结	J. -D. Nasio著　张源译	25.00
X1168	悦读弗洛伊德	J. -D. Nasio著　张源译	25.00
X1380	心理动力学团体分析	H. Behr等著　武春艳等译	52.00

编号	书名	作者/译者	价格
X1383	短程动力取向心理治疗实践指南	H. E. Book著　邵啸译	48.00
X1381	谈话治疗	David Taylor主编　黄淑清等译	58.00
X1382	内在生命	Margot Waddell著　林晴玉等译	56.00
X1221	小猪猪的故事——一个小女孩的精神分析治疗过程记录	唐纳德·温尼科特著　赵丞智译	36.00
X1200	心理动力学个案概念化	D. L. Cabaniss等著　孙玲等译	58.00
X1226	思想等待思想者	Joan等著　苏晓波译	42.00
X1222	精神分析与中国人的心理世界	C. Bollas著　李明译	36.00
X1135	精神分析导论（第二版）	J. Milton等著　余萍 周娟等译	50.00
X945	心理动力学疗法	Deborah L. Cabaniss等著　徐玥译	58.00
X992	短程心理治疗	A. Coren著　张微等译	28.00
X880	督导关系	M. G. F-O'Dea等著　李芃等译	35.00
X915	弗洛伊德与安娜·O——重温精神分析的第一个案例	Richard A. Skues著　孙铃等译	28.00
X771	病人与精神分析师	J. Sandler等著　施琪嘉等译	28.00
X943	投射性认同与内摄性认同	J. Savege Scharff著　闻锦玉等译	38.00
X863	重寻客体与重建自体	David E. Scharff著　张荣华等译	38.00
X874	精神分析的伴侣治疗	David E. Scharff等著　徐建琴等译	42.00

……
欲了解更多图书信息，请登录：www.wqedu.com
联系地址：北京市西城区三里河路6号院2号楼213室　万千心理
咨询电话：010-65181109，65262933
*本目录定价如有错误或变动，以实际出书为准。